Perda gestacional

A Medicina é uma área do conhecimento em constante evolução. Os protocolos de segurança devem ser seguidos, porém novas pesquisas e testes clínicos podem merecer análises e revisões. Alterações em tratamentos medicamentosos ou decorrentes de procedimentos tornam-se necessárias e adequadas. Os leitores são aconselhados a conferir as informações sobre produtos fornecidas pelo fabricante de cada medicamento a ser administrado, verificando a dose recomendada, o modo e a duração da administração, bem como as contraindicações e os efeitos adversos. É responsabilidade do médico, com base na sua experiência e no conhecimento do paciente, determinar as dosagens e o melhor tratamento aplicável a cada situação. Os autores e os editores eximem-se da responsabilidade por quaisquer erros ou omissões ou por quaisquer consequências decorrentes da aplicação das informações presentes nesta obra.

Durante o processo de edição desta obra, foram empregados todos os esforços para garantir a autorização das imagens aqui reproduzidas. Caso algum autor sinta-se prejudicado, favor entrar em contato com a editora.

Editora Manole

Perda gestacional

ORGANIZADORES

Marcelo Cavalcante
Manoel Sarno
Ricardo Barini

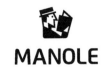

Copyright © Editora Manole Ltda., 2020 por meio de contrato com os organizadores

Editora gestora: Sônia Midori Fujiyoshi
Editora responsável: Cristiana Gonzaga S. Corrêa

Projeto gráfico: Departamento Editorial da Editora Manole
Diagramação: Elisabeth Miyuki Fucuda
Ilustrações: Mary Yamazaki Yorado
Capa: Ricardo Yoshiaki Nitta Rodrigues
Fotos do miolo: gentilmente cedidas pelos autores

CIP-BRASIL. CATALOGAÇÃO NA PUBLICAÇÃO
SINDICATO NACIONAL DOS EDITORES DE LIVROS, RJ

P485

Perda gestacional / organização Marcelo Borges Cavalcante, Manoel Alfredo Curvelo Sarno, Ricardo Barini. - 1. ed. - Barueri [SP] : Manole, 2020.

Inclui bibliografia
ISBN 9788520461990

1. Ginecologia. 2. Obstetrícia. 3. Aborto espontâneo. I. Cavalcante, Marcelo Borges. II. Sarno, Manoel Alfredo Curvelo. III. Barini, Ricardo.

19-60636

CDD: 618.392
CDU: 618.39-021.3

Meri Gleice Rodrigues de Souza - Bibliotecária CRB-7/6439

Todos os direitos reservados.
Nenhuma parte deste livro poderá ser reproduzida,
por qualquer processo, sem a permissão expressa dos editores.
É proibida a reprodução por xerox.

A Editora Manole é filiada à ABDR – Associação Brasileira
de Direitos Reprográficos

Edição – 2020

Editora Manole Ltda.
Av. Ceci, 672 – Tamboré
06460-120 – Barueri – SP – Brasil
Tel.: (11) 4196-6000
www.manole.com.br
https://atendimento.manole.com.br/

Impresso no Brasil
Printed in Brazil

Agradecemos a todos os profissionais parceiros e a todos os casais pacientes pela confiança em nosso trabalho.

Organizadores

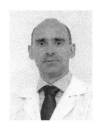

Marcelo Cavalcante
Possui graduação em Medicina pela Universidade Federal do Ceará – UFC (1992 a 1997), Residência Médica em Ginecologia-Obstetrícia pela Universidade Estadual de Campinas – Unicamp (1998 a 2001). Após a residência médica, realizou *Fellowship* em Imunologia da Reprodução pela Finch University, Chicago Medical School/USA (2001), sob a mentoria do Dr. Alan Beer. Mestrado em Tocoginecologia pela UFC (2004) e doutorado em Ciências Médicas pela UFC (2012). Título de especialista em Ginecologia-Obstetrícia (2000) e especialista em Reprodução Assistida (2017) pela Federação Brasileira das Associações de Ginecologia e Obstetrícia (Febrasgo). Pós-doutorado na University of Central Florida, Orlando-FL-USA (2018-2019), no laboratório do Prof. Michal Masternak. Membro da diretoria da Associação Cearense de Ginecologia e Obstetrícia no período de 2003 a 2008. Delegado regional do Ceará na Sociedade Brasileira de Reprodução Humana no período de 2007 a 2010. Membro da Comissão Estadual de Prevenção de Óbito Infantil e Fetal do Estado do Ceará (2005-2008). Atualmente é Professor Adjunto do curso de Medicina da Universidade de Fortaleza – UNIFOR e diretor da Clínica CONCEPTUS (Centro Cearense de Medicina Reprodutiva). O foco de sua atuação profissional é acompanhar casais com dificuldades reprodutivas, infertilidade e perdas gestacionais.

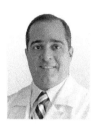

Manoel Sarno

Possui graduação em Medicina Humana pela Universidade Federal da Bahia – UFBA (1998). Concluiu o mestrado (2004) e o doutorado (2009) em Tocoginecologia pela Unicamp. Atualmente, está realizando o Pós-doutorado em Medicina Fetal na Fundação de Medicina Fetal de Londres (formato do *Research Fellow*), sendo orientado pelo Professor Kypros Nicolaides. É Professor Associado II de Obstetrícia da UFBA. Membro titular do Colégio Brasileiro de Radiologia, com título de especialista em Diagnóstico por Imagem, atuação exclusiva em Ultrassonografia Geral e especialista em Medicina Fetal e Ginecologia e Obstetrícia pela Febrasgo. Atualmente é preceptor do Programa de Residência Médica em Ultrassonografia em Ginecologia e Obstetrícia da UFBA. Coordenador do Ambulatório de Medicina Fetal da Maternidade Climério de Oliveira da UFBA e Professor da Pós-graduação *Stricto Sensu* Medicina e Saúde da UFBA. Além da sua atuação acadêmica, é diretor da Caliper Clínica e Escola de Imagem (Centro de Treinamento em Diagnóstico por Imagem) e da Aloimune Imunologia da Reprodução (Centro especializado no diagnóstico e tratamento de casais com dificuldades reprodutivas e perdas gestacionais repetidas).

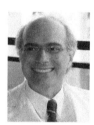

Ricardo Barini

Formado em Medicina pela Unicamp (1979). Concluiu o doutorado em Tocoginecologia pela Unicamp em 1989 e Livre-Docência em Obstetrícia em 2003. Realizou *Fellowship* em Imunologia da Reprodução na Finch University, Chicago Medical School/USA (1991-92), sob orientação do Dr. Alan Beer. Professor Titular de Obstetrícia da Unicamp (2014). Atualmente é Professor Colaborador do Departamento de Tocoginecologia da Unicamp e médico colaborador da Androfert, Campinas. Publicou 105 artigos completos em periódicos especializados, 1 livro e 16 capítulos de livros. Participou de 84 eventos internacionais e nacionais. Orientou 15 dissertações de mestrado e 6 teses de doutorado, além de ter orientado 7 trabalhos de iniciação científica na área de Medicina. Recebeu 9 prêmios e/ou homenagens. Entre 1993 e 2001 coordenou 9 projetos de pesquisa. Atua na área de Medicina, com ênfase em Ginecologia e Obstetrícia. Em seu currículo *lattes*, os termos mais frequentes na contextualização da produção científica, tecnológica e artístico-cultural são: medicina fetal, diagnóstico pré-natal, ultrassonografia, aborto recorrente, alterações citogenéticas, autoimunidade, biologia molecular e cirurgia fetal.

Autores

Alice Gilman-Sachs
Doutora em Microbiologia e Imunologia pela University of Illinois at Chicago, School of Health Sciences. Diretora do Laboratório de Citometria de Fluxo e do Laboratório de Imunologia Clínica da Chicago Medical School, Rosalind Franklin University of Medicine and Science, N. Chicago, EUA.

Arnold Peter Paul Achermann
Residência Médica em Cirurgia Geral pela Irmandade da Santa Casa de Misericórdia de São Paulo e em Urologia pela Universidade Estadual de Campinas (Unicamp).

Candice Torres de Melo B. Cavalcante
Doutora em Ciências Médicas pela Universidade Federal do Ceará (UFC). Professora do Curso de Medicina da Universidade de Fortaleza (UNIFOR).

Christiane Simioni
Pós-graduanda ao nível de Doutorado e Mestre em Ciências pela Disciplina de Medicina Fetal do Departamento de Obstetrícia da Escola Paulista de Medicina da Universidade Federal de São Paulo (EPM-Unifesp).

Conrado Milani Coutinho
Doutor em Medicina (Obstetrícia e Ginecologia) pela Faculdade de Medicina da Universidade de São Paulo (FMUSP). Assistente Doutor do Departamento de Ginecologia e Obstetrícia do Hospital das Clínicas (HC) da Faculdade de Medicina da Universidade de São Paulo (FMUSP-Ribeirão Preto).

Edward Araujo Júnior
Doutor em Medicina (Obstetrícia) pela EPM-Unifesp. Professor Adjunto, Livre-docente da Disciplina Medicina Fetal do Departamento de Obstetrícia da EPM-Unifesp.

Egle Couto
Assistente Doutora do Departamento de Tocoginecologia da Faculdade de Ciências Médicas da Unicamp. Docente da Faculdade de Medicina do Centro de Ciências da Vida da Pontifícia Universidade Católica de Campinas (PUC-Campinas).

Fabrício da Silva Costa
Professor do Departamento de Ginecologia e Obstetrícia do HC-FMUSP-Ribeirão Preto. *Visiting Professor* do Departamento de Obstetrícia e Ginecologia da Monash University, Melbourne, Austrália.

Gabriela Gayer
Residência Médica em Genética Médica pelo Hospital Universitário Professor Edgard Santos. Geneticista da Aloimune – Imunologia da Reprodução.

Geraldo Duarte
Doutor em Tocoginecologia pela FMUSP-Ribeirão Preto. Professor Titular do Departamento de Ginecologia e Obstetrícia do HC-FMUSP-Ribeirão Preto.

Giovanni Jubiz
Clinical Fellow do Departamento de Ginecologia e Obstetrícia da Chicago Medical School at Rosalind Franklin University of Medicine and Science, N. Chicago, EUA.

Ibrahim Alkatout
Doutorado e Pós-Doutorado pela Universidade de Kiel, Alemanha. Professor de Cirurgia Ginecológica Minimamente Invasiva do Hospital Universitário Schleswig-Holstein (UKSH), Kiel, Alemanha.

Joanna Meira
Mestrado em Genética pela USP/Centro de Pesquisa sobre o Genoma Humano e Células Tronco (CEGH-CEL). Professora Auxiliar na Universidade do Estado da Bahia (UNEB). Médica Geneticista do Serviço de Genética do Hospital Universitário Professor Edgard Santos /Universidade Federal da Bahia (HUPES/UFBA).

Joanne Kwak-Kim

Diretora do Serviço de Imunologia Reprodutiva da Chicago Medical School, Rosalind Franklin University of Medicine and Science, N. Chicago, EUA. Professora do Departamento de Ginecologia-Obstetrícia da Chicago Medical School, Rosalind Franklin University of Medicine and Science, N. Chicago, EUA.

Kypros Nicolaides

Professor de Medicina Fetal no King's College, Londres, Reino Unido. Diretor do Harris Birthright Research Centre for Fetal Medicine do King's College Hospital, Londres, Reino Unido.

Luciana Dib

Doutora em Ginecologia e Obstetrícia pela FMUSP. Professora do Curso de Medicina da UNIFOR. Diretora da Clínica CONCEPTUS – Reprodução Assistida.

Madalena Caldas

Residência em Ginecologia/Obstetrícia. Especialista em Reprodução Humana pela Sociedade Brasileira de Reprodução Humana (SBRH). Pós-graduada em Fertilização *in vitro* pela Santa de Casa de Misericórdia de São Paulo. Diretora Clínica da GEARE – Medicina Reprodutiva.

Manoel Sarno

Pós-doutorando em Medicina Fetal na Fundação de Medicina Fetal de Londres, sendo orientado pelo Professor Kypros Nicolaides. Professor Associado II de Obstetrícia da UFBA. Diretor da Caliper Clínica e Escola de Imagem (Centro de Treinamento em Diagnóstico por Imagem) e da Aloimune Imunologia da Reprodução (Centro especializado no diagnóstico e tratamento de casais com dificuldades reprodutivas e perdas gestacionais repetidas).

Marcelo Cavalcante

Pós-doutorado na University of Central Florida, Orlando-FL-EUA. Membro da Comissão Estadual de Prevenção de Óbito Infantil e Fetal do Estado do Ceará (2005-2008). Professor Adjunto do Curso de Medicina da UNIFOR e diretor da Clínica CONCEPTUS – Medicina Reprodutiva.

Marcelo Gondim

Doutor em Ginecologia e Obstetrícia pela FMUSP. Professor do Curso de Medicina da UNIFOR. Diretor da CONCEPTUS – Reprodução Assistida.

Marcelo Luís Nomura

Doutor em Tocoginecologia pela Unicamp. Médico-assistente da Unicamp. Chefe do Ambulatório de Pré-Natal de Alto Risco da Maternidade de Campinas/Secretaria Municipal de Saúde de Campinas.

Marcelo Rocha

Mestre em Ginecologia e Obstetrícia pela FMUSP. Professor Adjunto da UFC. Diretor da CONCEPTUS – Reprodução Assistida.

Qiaohua He

Researcher scholar do Departamento de Ginecologia e Obstetrícia da Chicago Medical School at Rosalind Franklin University of Medicine and Science, N. Chicago, EUA.

Ranjit Akolekar

Professor da Unidade de Medicina Fetal do Medway Maritime Hospital, Gillingham e Professor do Instituto de Ciências Médicas da Canterbury Christ Church University, Chatham, Reino Unido.

Renato Passini Júnior

Doutor em Tocoginecologia pela Unicamp. Professor Livre-docente da Unicamp.

Ricardo Barini

Doutor em Tocoginecologia e Livre-docente em Obstetrícia pela Unicamp. *Fellowship* em Imunologia da Reprodução na Finch University, Chicago Medical School, EUA. Professor Titular de Obstetrícia e Professor Colaborador do Departamento de Tocoginecologia da Unicamp. Médico Colaborador da ANDROFERT.

Ricardo Miyaoka

Doutor em Ciências Médicas pela Unicamp. Médico-assistente da Disciplina de Urologia da Unicamp. Médico da ANDROFERT.

Simon Meagher

Professor Honorário da Monash University, Melbourne, Austrália. Diretor Médico da Monash Ultrasound for Women, Melbourne, Austrália.

Tairane Lima
Residência em Ginecologia/Obstetrícia e Especialista em Reprodução Humana. Médica do Grupo GEARE – Medicina Reprodutiva.

Veronika Günther
Médica do Departamento de Ginecologia e Obstetrícia da Universidade de Kiel, Alemanha. Médica do Ambulatório de Infertilidade do Hospital Universitário Schleswig-Holstein (UKSH), Kiel, Alemanha.

Vívian Volkmer Pontes
Pós-doutorado no Instituto de Psicologia da USP. Doutora em Psicologia pela UFBA. Pós-doutoranda da UFBA.

Wenjuan Wang
Researcher scholar do Departamento de Ginecologia e Obstetrícia da Chicago Medical School at Rosalind Franklin University of Medicine and Science, N. Chicago, EUA.

Xihua Yang
Researcher scholar do Departamento de Ginecologia e Obstetrícia da Chicago Medical School at Rosalind Franklin University of Medicine and Science, N. Chicago, EUA.

Sumário

Apresentação XVII

Prefácio XIX

Capítulo 1
Perda gestacional: definição e epidemiologia 1

Capítulo 2
Causas genéticas na perda gestacional 12

Capítulo 3
Distúrbios hormonais na perda gestacional 28

Capítulo 4
Alterações anatômicas e perda gestacional 37

Capítulo 5
Fatores infecciosos na perda gestacional 59

Capítulo 6
Trombofilias e perda gestacional.................................. 69

Capítulo 7
Aspectos imunológicos na perda gestacional 98

Capítulo 8
Fatores masculinos da perda gestacional............................ 110

Capítulo 9
Obesidade e outros fatores de risco modificáveis na perda gestacional ... 123

Capítulo 10
Protocolos de investigação em casos de aborto recorrente 134

Capítulo 11
Reprodução assistida e perda gestacional 148

Capítulo 12
Falhas repetidas de implantação embrionária – uma visão geral 159

Capítulo 13
Terapias imunológicas e aborto recorrente 191

Capítulo 14
Assistência obstétrica e neonatal após uma perda gestacional 204

Capítulo 15
Ultrassonografia e perda gestacional – predição e diagnóstico 231

Capítulo 16
Óbito fetal.. 248

Capítulo 17
Aspectos psicológicos na perda gestacional 256

Índice remissivo 273

Apresentação

A perda gestacional é a complicação mais comum em Obstetrícia, podendo acometer cerca de 20% de todas as gestações. As perdas podem ocorrer desde o diagnóstico da gravidez até o parto, sendo um evento muito traumático para o casal. A investigação do motivo da perda é importante para o processo de luto dos envolvidos e para evitar que ocorram novas perdas em futuras gestações. Infelizmente, a causa da perda gestacional muitas vezes não é encontrada e os casais não são aconselhados da forma ideal para a próxima gravidez.

O livro *Perda gestacional* é resultado de décadas de atendimento de casais com histórias de perdas gestacionais. Aborda de maneira didática e atualizada as diferentes formas de perdas gestacionais (aborto espontâneo, aborto recorrente e óbito fetal). Tradicionalmente, a discussão sobre esse tema ocorre fragmentada; livros de medicina reprodutiva discutem sobre falhas de implantação e aborto recorrente, enquanto livros de obstetrícia debatem sobre abortamento espontâneo e óbito fetal.

Pela primeira vez, um livro faz uma abordagem multidisciplinar e discute o tema desde o início até o final da gestação. Vários colaboradores de diferentes países nos auxiliaram na elaboração desta obra, mostrando os aspectos epidemiológicos, diagnósticos e possíveis tratamentos.

Acreditamos que *Perda gestacional* será útil a todos os colegas, sendo uma boa fonte de consulta para melhor avaliar e conduzir os casais com histórias de perdas gestacionais.

Os organizadores

Prefácio

A perda espontânea de gravidez é uma ocorrência surpreendentemente comum. Enquanto aproximadamente 15% de todas as gestações clinicamente reconhecidas resultam em perda espontânea, há muito mais gestações que falham antes de serem diagnosticadas. Apenas 30% de todas as concepções resultam em nascimento vivo.

A perda de um filho, ainda que em estágio inicial de desenvolvimento no ventre materno, é reconhecida como uma experiência de vida muito difícil, que muitas vezes pode causar reações complicadas de luto, afetando negativamente o bem-estar psicológico e físico da gestante, do cônjuge, da família como um todo e da sociedade em geral. O luto após uma perda gestacional não difere significativamente em intensidade de outros cenários de perda.

Para muitas, se não a maioria das mulheres e seus parceiros, um teste de gravidez positivo significa um "bebê", não "feto" ou "embrião"; portanto, se eles experimentarem um aborto espontâneo, mesmo no início da gravidez, ou uma perda gestacional mais tardia, estão perdendo suas esperanças, planos e sonhos de ter um filho.

No caso de uma perda gestacional, ainda mais agravado quando isso acontece de maneira recorrente, o profissional de saúde encontra o dilema de se deparar com informações escassas e contraditórias na literatura e muitas vezes não baseadas na melhor evidência científica. Além disso, tem que atuar no aconselhamento e acompanhamento dos casais nesses momentos bastante estressantes.

Nesse sentido, a obra *Perda gestacional*, organizada pelos renomados especialistas nessa área Marcelo Cavalcante, Manoel Sarno e Ricardo Barini, vem suprir grande lacuna na literatura nacional e internacional. Em 17 capítulos e mais de 270 páginas escritas por expoentes nos diferentes aspectos que envolvem a perda gestacional, o leitor terá, através de uma linguagem científica simples e precisa, uma visão abrangente e prática do espectro de condições relacionados a esse resultado adverso da gestação.

Com imensa honra e prazer, introduzo essa obra que, certamente, trará uma grande contribuição no cuidado e acolhimento das nossas pacientes e seus familiares.

Prof. Dr. Fabricio da Silva Costa, MD, PhD, FRANZCOG
Chefe do Setor de Ultrassonografia,
Departamento de Ginecologia e Obstetrícia da
Faculdade de Medicina de Ribeirão Preto
da Universidade de São Paulo (USP)
Visiting Professor, Monash University, Melbourne, Austrália

Perda gestacional: definição e epidemiologia 1

Marcelo Cavalcante
Manoel Sarno
Ricardo Barini

INTRODUÇÃO

O processo reprodutivo da espécie humana é bastante ineficiente quando comparado com outras espécies animais. Robert e Lowe, usando modelos matemáticos, sugeriram que 78% dos óvulos fertilizados não resultam em bebês nascidos vivos, sendo a maioria incapaz de gerar uma gravidez clínica. Portanto, as falhas do processo gestacional podem ocorrer em um lapso temporal que vai desde a fertilização oocitária até o nascimento de um feto/recém-nascido vivo.[1,2]

O termo "perda gestacional" é amplamente atribuído ao término espontâneo de uma gestação. Contudo, o termo não é claro quanto à localização e nem quanto ao aspecto temporal da gravidez. Em condições normais, na ausência de neoplasias, a gonadotrofina humana coriônica (*human chorionic gonadotropin* [hCG]) é produzida somente pelo tecido trofoblástico. Ao longo das últimas décadas, os testes hormonais mais sensíveis e os modernos equipamentos de ultrassonografia tornaram possível um diagnóstico precoce de gravidez. Assim, foi necessário redefinir alguns conceitos relacionados às perdas gestacionais.[3]

Didaticamente, conforme a localização da gestação, os termos utilizados para definir uma perda gestacional são: (1) quando uma gestação não evolui e não foi visualizada pela ultrassonografia, recomenda-se utilizar o termo "perda gestacional"; (2) quando uma gestação foi visualizada na cavidade uterina pela ultrassonografia e não evoluiu, recomenda-se utilizar o termo "aborto" ou "óbito fetal" (de acordo com a idade gestacional); e (3) quando uma gestação foi visualizada fora da cavidade uterina pela ultrassonografia, recomenda-se utilizar o termo "gestação ectópica" (Quadro 1).[3]

Quadro 1	Conceitos atuais das diferentes formas de perda gestacional[3]
Perda gestacional	Perda espontânea da gestação
Perda gestacional precoce	Perda espontânea da gestação antes da 10ª semana de amenorreia
Perda gestacional não visualizada	Perda espontânea da gestação baseada nos níveis decrescentes de beta-hCG sanguíneo ou urinário e não localização da gestação por ecografia
Perda gestacional bioquímica	Perda espontânea da gestação baseada nos níveis decrescentes de beta-hCG sanguíneo ou urinário, sem avaliação ecográfica
Perda gestacional de localização desconhecida	Perda espontânea da gestação, baseada nos níveis decrescentes de beta-hCG sanguíneo ou urinário, não visualizada por ecografia transvaginal, após conduta expectante ou após curetagem uterina sem vilosidade coriônica no histopatológico
Perda gestacional tratada de localização desconhecida	Perda de gestação não visualizada por ecografia transvaginal, com queda nos níveis de beta-hCG sanguíneo ou urinário após tratamento medicamentoso
Aborto	Perda espontânea da gestação intrauterina confirmada por ecografia ou histologia, antes da 22ª semana de gravidez
Aborto precoce	Perda espontânea da gestação intrauterina antes da 10ª semana (idade gestacional ecográfica)*
Aborto anembrionado (saco vazio)	Perda espontânea da gestação intrauterina, somente com o saco gestacional, sem vesícula vitelina ou embrião à ecografia
Aborto da vesícula vitelina	Perda espontânea da gestação intrauterina, com saco gestacional e vesícula vitelina, sem embrião à ecografia
Aborto embrionário	Perda espontânea da gestação intrauterina sem atividade cardíaca embrionária à ecografia
Aborto fetal	Perda espontânea da gestação intrauterina com mais de 10 semanas de evolução (ecografia com CCN ≥ 33 mm)
Gestação ectópica	Visualização ecográfica ou cirúrgica de gestação fora da cavidade uterina

*Perda gestacional ou aborto espontâneo precoce, conforme a Federação Brasileira das Associações de Ginecologia e Obstetrícia (Febrasgo), é a perda espontânea de gestação até a 12ª semana de gravidez.

ABORTO ESPONTÂNEO – DEFINIÇÃO E EPIDEMIOLOGIA

A não viabilidade fetal e o tempo de gestação são utilizados como referências para a definição do termo "aborto", do ponto de vista médico. Historicamente, a Organização Mundial da Saúde (OMS) define o aborto como a perda espontânea de uma gestação intrauterina (embrião/feto vivo ou morto) antes da 20ª semana de gravidez ou com peso fetal ≤ 500 g. Recentemente, diversas entidades médicas definiram aborto como a perda espontânea de uma gravidez intrauterina, com idade gestacional abaixo de 22 semanas.[4] No Brasil, a palavra "aborto" é utilizada nos casos de interrupção espontânea ou provocada da gravidez. Na língua inglesa, é recomendado o uso do termo *miscarriage* nos casos de aborto espontâneo, enquanto o termo *abortion*, geralmente, é relacionado aos casos de aborto provocado.[3]

A incidência de aborto espontâneo não é bem definida, estando em torno de 20 a 25% de todas as gestações clínicas, mas podendo variar, dependendo da população avaliada, idade da mulher e tempo de gravidez. Dados de estudos da população americana, no período de 1970 a 2011, revelaram uma incidência crescente nas últimas décadas, com aumento de cerca de 1 a 2% a cada ano, no número de abortos espontâneos. A incidência de aborto no período de 1970 a 1979 foi de 13%, entre 1990 e 2000 foi de 16% e, recentemente, de 1990 a 2011 foi de 19,7%. Entre os possíveis motivos, estão os métodos de diagnóstico de gravidez mais sensíveis, mudança do perfil das mulheres que estão engravidando, provável relação com o perfil dos parceiros, hábitos alimentares (mudança no padrão alimentar e obesidade) e maior interação com contaminantes do meio ambiente. As mulheres estão engravidando mais tarde, na maioria dos países do mundo.[5] Em Portugal, por exemplo, a idade média das mães, no momento do nascimento do primeiro filho, passou de 25 anos em 1960 para 30,3 em 2017. Outros estudos populacionais também confirmaram essa tendência de elevação na incidência de abortamento espontâneo ao longo das últimas décadas.[6]

No Brasil, os dados sobre aborto espontâneo são imprecisos e talvez subnotificados. Um estudo do grupo da Universidade Estadual de Campinas (Unicamp), avaliando uma amostra de mulheres brasileiras entrevistadas na Pesquisa Nacional sobre Demografia e Saúde (PNDS), de 1996, encontrou a incidência nacional de aborto espontâneo de 14%, variando de 11,5% na região Sul a 14,5% no estado do Rio de Janeiro. Nesse mesmo estudo, a maior incidência de abortamento espontâneo foi observada nas mulheres com mais de 40 anos (incidência de 27%), com baixa escolaridade e moradoras de área rural.[7]

A idade materna é o principal fator relacionado ao abortamento espontâneo, variando de 8,9% entre as mulheres de 20 a 24 anos a 74,7% nas mulheres com mais de 45 anos.[6] A idade paterna mais avançada também possui relação com risco elevado de aborto espontâneo, variando de 6,8% entre os homens com menos de 25 anos a 19,8% nos homens com mais de 45 anos (Tabela 1).[8]

4 Perda gestacional

Tabela 1 Percentual de abortamento espontâneo conforme a idade do casal[8]

Idade materna	Aborto	Idade paterna	Aborto
< 22,5 anos	8%	< 25 anos	6,8%
22,5-27,4 anos	8,3%	25-29 anos	9,2%
27,5-32,4 anos	8,5%	30-34 anos	8,2%
32,5-37,4 anos	11,4%	35-39 anos	13,2%
37,5-42,4 anos	23,8%	40-44 anos	13,8%
≥ 42,5 anos	52,9%	≥ 45 anos	19,8%

Os abortamentos espontâneos ocorrem com maior frequência no primeiro trimestre da gravidez, correspondendo a cerca de 80% de todos os casos. Os abortos após o segundo trimestre de gestação são mais raros. A principal causa dos abortos precoces são as aneuploidias (alterações cromossômicas numéricas) embrionárias, responsáveis por mais da metade dos casos de abortamentos espontâneos. A outra metade dos casos está relacionada a alterações hormonais, doenças crônicas da paciente, infecções e exposição a contaminantes e/ou agentes teratogênicos. Apesar de serem descritas várias condições relacionadas ao aborto espontâneo, para uma parcela considerável dos casos, não é possível determinar uma causa específica da perda.[9]

Alguns autores sugerem que o aborto espontâneo seja uma condição obstétrica inevitável, porém outros defendem que é possível reduzir o risco de abortamento com medidas pré-gestacionais e, até mesmo, no curso da gravidez. Um grande estudo populacional na Dinamarca, avaliando mais de 80 mil gestações, observou que intervenções sobre fatores de risco modificáveis para aborto espontâneo antes e durante a gestação podem reduzir o risco de perda gestacional em cerca de 14,7 e 12,5%, respectivamente. Nesse estudo, os autores concluíram que ter filhos com 25 a 29 anos de idade, ter um peso corporal normal antes da gravidez, sem consumo de álcool ou cafeína, sem atividades laborais pesadas ou trabalho noturno durante a gravidez pode reduzir o risco de aborto espontâneo em 25,2%.[10]

A evolução clínica de um processo de abortamento espontâneo pode ser bastante variável, modificando desde um quadro assintomático até a presença de sangramento transvaginal abundante, acompanhado de cólicas.[11] Clinicamente, os abortamentos podem ser definidos como:

- Ameaça de abortamento: quadro clínico de dor, tipo cólica, e sangramento transvaginal, com a possibilidade de manutenção da gestação. A continuidade da gravidez é observada em cerca de metade dos casos.

Perda gestacional: definição e epidemiologia **5**

- Abortamento inevitável: quadro clínico de abortamento não mais compatível com a evolução da gestação. Durante o exame ginecológico se observa dilatação do colo uterino, com a presença ou não de membranas ovulares ou de tecido embrionário/fetal. É comum um sangramento mais intenso, podendo levar à instabilidade hemodinâmica da paciente.
- Aborto incompleto: quadro clínico semelhante ao descrito anteriormente (abortamento inevitável), com a expulsão parcial do produto da concepção, permanecendo a placenta ou os restos placentários. É a forma clínica mais frequente.
- Aborto completo: quadro de abortamento em que ocorreu a expulsão completa do embrião/feto e anexos. As queixas de cólicas e sangramento reduzem consideravelmente após a expulsão do produto da concepção.
- Aborto retido: quadro caracterizado pela permanência do produto da concepção (embrião/feto e anexos) sem viabilidade na cavidade uterina. Os sintomas são pouco evidentes. Gestante pode relatar uma redução nos sintomas da gravidez (turgência mamária e redução da altura uterina). Cólicas e sangramento estão ausentes.

A recorrência de uma perda gestacional é um evento incomum. Cohain et al., avaliando o histórico obstétrico de mais de 50 mil gestantes, identificaram o risco de um aborto espontâneo de acordo com o número de abortos anteriores e gestações com mais de 24 semanas de evolução. Por exemplo, o risco de dois abortos espontâneos consecutivos, para uma mulher com nenhuma gestação com mais de 24 semanas, é cerca de 3,4%. O risco de nova perda gestacional aumenta de acordo com o número de perdas anteriores, ficando mais evidente após duas ou mais perdas.[12]

O intervalo entre as gestações (IEG) parece interferir no desfecho da gravidez, incluindo a ocorrência de aborto espontâneo. Kangatharan et al., em estudo metanalítico, observaram que mulheres, com um IEG abaixo de 6 meses, tinham o risco de abortamento espontâneo 18% menor quando comparado com as mulheres com intervalo entre gestações maior que 6 meses (RR 0,82 95% CI 0,78-0,86).[13] Estudo dinamarquês, publicado em 2018, encontrou resultado semelhante, avaliando mais de 300 mil gestações entre 1994-2010. Em comparação com mulheres com IEG de 18 a 23 meses, as dinamarquesas com IEG de 0 a 5 meses sofreram 18,7% menos abortos, enquanto as com IEG maior que 60 meses sofreram 28,7% mais abortamentos.[14]

O uso de medicamentos no período perigestacional está relacionado não somente com um risco elevado de malformações fetais, mas também de abortamento espontâneo. É um importante aspecto que deve ser avaliado em mulheres que planejam engravidar, que estão iniciando a gestação, com ou sem histórico de perda gestacional. Um grande estudo publicado em 2017, em base de dados canadense com mais de 200 mil pacientes, revelou a associação do uso de antibióticos no início da gestação com o risco de abortamento, entre eles: macrolídeos (excluindo a eritromicina), quinolonas, tetraciclinas, sulfonamidas e metronidazol. Outras classes de medicamentos também estão relacionadas com maior risco de perda gestacional.[15]

ABORTO RECORRENTE – DEFINIÇÃO E EPIDEMIOLOGIA

A ocorrência de abortos espontâneos repetidas vezes é definida como aborto espontâneo recorrente, aborto habitual ou aborto de repetição. Aborto recorrente é definido pela OMS como o quadro de 3 abortos espontâneos consecutivos. No entanto, as recentes mudanças no perfil das mulheres que desejam engravidar, as semelhanças de fatores etiológicos entre as pacientes com história de somente 2 abortos consecutivos comparada com 3 ou mais, e um melhor prognóstico nos tratamentos precoces fizeram com que especialistas revissem o conceito de aborto recorrente. Atualmente, a definição mais aceita para aborto recorrente é a ocorrência de 2 ou mais abortos espontâneos consecutivos. O termo em inglês recomendado para os casos de aborto recorrente, de gestações comprovadas ultrassonograficamente intrauterinas, é *recurrent miscarriage*. Nos casos de perdas gestacionais recorrentes, somente com diagnóstico bioquímico de gravidez, a literatura inglesa recomenda utilizar o termo *recurrent pregnancy loss*.[3,4]

Mulheres com história de aborto recorrente podem ser classificadas em aborto recorrente primário ou secundário. Aborto recorrente primário é a ocorrência de 2 ou mais perdas gestacionais consecutivas, sem nenhum antecedente de gestação que evoluiu mais de 22 semanas. Aborto recorrente secundário é a ocorrência de 2 ou mais perdas gestacionais em mulheres com antecedente de pelo menos uma gestação que evoluiu mais de 22 semanas, que o desfecho foi o nascimento de um feto vivo (maioria das vezes), feto morto ou óbito neonatal. Alguns autores ainda definem o termo aborto recorrente terciário como a mulher com histórico de várias perdas gestacionais seguida por uma gestação com mais de 22 semanas e na sequência um quadro de aborto recorrente. Além do aspecto didático dessa classificação dos grupos de aborto recorrente, alguns autores sugerem que são grupos de pacientes distintas, com fisiopatologias e prognósticos diferentes, mas na prática são avaliadas e tratadas da mesma forma. A ocorrência de aborto recorrente primário é bem mais elevada que a de secundário, na casuística dos autores chega a 85% dos casos.[16]

A incidência de mulheres com história de aborto recorrente também é muito variável, dependendo da população estudada e, principalmente, do critério de diagnóstico utilizado. Estudos relatam prevalência variando entre 0,5 e 2,3% das mulheres em idade fértil, com tendência de crescimento nas últimas décadas. Larsen et al. relataram a prevalência de 0,8% a 1,4% se apenas os abortos clínicos (confirmados por ultrassonografia e/ou histologia) foram incluídos; essa prevalência aumentou para 2 a 3% quando incluídas as gestações bioquímicas.[17] Recentemente, Rasmark Roepke et al., estudando uma população de gestantes suecas, no período de 2003 a 2012, observaram aumento de 58% no número de novos casos de aborto recorrente (utilizando o critério de 3 ou mais abortos espontâneos consecutivos). Os autores sugeriram que essa elevação na prevalência foi em razão do aumento na idade média das gestantes e do crescente número de casos de obesidade.[18] A incidência de aborto recorrente parece não ter influência racial e geográfica, apesar de alguns autores revelarem maior incidência na população estudada, como a ocorrência de 7,46% de aborto recorrente entre gestações clínicas na Índia. Por outro lado, a consanguinidade parece contribuir para o maior risco de abortamento espontâneo.[19]

O risco de uma nova perda gestacional para casais com histórico de aborto recorrente é influenciado, principalmente, pelo número de abortos prévios e pela idade da mulher. Knudsen et al. estudaram a importância da idade materna e do histórico de perdas gestacionais no risco de um novo abortamento em mais de 19 mil gestantes, e observaram o risco de aborto espontâneo variando de 10,7%, para mulheres sem nenhum antecedente de perda gestacional, até 54,3%, para mulheres com antecedente de 4 abortos[20] (Tabela 2).

Tabela 2 Risco de abortamento espontâneo de acordo com o número de abortos prévios[20]

Abortos prévios	Risco de aborto (%)
0	10,7 (10,3-11,2)
1	15,9 (15,4-16,4)
2	25,1 (23,4-27)
3	45 (39,8-50,4)
4	54,3 (43,7-64,4)

O fator ocupacional parece ter relação com perda gestacional, contribuindo para a recorrência. Estudos demonstram que algumas profissões parecem ter risco elevado de abortamento espontâneo: profissões com trabalho em regime de plantão noturno, com necessidade de elevar peso (> 100 kg/dia), com longa jornada laboral (40 a 52 horas semanais), comissárias de bordo, cabelereiras e profissionais de saúde que manuseiam drogas antineoplásicas e alguns produtos químicos.[21]

A história familiar da paciente é importante para a definição do risco de abortamento espontâneo. Mulheres com história de abortos espontâneos apre-

8 Perda gestacional

sentam com maior frequência um antecedente familiar com quadro de aborto recorrente. Miskovic et al., avaliando a história familiar de 567 casais com antecedente de 1 ou mais abortos espontâneos, observaram que o risco de uma nova perda é 2 a 3 vezes maior quando os casais (homem ou mulher) tinham história familiar positiva para abortamento até a 3ª geração (1ª geração: irmã, irmão; 2ª geração: mãe, pai, tio, tia; 3ª geração: avó, avô, irmãs e irmãos dos avós), quando comparados a casais sem antecedente de perdas gestacionais.[22]

Kolte et al. observaram elevada taxa de abortamento entre gêmeas, quando uma apresenta histórico de aborto recorrente, comparado à população geral (25,3 *versus* 13,1%, p < 0,001). Uma paciente, com histórico familiar de gêmea com aborto recorrente, apresenta o risco 2 vezes mais elevado de ter um aborto espontâneo esporádico e 7 vezes mais elevado para ter um quadro de aborto recorrente.[23]

O IEG também parece ter relação com a recorrência do aborto. Em estudo recente, Sundermann et al. observaram a relação do IEG no risco de recorrência de abortamento, avaliando 514 mulheres que relataram aborto como resultado da última gravidez. Na gravidez avaliada durante o estudo, 15,7% tiveram um novo aborto espontâneo (n = 81). As mulheres com IEG menor que 3 meses tiveram menor risco de recorrência do aborto (7,3 *versus* 22,1%; OR 0,33; IC 95% 0,16-0,71), quando comparadas com mulheres com IEG entre 6 e 18 meses.[24]

ÓBITO FETAL

O termo utilizado para definir o término de uma gestação após a 22ª semana depende da vitalidade fetal. Um desfecho com feto vivo é denominado parto prematuro, enquanto um desfecho com feto morto chama-se óbito fetal (natimorto). Não existe um consenso sobre o conceito de óbito fetal. A OMS define "óbito fetal" como sendo a morte do concepto, antes da expulsão completa da mãe, com o peso ≥ 500 g ou com no mínimo 22 semanas completas de gestação.[3,4]

A taxa de mortalidade fetal é calculada pelo número de óbitos fetais (ocorridos a partir da 22ª semana completa de gestação, 154 dias ou fetos com peso ≥ 500 g ou estatura a partir de 25 cm) por mil nascimentos totais (nascidos vivos e mortos), na população residente em determinado espaço geográfico, no ano considerado. Para efeito de comparação estatística, a OMS define natimorto como o nascimento de um feto morto com mais de 28 semanas completas de gestação. No entanto, estima-se que cerca de um terço dos casos de óbito fetal ocorre entre a 22ª e a 28ª semana de gravidez. O United States National Center for Health Statistics define a natimortalidade como o óbito fetal após 20 semanas de gravidez, com divisão adicional em natimorto precoce (20 a 27 semanas), natimorto tardio (28 a 36 semanas) e natimorto (≥ 37 semanas). Recentemente, especialistas definiram o óbito fetal como a expulsão de um feto morto com mais de 28 semanas completas de gestação, incluindo os óbitos que ocorrem durante o parto.[25]

Estima-se que em 2015 tenham ocorrido 2,6 milhões de óbitos fetais em todo o mundo, o que representaria a taxa de mortalidade fetal global de 18,4 óbitos fetais para cada mil nascimentos. Os dados do Ministério da Saúde revelaram que em 2016 ocorreram 30.210 óbitos fetais em todo o Brasil, sendo a região Sudeste responsável por 37,7% do total. Os óbitos ocorreram com maior frequência no final da gestação (entre 37 e 41 semanas) e no segundo trimestre (entre 22 e 27 semanas).[26] O Capítulo 16 (Óbito fetal) abordará o tema óbito fetal de forma específica.

GESTAÇÃO ECTÓPICA

A gestação ectópica acontece quando a implantação e o desenvolvimento embrionário ocorrem em algum local fora da cavidade uterina. Além do desfecho indesejado da perda gestacional, a gestação ectópica representa um risco, por ser a primeira causa de morte materna durante o primeiro trimestre da gravidez, responsável por 75% dos óbitos maternos neste período. A incidência é de cerca de 1% das gestações, podendo ser mais elevada em países menos desenvolvidos ou em grupos de mulheres expostas a fatores de risco. O principal fator de risco para gestação ectópica é o antecedente de gestação ectópica; tabagismo, uso de alguns métodos contraceptivos e doença inflamatória pélvica são outros fatores de risco. Apesar de a gravidez ectópica ser uma forma de perda gestacional, não será abordada com detalhes nessa publicação.

CONSIDERAÇÕES FINAIS

A literatura médica, recentemente, promoveu uma atualização nos conceitos dos quadros de perdas gestacionais. Vários fatores motivaram essa conduta das sociedades de especialidades internacionais, entre eles destacam-se a mudança no perfil reprodutivo dos casais e a necessidade de intervenções terapêuticas precoces, para melhores resultados gestacionais.

A perda gestacional é a complicação obstétrica mais comum, podendo ser diagnosticada a etiologia em apenas metade dos casos. Contudo, muito pode ser feito com base nas informações clínicas e epidemiológicas do casal. O aconselhamento pré-concepcional é fundamental para definir e reduzir o risco de perdas gestacionais, principalmente nos casos de aborto recorrente. O risco de uma nova perda gestacional pode ser definido com a história do casal e com alguns resultados de exames laboratoriais (Tabela 3). Um bom esclarecimento dos fatores relacionados com as perdas gestacionais e orientações para controlá-los pode reduzir o risco de abortamento em até 25% dos casos.

Tabela 3 Risco de nova perda gestacional, em pacientes com história de aborto recorrente, baseado em dados da história clínica e laboratorial[27]

Baixo risco de recorrência	Alto risco de recorrência
2 ou 3 abortos anteriores	5 ou mais abortos anteriores
20 a 30 anos (idade materna)	30 a 40 anos (idade materna)
Aborto recorrente primário	Aborto recorrente secundário
Perdas gestacionais precoces (1º trimestre)	Perdas gestacionais tardias (2º trimestre)
Sem história de infertilidade	História de infertilidade
Autoanticorpos ausentes	Autoanticorpos presentes
Células *natural-killer* normais	Células *natural-killer* alteradas

REFERÊNCIAS BIBLIOGRÁFICAS

1. Roberts CJ, Lowe CR. Letter: Where have all the conceptions gone? Lancet. 1975;1(7907):636-7.
2. Chard T. Frequency of implantation and early pregnancy loss in natural cycles. Baillieres Clin Obstet Gynaecol. 1991;5(1):179-89.
3. Kolte AM, Bernardi LA, Christiansen OB, Quenby S, Farquharson RG, Goddijn M, et al. Terminology for pregnancy loss prior to viability: a consensus statement from the ESHRE early pregnancy special interest group. Human Reproduction. 2014;30(3):495-8.
4. Zegers-Hochschild F, Adamson GD, Dyer S, Racowsky C, de Mouzon J, Sokol R, et al. The International Glossary on Infertility and Fertility Care, 2017. Fertil Steril. 2017;108(3):393-406.
5. Rossen LM, Ahrens KA, Branum AM. Trends in Risk of Pregnancy Loss Among US Women, 1990-2011. Paediatr Perin Epidemiol. 2018;32(1):19-29.
6. Nybo Andersen AM, Wohlfahrt J, Christens P, Olsen J, Melbye M. Maternal age and fetal loss: population based register linkage study. BMJ. 2000;320(7251):1708-12.
7. Cecatti JG, Guerra GV, Sousa MH, Menezes GM. Abortion in Brazil: a demographic approach. Rev Bras Ginecol Obstet. 2010;32(3):105-11.
8. Slama R, Bouyer J, Windham G, Fenster L, Werwatz A, Swan SH. Influence of Paternal Age on the Risk of Spontaneous Abortion. Am J Epidemiol. 2005;161(9):816-23.
9. Regan L, Rai R. Epidemiology and the medical causes of miscarriage. Baillieres Best Pract Res Clin Obstet Gynaecol. 2000;14(5):839-54.
10. Feodor Nilsson S, Andersen PK, Strandberg-Larsen K, Nybo Andersen AM. Risk factors for miscarriage from a prevention perspective: a nationwide follow-up study. BJOG. 2014;121(11):1375-85.
11. Jurkovic D, Overton C, Bender-Atik R. Diagnosis and management of first trimester miscarriage. BMJ. 2013;346(jun19 2):f3676-f.
12. Cohain JS, Buxbaum RE, Mankuta D. Spontaneous first trimester miscarriage rates per woman among parous women with 1 or more pregnancies of 24 weeks or more. BMC Pregn Childbirth. 2017;17(1).

13. Kangatharan C, Labram S, Bhattacharya S. Interpregnancy interval following miscarriage and adverse pregnancy outcomes: systematic review and meta-analysis. Hum Reprod Update. 2017;23(2):221-31.
14. Hegelund ER, Urhoj SK, Andersen AN, Mortensen LH. Interpregnancy Interval and Risk of Adverse Pregnancy Outcomes: A Register-Based Study of 328,577 Pregnancies in Denmark 1994-2010. Matern Child Health J. 2018;22(7):1008-15.
15. Muanda FT, Sheehy O, Berard A. Use of antibiotics during pregnancy and risk of spontaneous abortion. CMAJ. 2017;189(17):E625-E33.
16. Cavalcante MB, Sarno M, Niag M, Pimentel K, Luz I, Figueiredo B, et al. Lymphocyte immunotherapy for recurrent miscarriages: Predictors of therapeutic success. Am J Reprod Immunol. 2018;79(6):e12833.
17. Larsen EC, Christiansen OB, Kolte AM, Macklon N. New insights into mechanisms behind miscarriage. BMC Med. 2013;11:154.
18. Rasmark Roepke E, Matthiesen L, Rylance R, Christiansen OB. Is the incidence of recurrent pregnancy loss increasing? A retrospective register-based study in Sweden. Acta Obstet Gynecol Scand. 2017;96(11):1365-72.
19. Patki A, Chauhan N. An Epidemiology Study to Determine the Prevalence and Risk Factors Associated with Recurrent Spontaneous Miscarriage in India. J Obstetr Gynecol India. 2015;66(5):310-5.
20. Knudsen UB, Hansen V, Juul S, Secher NJ. Prognosis of a new pregnancy following previous spontaneous abortions. Eur J Obstet Gynecol Reprod Biol. 1991;39(1):31-6.
21. Bonde JP, Jørgensen KT, Bonzini M, Palmer KT. Miscarriage and occupational activity: a systematic review and meta-analysis regarding shift work, working hours, lifting, standing, and physical workload. Scand J Work Envir Health. 2013;39(4):325-34.
22. Miskovic S, Culic V, Konjevoda P, Pavelic J. Positive reproductive family history for spontaneous abortion: predictor for recurrent miscarriage in young couples. Euro J Obstetr Gynecol Reprod Biol. 2012;161(2):182-6.
23. Kolte AM, Nielsen HS, Moltke I, Degn B, Pedersen B, Sunde L, et al. A genome-wide scan in affected sibling pairs with idiopathic recurrent miscarriage suggests genetic linkage. Mol Hum Reprod. 2011;17(6):379-85.
24. Sundermann AC, Hartmann KE, Jones SH, Torstenson ES, Velez Edwards DR. Interpregnancy Interval After Pregnancy Loss and Risk of Repeat Miscarriage. Obstet Gynecol. 2017;130(6):1312-8.
25. Fretts R. Stillbirth epidemiology, risk factors, and opportunities for stillbirth prevention. Clin Obstet Gynecol. 2010;53(3):588-96.
26. Brasil. Ministério da Saúde. Óbitos fetais no Brasil, 2016. Disponível em: http://tabnet.datasus. gov.br/cgi/deftohtm.exe?sim/cnv/fet10uf.def [Acesso 1 fev. 2019].
27. Carp HJA. Recurrent Pregnancy Loss: Causes, Controversies and Treatment. 2. ed. London: CRC Press; 2007.

2 Causas genéticas na perda gestacional

Gabriela Gayer
Joanna Meira
Marcelo Cavalcante
Manoel Sarno

INTRODUÇÃO

A perda gestacional é um evento comum, sendo a principal complicação da gravidez. Ocorre em cerca de 10 a 20% das gestações clinicamente reconhecíveis,[1] havendo tendência para o aumento dessas taxas.[2] Quando são consideradas também as perdas ocorridas antes da confirmação clínica de gravidez, a taxa de perda gestacional pode elevar-se para até 67%.[3]

O aborto espontâneo esporádico é, na maioria dos casos, explicado por fatores genéticos na formação do embrião, e, geralmente, não gera impacto na vida reprodutiva posterior do casal.[1] Entretanto, a recorrência do aborto é um evento menos comum, envolve em menor proporção as causas genéticas e deve ser investigada de forma global. A investigação genética, nesses casos, é uma etapa importante na diferenciação entre perdas explicáveis ou não,[4] e na indicação de exames mais abrangentes para a investigação do casal.

Neste capítulo, serão discutidas apenas as causas genéticas das perdas gestacionais, bem como a investigação e a identificação dos fatores de risco.

EPIDEMIOLOGIA GENÉTICA

O aborto espontâneo apresenta etiologia multifatorial, pois a implantação depende de uma interação complexa entre o embrião e o endométrio/decídua. Entretanto, quando uma gravidez estabelecida não progride para um nascido vivo, essa perda pode ser explicada por anormalidades cromossômicas em mais da metade dos casos.[5] De fato, alguns estudos chegam a apontar a causa genética como responsável por até 70% dos abortos espontâneos, quando utilizados métodos mais sensíveis de investigação genética, assim como a incidência maior com o aumento da idade materna.[6,7]

Aspectos genéticos no aborto esporádico *versus* aborto recorrente

Aproximadamente 45 a 70% dos abortos espontâneos esporádicos mostram algum tipo de anormalidade citogenética embrionária/fetal,[8] com os defeitos cromossômicos mais comuns sendo as trissomias autossômicas seguidas pelas monossomia do cromossomo X e poliploidias. A maioria resulta de erros aleatórios no desenvolvimento de células germinativas que, por definição, afetam igualmente casais com e sem história de perdas gestacionais.

A incidência de anormalidades citogenéticas embrionárias/fetais é levemente menor na perda gestacional recorrente (30 a 50% em média, comparado a 70% na perda esporádica) (Figura 1). De fato, as perdas recorrentes são mais prováveis de serem euploides e a taxa de erros cromossômicos diminui com o número de perdas anteriores.[6] Além disso, casais com perdas gestacionais por aneuploidias embrionárias/fetais têm mais chances de uma gravidez normal subsequente, quando comparados a casais com perdas euploides prévias.[9] Esses fatos demonstram a importância de fatores não genéticos na etiologia da perda gestacional recorrente.

Embora os tipos de anormalidades cromossômicas embrionárias/fetais sejam similares em abortos esporádicos ou recorrentes, as trissomias são incomuns de recorrerem em casais com aborto espontâneo de repetição.[6,9]

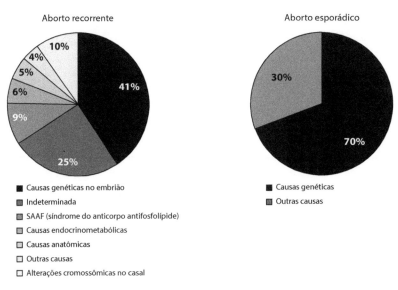

Figura 1 Causas de abortos espontâneos *versus* abortos de repetição.
Fonte: adaptada de Blue et al.,[6] e Sugiura-Ogasawara et al.[12]

Aspectos genéticos do aborto precoce *versus* aborto tardio

Abortos precoces são aqueles sofridos até a 12ª semana gestacional. Em geral, abortos que ocorrem no primeiro trimestre da gravidez, principalmente até a 6ª semana, têm como maior causa o desbalanço cromossômico embrionário/fetal, sendo as alterações genéticas mais graves quanto mais precoces forem as perdas.[2]

A ocorrência de anomalias citogenéticas no concepto é observada em cerca de 90% das perdas pré-embrionárias e 50% das perdas embrionárias e fetais precoces, até a 11ª semana gestacional.[10] Entre a 16ª e a 19ª semana de gestação, a frequência cai para 30%, e para 5 a 12% em natimortos.[9-11] Embora esse número seja menor do que o encontrado em abortos de primeiro trimestre, ainda é maior do que a frequência de 0,6% de anormalidades cromossômicas encontrada entre os nascidos vivos.[11]

Abortos que ocorrem no segundo trimestre mostram frequência de anomalias cromossômicas semelhantes às observadas em nascidos vivos: trissomias dos cromossomos 13, 18 e 21, monossomia do cromossomo X e polissomias cromossômicas sexuais.[11]

CAUSAS GENÉTICAS NO CONCEPTO

Alterações cromossômicas numéricas

A maioria das anomalias cromossômicas embrionárias/fetais é de alterações novas (*de novo*) e aleatórias, sendo, portanto, não herdadas dos progenitores, que possuem cariótipos normais.

Aneuploidias

É o tipo de distúrbio cromossômico humano mais comum e clinicamente significativo encontrado no material de aborto, ocorrendo em pelo menos 5% de todas as gestações reconhecidas.[13] É definida como o número anormal de cromossomos em uma célula, com aumento ou diminuição de um ou mais pares, porém não de todo o conjunto de cromossomos.[13]

Embora as causas de aneuploidia não sejam completamente compreendidas e existam outros mecanismos, como a falha de recombinação e separação prematura de cromossomos homólogos ou cromátides-irmãs, a não disjunção meiótica é a causa cromossômica mais comum de aneuploidia e se refere à falha de segregação adequada de um par de cromossomos durante uma das duas divisões meióticas, o que resulta em gametas dissômicos ou nulissômicos[13] (Figura 2). A fertilização de um gameta dissômico ou nulissômico produz um zigoto trissômico ou um monossômico, respectivamente.

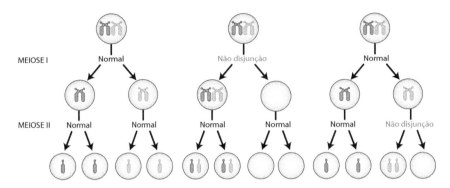

Figura 2 Mecanismos de não disjunção: as diferentes consequências da não disjunção na meiose I (B) e na meiose II (C), comparadas à disjunção normal (A). Se o erro ocorre em meiose I, os gametas contêm um representante de ambos os membros do par cromossômico ou carecem de ambos os cromossomos. Se a não disjunção ocorre na meiose II, os gametas anormais contêm duas cópias de um cromossomo parental (e nenhuma cópia do outro) ou carecem do cromossomo (Nussbaum et al.[15]).

A não disjunção pós-meiótica ou mitótica também pode ocorrer, o que resulta em mosaicismo com expansão clonal de múltiplas linhagens celulares.[13] Caso esse evento ocorra nas divisões iniciais de clivagem, pode resultar em mosaicismo clinicamente significativo.[13] A maioria das aneuploidias humanas tem origem materna e aumenta em função da idade. Uma exceção é a monossomia do cromossomo X, que é mais comumente secundária à perda de um cromossomo sexual paterno.[14]

Entre as trissomias fetais, estima-se que apenas 7% surjam do padrão paterno. A razão para esse dimorfismo sexual nas taxas de erro cromossômico pode ser explicada por dois motivos. O primeiro é pela diferença na continuidade da gametogênese, pois embora a espermatogênese seja um processo contínuo, a oogênese acontece ainda na fase intrauterina, e o tempo estacionário até a ovulação pode resultar em danos genéticos. O segundo é pela permanência da viabilidade dos ovócitos com defeitos na divisão da meiose I, enquanto os espermatócitos com a mesma falha geralmente sofrem apoptose.[14]

A aneuploidia mais frequente em materiais de aborto são as trissomias, representando entre 50 e 60% das alterações citogenéticas encontradas em abortos espontâneos. A trissomia do cromossomo 16 é a mais frequentemente relatada, responsável por um terço das trissomias entre abortos espontâneos. Além da trissomia do cromossomo 16, a trissomia do cromossomo 22 é a segunda mais relatada, sendo que nenhuma das duas é encontrada em gestações levadas a termo, pois são incompatíveis com a vida.[4] Erros cromossômicos numéricos

16 Perda gestacional

geralmente resultam em perda de gravidez antes da 10ª semana de gestação, com exceções das trissomias 13 (síndrome de Patau), 18 (síndrome de Edwards), 21 (síndrome de Down) e dos erros cromossômicos sexuais,[6] que têm maior possibilidade de serem levados a termo, apesar da alta mortalidade fetal nestes casos. Em ordem de frequência, depois das trissomias, a monossomia do cromossomo X (síndrome de Turner) é a aneuploidia mais frequente, representando entre 20 e 25% dos abortos ocorridos por fatores citogenéticos, enquanto as poliploidias são responsáveis por cerca de 15 a 20%.[5,14,16]

Poliploidias

Resultam da adição de um (1n = 23 cromossomos) ou mais conjuntos cromossômicos haploides, como a triploidia (3n = 69 cromossomos) ou tetraploidia (4n = 92 cromossomos). Os mecanismos mais frequentes de triploidia são a dispermia (dois espermatozoides fertilizam um oócito normal) ou a falência da divisão celular meiótica materna, resultando em oócitos diploides. A tetraploidia resulta da falha mitótica após fertilização. As poliploidias correspondem a distúrbios letais e são raramente encontradas em abortos tardios.[10]

Variação no número de cópias

As aneuploidias e poliploidias são as cromossomopatias numéricas mais comuns, porém o material genético pode ser adicionado ou perdido em menores quantidades, levando a duplicações e deleções não balanceadas. Essas alterações, quando maiores que aproximadamente 5 milhões de pares de bases, podem ser identificadas pelo cariótipo, enquanto ganhos ou perdas menores (microdeleções e microduplicações) são detectáveis apenas usando técnicas de *microarray*. Essas alterações menores são referidas como variações no número de cópias (CNV). Como nem todas as CNV são patológicas, uma desvantagem do *microarray* é que o significado clínico nem sempre é claro. No entanto, algumas características desses microarranjos podem ser bastante informativas: CNV grandes, deleções (em vez de duplicações) ou que incluam genes descritos nos bancos de dados da Online Mendelian Inheritance in Man (OMIM) são mais propensas a representar causas potencialmente significativas para a perda gestacional.[6]

MOSAICISMO PLACENTÁRIO

No mosaicismo placentário, duas ou mais linhas germinativas diferentes estão presentes no mesmo indivíduo. Dependendo do momento do evento mutacional, o mosaicismo pode ser encontrado na placenta e no embrião ou em apenas um deles.[10] O mosaicismo confinado à placenta ocorre quando a composição genética de toda ou parte da placenta difere do feto, resultando em cariótipo placentário alterado com cariótipo fetal normal.

O mosaicismo placentário pode levar ao funcionamento anormal da placenta e pode estar associada à insuficiência placentária, restrição do crescimento e morte fetal. É encontrado em 19% dos abortos espontâneos,[10] e em mais de 15% dos casos de restrição do crescimento intrauterino.[9]

O mosaicismo confinado à placenta pode acontecer por dois mecanismos:

1. Um mecanismo de sobrevivência celular: a partir de um embrião trissômico em razão de um erro meiótico durante a gametogênese, pode haver um posterior resgate trissômico em uma parte das células, gerando células dissômicas que perderam um dos cromossomos em excesso, e essas duas linhagens posteriormente segregam na placenta e no feto.
2. Um mecanismo de mosaicismo pós-zigótico: pode haver não disjunção mitótica pós-zigótica na mórula precoce. As células afetadas são trissômicas, assim como todas as divisões celulares subsequentes. Se estas células segregam na placenta, o resultado é aneuploidia placentária, apesar de um feto normal.

Diversos fatores contribuem para o resultado da gravidez em casos de mosaicismo placentário confinado. Esses incluem anormalidade genética específica, porcentagem da placenta afetada, persistência de células anormais no final da gestação e presença de dissomia uniparental.[9]

Inativação preferencial do cromossomo X

A inativação do cromossomo X – ocorrida no período embrionário precoce – acontece aleatoriamente de forma que 50% das células femininas expressam o alelo paterno e a outra metade o alelo materno. A inativação preferencial do cromossomo X é um distúrbio no qual a maioria das células (> 90%) expressa preferencialmente um cromossomo X parental em relação ao outro.[9]

Nesses casos, a expressão preferencial de um cromossomo X em que há um gene anormal pode ser patogênica.[9] Há relatos de aumento da frequência de inativação preferencial do X em mulheres com aborto espontâneo de repetição quando comparadas a mulheres sem este histórico reprodutivo,[9] indicando que talvez exista associação com perda de embriões masculinos.[10] Entretanto, apesar de ser uma hipótese possível, nunca foi demonstrada em gestações humanas.[9] Há estudos que não encontraram associação entre a inativação preferencial do X e perda gestacional recorrente,[9,10] portanto, ainda não há associação conclusiva desse mecanismo com a perda gestacional.[17]

Doenças gênicas

Os distúrbios de gene único associados com abortamento espontâneo geralmente estão associados a fenótipo grave, que pode ter origem em uma mutação herdada ou pode acontecer por uma mutação aleatória (*de novo*). Mutações herdadas que podem cursar com fenótipo mais grave do que o parental incluem distrofia miotônica, displasias esqueléticas letais, como displasia tanatofórica e osteogênese imperfeita tipo II.[18]

Entretanto, geralmente, as mutações com herança dominante nas perdas gestacionais ocorrem ao acaso e não aumentam o risco para o mesmo erro genético em próximas gestações. Dependendo da gravidade do fenótipo, a gestação pode caminhar para o aborto espontâneo ou para aborto tardio e óbito fetal.[18]

CAUSAS GENÉTICAS PARENTAIS

Alterações cromossômicas balanceadas

As anormalidades cromossômicas dos pais representam uma causa bem estabelecida de aborto espontâneo recorrente, com a incidência variando entre 2 e 13%, sendo encontrado na população brasileira em torno de 2,3%.[2] Essa frequência é 5 a 10 vezes maior do que a incidência em casais sem história de perdas gestacionais recorrentes, indicando que as alterações cariotípicas parentais podem ser um fator de risco para a perda gestacional recorrente ou não. Essas anormalidades podem ser estruturais ou numéricas, com diferentes consequências para a formação de um embrião, conforme o impacto na formação dos gametas.

A alteração estrutural mais comumente encontrada em casais com perdas gestacionais de repetição é a translocação cromossômica balanceada, porém rara entre todos os outros fatores de risco. Na casuística dos autores, a translocação balanceada foi encontrada em menos de 1% dos casais com história de perdas gestacionais repetidas.[2] As translocações podem ser recíprocas (quando ocorre uma troca de material entre cromossomos não homólogos) ou robertsonianas (quando dois cromossomos acrocêntricos perdem os braços curtos e se fundem na região do centrômero). As inversões (quando em um mesmo cromossomo ocorrem duas quebras, com posterior fusão na posição inversa) também são encontradas em menor frequência, assim como outras alterações, como mosaicismos somáticos e de cromossomos sexuais.[2]

As alterações balanceadas não causam sintomas clínicos em portadores (os pais são fenotipicamente normais), mas possivelmente induzem a produção de células reprodutivas anormais com alterações não balanceadas, com perda ou acréscimo de material genético. Por essa causa, em vez de levar a um erro cromossômico numérico, geralmente, as translocações são mais propensas a resultar em deleções ou adições de material genético no concepto. Se um erro estrutural é identificado no embrião, é necessário avaliar a presença de um erro equilibrado nos pais.[10]

Em um estudo multicêntrico brasileiro, publicado pelo grupo de pesquisa dos autores, com casais com perdas gestacionais recorrentes, foi encontrada prevalência de alterações cromossômicas significativamente maior entre as mulheres, quando comparadas aos parceiros (6,9 *versus* 4,2%), sendo que o mosaicismo somático foi a anormalidade mais encontrada em mulheres, seguida pelas translocações e inversões. No mesmo estudo, os homens apresentaram maior frequência de inversões cromossômicas, porém com menores frequências de mosaicismos e translocações.[2]

Embora seja considerável o risco teórico de aneuploidia nos conceptos, a taxa real de nascidos vivos de pais com rearranjos cromossômicos equilibrados é maior do que o previsto. De fato, há cerca de 60 a 70% de chance de sucesso na gestação sem tratamento médico, embora os resultados possam variar com base na anormalidade específica. Da mesma forma, a taxa real de nascidos vivos com rearranjos desbalanceados é menor do que 1%, o que também é muito menor do que o risco teórico.[9]

Doenças gênicas

Trombofilias hereditárias

A trombofilia hereditária (TH) é definida como a predisposição genética para o tromboembolismo venoso (TEV). As TH mais comuns incluem a mutação do fator V Leiden (FVL G1691A), a mutação do gene da protrombina (protrombina G20210A), a deficiência de proteína C (PCD), a deficiência de proteína S (PSD), mutações no gene da metilenotetra-hidrofolato redutase (MTHFR) e a deficiência da antitrombina (AT).[18] A principal hipótese para a participação das TH no mecanismo do aborto é a predisposição ao aumento da formação de pró-coágulos que podem obstruir a passagem do sangue, causando redução de oxigenação e nutrientes para o embrião/feto. De acordo com alguns estudos, esses genes podem estar relacionados ao aborto de repetição ao interferir na resposta hemostática materna, causando trombose uteroplacentária, o que poderia resultar em abortamento após a 10ª semana gestacional, óbito fetal, restrição intrauterina e pré-eclâmpsia.[18-20] A abordagem mais detalhada sobre as trombofilias, adquiridas e hereditárias será realizada no Capítulo 6 deste livro.

Outras doenças monogênicas

Os distúrbios metabólicos associados à perda da gravidez são tipicamente autossômicos recessivos, como aminoacidopatias, distúrbios de depósito, peroxissomopatias, hemoglobinopatias e outros erros inatos do metabolismo. A hemoglobinopatia mais frequentemente encontrada no Brasil é a doença falciforme, e a taxa de aborto de portadoras de mutação em homozigose em HbS ou com associação falciforme é maior do que em não portadoras, bem como as complicações maternas e perinatais. A hemoglobinopatia mais fortemente ligada à perda da gravidez é a alfatalassemia maior, que envolve diminuição da síntese de alfaglobinas. No feto, pode resultar em hidropsia e em aborto tardio.[21,22]

Além do *status* de carregador ou de portador de doença de herança recessiva, há também doenças monogênicas de herança dominante que, se presente em um dos pais, podem significar aumento de risco para a perda gestacional. Diversos estudos relataram predisposição genética à perda gestacional recorrente de causa indeterminada, com risco aumentado para irmãos de pacientes com história de perdas gestacionais não esclarecidas. Vários estudos de associação foram realizados e muitos genes candidatos foram sugeridos, na maioria envolvidos com resposta imune, coagulação, metabolismo e angiogênese. No entanto, todas as associações foram modestas e nenhuma foi estatisticamente significativa.[21]

Além disso, transtornos relacionados ao cromossomo X também podem estar associados à perda recorrente de conceptos masculinos ou, ainda, resultar em nascidas vivas do sexo feminino afetadas por doença.[9]

FATOR DE RISCO PARA ANEUPLOIDIAS

Idade materna

A idade materna é o fator de risco independente mais importante para erros cromossômicos do aborto espontâneo, principalmente em razão de erros na primeira divisão meiótica no oócito. Diferentes estudos demonstraram aumento significativo do aborto espontâneo com o aumento da idade materna (9 a 17% entre os 20 e 30 anos *versus* cerca de 80% após os 40 anos).[22] Atualmente, já é bem compreendido que, à medida que as mulheres envelhecem, o risco de aneuploidia aumenta, com o aumento associado na falha da implantação, resultando em maior taxa de aborto espontâneo.[21]

O número de nascidos vivos com aneuploidias aumenta com a idade materna, sendo que o risco para trissomia do cromossomo 21 aumenta 1,17 vez a cada ano após os 35 anos, semelhante ao risco combinado para aneuploidias em geral. Além disso, há o aumento expressivo do risco de incidência de aneuploidias após os 45 anos.[16] No entanto, a frequência de aneuploidias em embriões é muito maior do que a encontrada em nascidos vivos. Para mulheres entre 35 e 39 anos, aproximadamente 40 a 50% dos embriões são anormais. Para as gestantes com mais de 40 anos, mais que 50% dos embriões apresentam algum tipo de defeito cromossômico estrutural. Essa diferença se deve ao fato de que os embriões aneuploides são menos capazes de evoluir para a implantação uterina, ou de encaminhar para o termo uma vez implantados.[23]

O mecanismo do aumento das aneuploidias com a idade materna parece estar relacionado com a não disjunção, tanto na meiose I quanto na meiose II. Alguns estudos sugerem o aumento da incidência da não disjunção de cromátides-irmãs, enquanto outros não encontram associação com esse tipo de falha de disjunção, e outros estudos sugerem ainda o aumento de todos os tipos de não disjunção com o aumento da idade materna.[13,14,23]

O risco de trissomia aumenta com a idade materna. Entretanto, alguns estudos não mostram correlação significativa com a idade materna na incidência de trissomia do cromossomo 13, trissomias sexuais (síndrome do triplo X, síndrome de XYY) e anormalidades cromossômicas estruturais.[16] A monossomia do X está inversamente associada com a idade materna, enquanto a relação das poliploidias com a idade materna ainda é incerta.[18]

Fator paterno

Existem estudos que sugerem que o fator masculino possa estar envolvido no aborto espontâneo recorrente quando uma porcentagem maior de aneuploidia espermática é encontrada.[24,25] Alguns outros dados sugerem que a integridade do DNA do espermatozoide pode afetar o desenvolvimento embrionário e a fragmentação possivelmente aumente o risco para o aborto espontâneo.[18] A perda de integridade da cromatina nuclear também é levantada como possível mecanismo de aborto de repetição por alguns estudos.[18]

Embora não esteja claro até que ponto o fator masculino está envolvido no aborto recorrente, alta porcentagem de anormalidades morfológicas de espermatozoides tem sido associada ao risco aumentado de aborto para casais submetidos a tratamentos de reprodução assistida, sendo que a avaliação da morfologia espermática no exame de espermograma, utilizando os padrões da morfologia de Kruger, pode ser considerada um fator de risco para as perdas gestacionais recorrentes.[26]

Ainda não está claro se algum dos parâmetros de qualidade do sêmen pode predizer o resultado reprodutivo futuro dos casais com perdas recorrentes, porém é possível que a alta proporção (25 a 50%) de abortos recorrentes de causa indeterminada possa envolver algum tipo de interferência de fatores paternos.

Entretanto, até o momento não existem dados suficientes para concluir ou refutar essa teoria.[27]

A maior idade paterna também possui relação direta com o risco de aborto espontâneo, sendo de 6,8% entre os homens com menos de 25 anos e se elevando a 19,8% nos homens com mais de 45 anos. O fator paterno é significativamente menor do que o materno, e mais provável de acontecer por erros na disjunção dos cromossomos sexuais durante a meiose II.[26,27]

INVESTIGAÇÃO GENÉTICA

A investigação das causas genéticas do aborto depende da história gestacional do casal e da presença de fatores de riscos para perdas recorrentes. Inclui a pesquisa de causas genéticas parentais ou anormalidades encontradas exclusivamente no concepto.

O aborto precoce esporádico, por ser na maioria de causa genética aleatória e sem impacto para a vida reprodutiva do casal, geralmente não é investigado pela falta de benefício estabelecido. Há maior justificativa para testes genéticos em casos de perda precoce recorrente e perda tardia esporádica. Nesses casos, a identificação de uma causa genética fornece informações importantes sobre o risco de recorrência e ajuda a evitar outros tipos de avaliações potencialmente desnecessários.[6]

Investigação genética parental no aborto recorrente

Cariótipo com bandeamento G

A análise microscópica dos cromossomos por meio do cariótipo é realizada no sangue periférico do casal. O método depende do cultivo celular com posterior análise das metáfases, e é realizado em, pelo menos, 15 a 20 células, havendo a indicação de maior número de células para os casos suspeitos de mosaicismo.[28] As técnicas convencionais são capazes de detectar anomalias cromossômicas numéricas e estruturais que tenham, pelo menos, de 5,5 a 7,5 milhões de pares de base de DNA (5,5 a 7,5 Mb), o que corresponde ao poder de resolução de 400 a 550 bandas. Visto que as anomalias buscadas em casais com história de perdas de repetição são anomalias cromossômicas estruturais, o cariótipo é o padrão-ouro para a investigação genética parental. Outros métodos moleculares podem ser de grande valia para a análise complementar, porém a importância do cariótipo se mantém para a detecção de rearranjos cromossômicos balanceados, como translocações e inversões.

Investigação genética do concepto no aborto recorrente

Os métodos atuais para análise dos produtos de concepção incluem citogenética, *comparative genome hibridization* ou hibridização genômica comparativa (CGH-*array*) e *single nucleotide polymorphism* ou polimorfismo de nucleotídeo único (SNP-*array*). Cada plataforma possui as respectivas vantagens e desvantagens.

Cariótipo com bandeamento G

Embora o cariótipo com bandas G convencional seja o padrão-ouro para rearranjo cromossômico e detecção de poliploidia, existem limitações importantes na análise do material de aborto, incluindo falha de cultura em 10 a 40% dos casos em razão da falta de viabilidade tecidual.[29] Além disso, podem ocorrer falsos-negativos por contaminação celular materna, e a baixa resolução do método não permite a detecção de microduplicações, microdeleções ou dissomia uniparental.[14]

No caso de falha de cultura para o cariótipo, os exames moleculares (como CGH-*array* ou SNP-*array*) podem ser realizados, sendo inclusive em muitos casos a primeira escolha para a análise do concepto.

CGH-*array* e SNP-*array*

O CGH-*array* é uma metodologia de citogenética molecular capaz de identificar microarranjos cromossômicos desbalanceados, por meio da análise geral de todo o genoma de uma única vez, por meio de hibridização comparativa com o genoma de referência.

Existem vários tipos de plataformas disponíveis comercialmente, apresentando diferentes características em termos de resolução, cobertura do genoma e utilização para diagnóstico. O SNP-*array*, que permite a detecção de uma variante polimórfica envolvendo apenas uma base, permite a discriminação de contaminação celular materna e tem também a vantagem de identificar casos de dissomia uniparental e de perda de heterozigozidade.

Ambas as técnicas não possuem a necessidade de cultura celular, o que permite a melhor análise de tecido não viável. Além disso, possuem maior resolução do que técnicas citogenéticas convencionais, permitindo a detecção de microdeleções ou microduplicações não observáveis ao cariótipo. As limitações dessas técnicas encontram-se na dificuldade de identificar anomalias cromossômicas que não levam à alteração do número total de cópias de um segmento de DNA dentro do genoma, como as translocações balanceadas e inversões, ou de alterações que levam ao aumento de todo o conjunto de cromossomos (poliploidias).[14]

Outros métodos

Outros métodos para detecção de anormalidades no DNA, como FISH (hibridização fluorescente *in situ*), MLPA (amplificação multiplex por sonda dependente de ligação) e PCR fluorescente quantitativa (reação em cadeia da polimerase), também podem ser importantes para a investigação genética. Embora as alterações cromossômicas mais frequentes (por exemplo, trissomia dos cromossomos 16, 21 e 22) possam ser detectadas com essas técnicas, certos erros estruturais, como deleções intersticiais, podem não ser detectados.[7]

A citometria de fluxo é usada para quantificar o conteúdo de DNA celular e é capaz de identificar amostras triploides, sendo que é necessária a abordagem combinada do CGH-*array* e da citometria de fluxo ou, alternativamente, da PCR fluorescente quantitativa, para detectar inequivocamente a poliploidia.[7]

Testagem genética pré-implantacional (PGT)

O diagnóstico genético pré-implantacional é um método de diagnóstico pré-natal que permite a seleção de embriões euploides balanceados ou normais para transferência ao útero, com o objetivo de uma gestação saudável utilizando os próprios gametas. Esse método tem como objetivo minimizar o risco de aborto espontâneo e erros cromossômicos em nascidos vivos.[5]

Anteriormente chamados de PGD (*pre-implantation genetic diagnosis*) e PGS (*pre-implantation genetic screening*), e atualmente tratados com o termo geral testagem genética pré-implantacional (PGT), são exames que podem ser utilizados no processo de fertilização *in vitro* (FIV), e consistem na biópsia embrionária de blastômeros no estágio de clivagem ou de células trofoblásticas no estágio de blastocisto, e no posterior rastreio para doenças genéticas antes da transferência para o útero. Atualmente, a biópsia do blastocisto é mais utilizada do que a biópsia de blastômero, em razão da maior quantidade de DNA disponível para testes genéticos e ao fato de não afetar a viabilidade ou o potencial de implantação dos embriões.[14] O DNA embrionário é amplificado e são utilizados vários métodos, incluindo hibridização por fluorescência *in situ* (FISH), hibridização genômica comparativa (CGH-*array*), polimorfismo de nucleotídeo único (SNP-*array*) e sequenciamento de nova geração (NGS), para discernir os embriões com alterações genéticas daqueles sem erro ou balanceados.[14]

O PGT-A (teste genético para detecção e aneuploidas) identifica a conformação cromossômica do embrião, e é largamente utilizado como método diagnóstico de escolha nos casos de perdas gestacionais recorrentes, falhas recorrentes de implantação por FIV e aumento da idade materna,[14] para reduzir o risco de aborto espontâneo e cromossomopatias em nascidos vivos.

O PGT-M (teste genético para detecção de doenças monogênicas ou mendelianas) é a busca específica por uma alteração gênica a partir de um risco conhecido, como a detecção de embriões com doenças de herança recessiva no caso de pais heterozigotos.

No aborto recorrente, a reprodução assistida utilizando FIV com PGT-A, em que há transferência apenas de embriões euploides, tem sido frequentemente associado à diminuição significativa do risco de aborto espontâneo, principalmente quando utilizadas plataformas moleculares de alta resolução, e quando realizadas em mulheres com idade igual ou acima de 37 anos.[14] Entretanto, apesar disso, a taxa de nascidos vivos permanece similar às gestações espontâneas sem tratamento.[2,8]

Assim, ainda não há evidências suficientes para a indicação de FIV-PGT rotineiramente para casais com história de aborto espontâneo recorrente, entretanto essa técnica tem benefício estabelecido para melhora do desfecho gestacional nos casos de idade materna avançada e nos casos de risco para doença monogênica conhecida.[14]

CONSIDERAÇÕES FINAIS

Conhecer as causas genéticas das perdas gestacionais recorrentes e identificar os fatores de risco para erros genéticos na prole são elementos importantes para o aconselhamento genético do casal e que podem melhorar as chances de uma próxima gestação viável.

Quanto mais precoce for a perda gestacional, maior a probabilidade de a causa ser genética.

Apesar dos achados frequentes de alterações genéticas em material do aborto espontâneo esporádico de primeiro trimestre, a investigação não é recomendada em razão da chance improvável de repetição dessas alterações; por outro lado, há benefício na investigação genética em casos de perda precoce recorrente e perda tardia esporádica.

A maioria das causas genéticas de perda gestacional ocorre por erros cromossômicos numéricos (aneuploidias) no concepto, que se devem principalmente à falha de disjunção meiótica, que acontece, na maioria, no gameta materno.

A idade materna é um fator de risco isolado mais importante para aneuploidias na perda gestacional.

A análise genética do concepto em casais com perdas gestacionais recorrentes pode ajudar a definir a etiologia e possibilitar aconselhamento sobre o prognóstico de gestações subsequentes.

Alterações cromossômicas balanceadas nos pais (translocações, inversões) podem levar à formação de gametas não balanceados, e o risco reprodutivo depende do tipo de rearranjo e da origem parental.

A análise genética parental deve ser realizada primeiramente por cariótipo, a fim de detectar erros estruturais balanceados e calcular o risco para a prole.

A análise genética do concepto pode ser realizada por técnicas citogenéticas, hibridização genômica comparativa, *microarray* de SNP ou outros métodos complementares. Cada plataforma tem respectivas vantagens e desvantagens.

Ainda são necessários mais dados para a indicação rotineira de FIV associada à PGT para casais com história de aborto espontâneo recorrente, entretanto essa técnica tem benefício estabelecido para melhora do desfecho gestacional nos casos de idade materna avançada e nos casos de risco para doença monogênica conhecida.

REFERÊNCIAS BIBLIOGRÁFICAS

1. Wilcox AJ, Weinberg CR, O'Connor JF, Baird DD, Schlatterer JP, Canfield RE, et al. Incidence of early loss pregnancy. N Engl J Med. 1988;319(4):189-94.
2. Cavalcante MB, Sarno M, Gayer G, Meira J, Niag M, Pimentel K, et al. Cytogenetic abnormalities in couples with a history of primary and secondary recurrent miscarriage: a Brazilian Multicentric Study. J Matern Neonatal Med. 2018;1-7.
3. Vieira SR, Ferrari LP. Investigação de alterações citogenéticas em abortos espontâneos : um retrospecto de 2006 a 2011. Cad Escola Saúde. 2011;1-20.
4. McQueen DB, Lathi RB. Miscarriage chromosome testing: Indications, benefits and methodologies. Semin Perinatol. 2019;43(2):101-4.
5. Vitez SF, Forman EJ, Williams Z. Preimplantation genetic diagnosis in early pregnancy loss. Semin Perinatol. 2019;43(2):116-20.
6. Blue NR, Page JM, Silver RM. Genetic abnormalities and pregnancy loss. Semin Perinatol. 2019;43(2):66-73.
7. Menten B, Swerts K, Delle Chiaie BD, Janssens S, Buysse K, Philippé J, et al. Array comparative genomic hybridization and flow cytometry analysis of spontaneous abortions and mors in utero samples. BMC Med Genet. 2009;10:89.
8. Rolnik DL, de Carvalho MHB, Catelani ALPM, Pinto APAR, Lira JBG, Kusagari NK, et al. Análise citogenética em material de abortamento espontâneo. Rev Assoc Med Bras. 2010;56(6):681-3.
9. Page JM, Silver RM. Genetic causes of recurrent pregnancy loss. Clin Obstet Gynecol. 2016;59(3):498-508.
10. Heleno SSA. Fatores Genéticos e Cromossomais na Perda Gestacional Fatores Genéticos e Cromossomais na Perda Gestacional [dissertação]. Porto: Universidade do Porto; 2014.
11. Simpson JL. Causes of fetal wastage. Clin Obstet Gynecol. 2007;50(1):10-30.
12. Sugiura-Ogasawara M, Ozaki Y, Suzumori N. Management of recurrent miscarriage. J Obstet Gynaecol Res. 2014;40(5):1174-9.
13. Kushnick T. Thompson & Thompson Genetics in Medicine. JAMA. 1992;267(15):2115.
14. Kaser D. The status of genetic screening in recurrent pregnancy loss. Obstet Gynecol Clin North Am. 2018;45(1):143-54.

15. Nussbaum RL, McInnes RR, Willard HF, et al, editors. Thompson & Thompson Genetics in Medicine. 8th ed. Philadelphia: Elsevier; 2016.
16. Kim YJ, Lee JE, Kim SH, Shim SS, Cha DH. Maternal age-specific rates of fetal chromosomal abnormalities in Korean pregnant women of advanced maternal age. Obstet Gynecol Sci. 2013;56(3):160-6.
17. Sui Y, Chen Q, Sun X. Association of skewed X chromosome inactivation and idiopathic recurrent spontaneous abortion: A systematic review and meta-analysis. Reprod Biomed Online. 2015;31(2):140-8.
18. Goddijn M, Leschot NJ. Genetic aspects of miscarriage. Bailliere's Best Pract Res Clin Obstet Gynaecol. 2000;14(5):855-65.
19. Turki RF, Assidi M, Banni HA, Zahed HA, Karim S, Schulten HJ, et al. Associations of recurrent miscarriages with chromosomal abnormalities, thrombophilia allelic polymorphisms and/or consanguinity in Saudi Arabia. BMC Med Genet. 2016;17(Suppl. 1):69.
20. de Jong PG, Goddijn M, Middeldorp S. Testing for inherited thrombophilia in recurrent miscarriage. Semin Reprod Med. 2011;29(6):540-7.
21. El Hachem H, Crepaux V, May-Panloup P, Descamps P, Legendre G, Bouet PE. Recurrent pregnancy loss: current perspectives. Int J Womens Health. 2017;9:331-45.
22. Francisco C, Mendes N, Lima A, Martins L, Serrano F. Os factores genéticos na perda gestacional. Acta Obstet Ginecol Port. 2013;7(1):42-8.
23. Hook EB, Cross PK, Schreinemachers DM. Chromosomal abnormality rates at amniocentesis and in live-born infants. JAMA. 1983;249(15):2034-8.
24. Gil-Villa AM, Cardona-Maya W, Agarwal A, Sharma R, Cadavid A. Assessment of sperm factors possibly involved in early recurrent pregnancy loss. Fertil Steril. 2010;94(4):1465-72.
25. Collodel G, Giannerini V, Antonio Pascarelli N, Federico MG, Comodo F, Moretti E. TEM and FISH studies in sperm from men of couples with recurrent pregnancy loss. Andrologia. 2009;41(6):352-60.
26. Slama R, Bouyer J, Windham G, Fenster L, Werwatz A, Swan SH. Influence of paternal age on the risk of spontaneous abortion. Am J Epidemiol. 2005;161(9):816-23.
27. Marchetti F, Aardema M, Ferguson L, Wyrobek AJ, Eichenlaub-Ritter U. Mechanisms and targets involved in maternal and paternal age effects on numerical aneuploidy. Environ Mol Mutagen. 2002;28(3):254-64.
28. Machado IN, Heinrich-Muçouçah JKR, Barini R. Testes genéticos em diagnóstico pré-natal: onde estamos, para onde vamos. Femina. 2012;40(2):87-96.
29. Vitez SF, Forman EJ, Williams Z, Korteweg FJ, Bouman K, Holm JP, et al. Abortamento de repetição. Clin Obstet Gynecol. 2016;14(1):89.

3 Distúrbios hormonais na perda gestacional

Tairane Lima
Madalena Caldas
Marcelo Cavalcante

INTRODUÇÃO

A capacidade reprodutiva da mulher está intimamente relacionada ao sistema endócrino, por meio do equilíbrio hormonal proporcionado pelo ciclo menstrual regular. A associação entre alterações hormonais e infertilidade feminina está bem estabelecida na literatura. No entanto, a relação de desordens hormonais com perdas gestacionais ainda necessita de maiores evidências. Algumas endocrinopatias maternas, como *diabetes mellitus* e tireoidopatias, parecem elevar o risco de perdas gestacionais, em qualquer fase da gravidez (aborto espontâneo, aborto recorrente e óbito fetal). Outros distúrbios hormonais parecem ter associação apenas com os quadros de abortamento.[1]

Abortamento espontâneo recorrente (AER), definido como 2 ou mais perdas gestacionais consecutivas antes da 20ª semana de gravidez, é uma complicação obstétrica que acomete até 5% dos casais em idade fértil.[2] A etiologia dos quadros de AER é multifatorial, sendo a disfunção do sistema endócrino uma causa frequentemente lembrada. Estima-se que aproximadamente 8 a 12% dos casos de AER sejam decorrentes de alterações hormonais. Deficiência de progesterona na fase lútea, tireoidopatias, hiperprolactinemia, *diabetes mellitus* e síndrome dos ovários micropolicísticos (SOMP) são exemplos de possíveis distúrbios hormonais relacionados com AER (Quadro 1).[1]

Quadro 1 Causas hormonais para aborto espontâneo recorrente
Deficiência da fase lútea
Hiperprolactinemia
Diabetes mellitus
Distúrbios da tireoide
Síndrome de ovários micropolicísticos
Reserva ovariana diminuída

DEFICIÊNCIA DA FASE LÚTEA

A insuficiência da fase lútea pode incluir diversos mecanismos disfuncionais, como o crescimento folicular pobre, oligovulação, função inadequada do corpo lúteo ou alteração da resposta endometrial à progesterona secretada.[3] A insuficiência do corpo lúteo com deficiência de produção de progesterona na segunda fase do ciclo, definida como nível sérico único de progesterona < 10 ng/mL ou a soma de 3 determinações séricas < 30 ng/mL, tem sido historicamente relacionada com casos de abortamento, incluindo AER, podendo ser, em algumas estatísticas, a responsável por até 35% dos casos.[4] Biópsia endometrial, padrão da curva da temperatura basal e duração da segunda fase do ciclo menstrual são outras formas de diagnóstico da deficiência da fase lútea, porém apresentam baixas sensibilidade e especificidade.[4] No entanto, existe carência de fortes evidências da relação entre a insuficiência de corpo lúteo e perda gestacional, e se deve a vários fatores, entre eles: a falta de um consenso em como diagnosticar essa condição e o efeito da suplementação da progesterona no 1º trimestre da gestação na redução da perda gestacional.

Uma fase lútea normal é caracterizada pelo crescimento glandular mediado por estradiol na fase proliferativa anterior, aumento adequado do LH desencadeando a ovulação, seguido por produção robusta de progesterona. A progesterona é o hormônio feminino responsável pelo preparo endometrial na segunda fase do ciclo menstrual, essencial no processo de implantação embrionária promovendo a proliferação e a diferenciação de células estromais e adequando a receptividade uterina pela produção de fatores de crescimento de ação local e regulando a produção de citocinas na interface materno-embrionária. A progesterona, na fase inicial da gravidez, é produzida pelo corpo lúteo até a 9ª semana de gestação, quando a produção passa a ter origem placentária. A deficiência da fase lútea foi descrita em mulheres saudáveis com ciclos menstruais regulares e em associação com outras condições (Quadro 2), como estresse e perda de peso excessiva, endocrinopatias, incluindo SOMP, hipogonadismo hipogonadotrófico e distúrbios da prolactina.[5]

Quadro 2 Causas de defeito da fase lútea
Estresse
Exercício físico acentuado
Perda de peso excessiva
Hiperprolactinemia
Síndrome de ovários micropolicísticos
Reserva ovariana diminuída
Hipogonadismo hipogonadotrófico

A falta de consenso nos critérios diagnósticos para deficiência da fase lútea dificulta as recomendações do manejo clínico. As opções de tratamento variam amplamente e incluem suplementação da fase lútea com progestagênio ou gonadotrofina coriônica humana (hCG), indução da ovulação ou a combinação destes. Tipos de medicamentos, doses e vias de administração permanecem controversos. Como a deficiência de ação da progesterona no endométrio é indiscutivelmente a característica crítica da deficiência luteal, a terapia mais comum é a suplementação da fase lútea com progestágenos.[5]

A Biblioteca Cochrane, em metanálise recente de 14 ensaios clínicos randomizados (2.158 mulheres), concluiu que não há evidência para apoiar o uso rotineiro de progesterona para prevenir o aborto espontâneo no início da gravidez. No entanto, quando a análise incluiu apenas os 4 estudos que identificaram mulheres com 3 ou mais perdas gestacionais anteriores, foi observada redução estatisticamente significativa de perda nas mulheres aleatoriamente designadas para o grupo tratado com progestogênio (OR 0,38; IC95% 0,2-0,7).[6]

Diante da carência de evidências contundentes para a suplementação de progesterona, nos casos de AER, os protocolos de avaliação e conduta internacionais não recomendam investigação da deficiência de progesterona na fase lútea. Somente o protocolo da American Society for Reproductive Medicine (ASRM) recomenda a suplementação de progesterona nos primeiros meses de gravidez, nos casos com antecedente de 3 ou mais perdas gestacionais.[4,7,8]

As reduções nas taxas de abortamento em pacientes com AER com a suplementação de progesterona natural micronizada (via oral ou vaginal), a apresentação injetável (não disponível no Brasil) e a com a progesterona sintética por via oral (didrogesterona) são semelhantes.[9] Contudo, Wang, Luo e Bai observaram, em metanálise recente, menor risco de aborto espontâneo com o uso oral da didrogesterona (RR = 0,49, 95% CI 0,33-0,75) quando comparado com a progesterona natural (RR = 0,69, 95% CI 0,40-1,19).[10] A dosagem da progesterona natural micronizada pode variar de 200 a 800 mg/dia, enquanto a da didrogesterona varia de 10 a 40 mg/dia.

HIPERPROLACTINEMIA

A hiperprolactinemia parece ter associação com AER, em casos de alterações no eixo hipotalâmico-hipofisário-ovariano, resultando em anormalidades na foliculogênese, na maturação oocitária e na fase lútea. Frequentemente, a hiperprolactinemia é secundária ao uso de medicamentos ou ao hipotireoidismo primário. Nesses casos, deve ser tentada a correção dos níveis de prolactina pelo manejo da causa subjacente.[11] Estudos *in vitro* demonstraram que a prolactina desempenha importante função na manutenção da produção de progesterona pelo corpo lúteo, e que níveis elevados de prolactina (100 ng/mL) inibem a secreção de progesterona pelas células da granulosa.[11]

Mulheres com diagnóstico de hiperprolactinemia apresentam risco elevado de infertilidade e perdas gestacionais, podendo se beneficiar com o tratamento dessa condição. Hirahara et al., estudando um grupo de gestantes com hiperprolactinemia e história de AER, observaram maior taxa de nascidos vivos (85,7%) em mulheres tratadas com um agonista da dopamina (bromocriptina), quando comparado com o grupo não tratado (52,4%).[12]

O impacto dos níveis elevados de prolactina no sistema imunológico é um possível mecanismo envolvido nos casos de infertilidade e perdas gestacionais em mulheres com hiperprolactinemia. Alteração no perfil das células *natural killer* (NK) sanguínea é outro mecanismo proposto para a infertilidade e perda gestacional de pacientes com níveis de prolactina elevados. Triggianese et al. observaram que as células NK periféricas estão mais elevadas em mulheres inférteis e com história de AER do que em mulheres com antecedente reprodutivo normal.[13]

Entre os protocolos internacionais de avaliação e conduta dos casos de AER, somente a ASRM recomenda a investigação em todos os casos, enquanto os demais protocolos recomendam a investigação nos casos com suspeita clínica de hiperprolactinemia (amenorreia e galactorreia, por exemplo).[4,7,8]

DIABETES MELLITUS

A presença de *diabetes mellitus* pré-gestacional (DM1, DM2 e outros tipos raros) é observada em cerca de 0,5 a 1% de todas as gestações. A presença dessa condição previamente à gravidez está relacionada com risco significativamente aumentado de perda gestacional, parto prematuro, distúrbios hipertensivos e malformações fetais.[11]

As taxas de aborto espontâneo são 2 a 3 vezes mais altas em mulheres com diabete pré-gestacional do que entre as mulheres sem diabete e se correlacionam com o controle glicêmico periconcepcional ruim, sobretudo com níveis de hemoglobina A1c superiores a 8,5%.[14] As possíveis razões para esse risco elevado incluem aumento da taxa de malformações congênitas, efeitos tóxicos da hiperglicemia e doença vascular materna que leva à insuficiência uteroplacentária. Evidências revelam que o diabete bem controlado não é um risco para AER.[15]

DISTÚRBIOS DA TIREOIDE

As tireoidopatias são distúrbios hormonais comuns na gestação. A causa mais prevalente de hipotireoidismo em mulheres grávidas é a tireoidite autoimune crônica (tireoidite de Hashimoto), com prevalência entre as gestantes de 5 a 20%, dependendo da população estudada. Outras causas de hipotireoidismo incluem deficiência endêmica de iodo e tireoidectomia.[1]

Os níveis de hormônio estimulador da tireoide (TSH) materno podem diminuir no início da gravidez, mas devem ser mantidos na normalidade, e há um debate sobre o limite superior normal do TSH, durante a gravidez. Enquanto valores de TSH de 4,0 a 5,0 mUI/L já foram considerados normais, a recomendação atual é de que o valor de TSH superior a 2,5 mUI/L esteja fora da faixa normal na gestação.[16] Hipotireoidismo não tratado durante a gravidez tem sido consistentemente associado ao risco acrescido de complicações obstétricas precoces e tardias, como o AER, bem como efeitos prejudiciais no desenvolvimento neurocognitivo fetal (Quadro 3).

Quadro 3 Desfechos gestacionais adversos do hipotireoidismo
Maternos
Infertilidade, abortamento, pré-eclâmpsia, anemia e descolamento prematuro de placenta
Fetal/neonatal
Óbito fetal, baixo peso ao nascer, prematuridade, déficit do desenvolvimento neurocognitivo

Stagnaro-Green et al. relataram a associação de anticorpos antitireoidianos com AER observando o dobro da taxa de aborto espontâneo (17 *versus* 8,4%; p < 0,001) em mulheres com TSH entre 2,5 e 5 mUI/L e anticorpos antitireoidianos positivos em comparação com uma coorte negativa para esses anticorpos.[17] A doença autoimune da tireoide pode prejudicar a reserva tireoidiana, dificultando o funcionamento adequado da glândula, que se torna incapaz de responder ao desafio da gravidez, e pode refletir um marcador para o desequilíbrio imunológico generalizado, que pode promover perda gestacional independentemente.[18]

A pesquisa da função tireoidiana pela dosagem do TSH é recomendada pelos protocolos de investigação de casais com AER, sendo recomendada a investigação de tireoidite autoimune na presença de um TSH alterado.[4,7,8] A discussão atual na literatura é sobre o uso de hormônio tireoidiano nas pacientes eutireoideas, com TSH > 2,5 mUI/L, na presença ou não de anticorpos antitireoidianos. Nazarpour et al. observaram melhores resultados gestacionais no grupo de pacientes eutireoidianas, com anticorpos antitireoidianos positivos, quando o hormônio tireoidiano foi utilizado.[19] Negro, Schwartz e Stagnaro-Green não observaram melhora nas taxas de abortamento no tratamento com hormônio tireoidiano de gestantes com TSH < 2,5 mUI/L.[20] Não existe ainda um consenso sobre essa abordagem.

Quanto ao hipertireoidismo, ocorre em aproximadamente 0,1 a 0,4% das gestações, e o excesso de produção do hormônio tireoidiano geralmente não está correlacionado com AER. Mulheres grávidas com hipertireoidismo descompensado estão em maior risco de aborto espontâneo esporádico, insuficiência cardíaca congestiva, crise tireotóxica, parto prematuro, pré-eclâmpsia e restrição de crescimento fetal.[11]

SÍNDROME DOS OVÁRIOS MICROPOLICÍSTICOS

A SOMP é uma condição ginecológica que frequentemente compromete a fertilidade. A SOMP é um distúrbio endócrino com várias alterações metabólicas envolvidas na etiopatogenia, que também apresenta relação com risco elevado de AER; entre essas alterações metabólicas, destacam-se: obesidade, hiperinsulinemia, resistência à insulina, hiper-homocisteinemia, níveis elevados de inibidor do plasminogênio ativado 1 (PAI-1), hiperandrogenismo, anovulação crônica e má receptividade endometrial. Estima-se que 40% das gestações de mulheres com SOMP resultem em perda gestacional.[21]

Em estudo com 571 mulheres com AER e SOMP, o índice de andrógeno livre elevado (que pode afetar adversamente o endométrio) teve impacto como um fator prognóstico para aborto espontâneo subsequente em mulheres com abortos recorrentes.[22] A resistência insulínica dessas pacientes contribui para o risco elevado de abortamento, podendo obter melhora desse fator pelo uso de hipoglicemiantes orais, como a metformina. Em metanálise recente, o uso de metformina reduziu com segurança a taxa de aborto espontâneo no 1º trimestre e aumentou o número de nascidos vivos sem teratogenicidade.[23]

A obesidade também tem sido associada ao risco aumentado de perda gestacional e AER.[24] Um grande estudo retrospectivo com mulheres submetidas à fertilização *in vitro*, observou maior taxa de abortamento e menor taxa de nascidos vivos em obesas em comparação com mulheres de peso normal.[25] Outro estudo retrospectivo que examinou os resultados de 2.349 gestações alcançadas com técnicas de reprodução assistida sugere fortemente que o risco de aborto espontâneo aumente progressivamente em mulheres com sobrepeso (OR 1,29, IC 95% 1-1,66), obesidade (OR 1,71, IC 95% 1,2-2,43) e obesidade grave (OR 2,19, 95% IC 1,27-3,78) em comparação com mulheres com índice de massa corpórea (IMC) normal.[26] Esse risco de perda gestacional associado à obesidade está presente independentemente da SOMP e será discutido no Capítulo 9.

BAIXA RESERVA OVARIANA

A investigação da reserva ovariana deve ser considerada na avaliação rotineira de AER em mulheres de qualquer idade. Avalia-se a reserva ovariana por meio da contagem dos folículos antrais (CFA) e da dosagem de FSH, antimülleriano (HAM) e inibina B. Define-se baixa reserva ovariana como FSH > 10 UI/mL no dia 3 do ciclo, HAM < 1 ng/mL e CFA ≤ 5. Mulheres com perda recorrente inexplicada têm incidência maior de níveis séricos elevados de FSH e estradiol do que mulheres com uma causa conhecida de AER.[27,28] A concentração de HAM menor que 1 ng/mL está associado à menor probabilidade de nascido vivo entre pacientes com AER de causa idiopática com manejo expectante.[29] Os níveis de AMH estão inversamente associados ao risco de aborto. Mulheres com reserva ovariana gravemente reduzida apresentam risco maior de abortamento. O aumento da taxa de aborto clínico nessas pacientes é multifatorial em etiologia e deve estar relacionado à diminuição da qualidade do oócito.[30]

Apesar da forte associação entre a reserva ovariana reduzida e o risco elevado de abortamento, os protocolos de avaliação e tratamento das sociedades internacionais não recomendam a dosagem de FSH e/ou AMH nos casos de AER.

CONSIDERAÇÕES FINAIS

A definição, o diagnóstico e o tratamento de pacientes com histórico de AER permanecem difíceis. A maioria das perdas esporádicas antes da 10ª semana de gestação resulta de erros cromossômicos numéricos aleatórios. No entanto, os distúrbios endócrinos são responsáveis por um número considerável de casos de AER, especialmente nos estágios iniciais da gestação. Embora os critérios diagnósticos para deficiência da fase lútea ainda sejam controversos, o tratamento de pacientes com AER e essa condição, usando progestagênio no início da gravidez, parece benéfico. A hiperprolactinemia, uma provável causa de deficiência luteal, é facilmente avaliada e gerenciada. Hipotireoidismos clínico e subclínico, juntamente com a presença de anticorpos antitireoidianos estão correlacionados com mau resultado obstétrico. Terapia de reposição hormonal com levotiroxina, nos casos de hipotireoidismo, juntamente com um cuidadoso monitoramento no período pré-concepcional e no início da gravidez são essenciais. O uso de hormônios tireoidianos nos casos de AER com TSH > 2,5 mUI/L ainda merece maiores estudos.

Aborto de repetição pode ser um preditor de reserva ovariana diminuída e a avaliação da reserva ovariana deve integrar a avaliação padrão do AER para melhor manejo e aconselhamento dessas pacientes.

A gravidez de mulheres com sobrepeso e obesidade está associada a riscos obstétricos aumentados, portanto, as recomendações para perda de peso antes da concepção são prudentes para as jovens. Para as mulheres nos últimos anos reprodutivos, os benefícios de adiar a gravidez para alcançar a perda de peso devem ser equilibrados com o risco de declínio da fertilidade com o avanço da idade.

Ensaios clínicos grandes e bem definidos focados em testes adequados e tratamento de distúrbios endócrinos nos casos de AER são fundamentais para fornecer dados adicionais sobre esta condição clínica desafiadora.

REFERÊNCIAS BIBLIOGRÁFICAS

1. Pluchino N, Drakopoulos P, Wenger JM, Petignat P, Streuli I, Genazzani AR. Hormonal causes of recurrent pregnancy loss (RPL). Hormones (Athens). 2014;13(3):314-22.
2. Zegers-Hochschild F, Adamson GD, Dyer S, Racowsky C, de Mouzon J, Sokol R, et al. The International Glossary on Infertility and Fertility Care, 2017. Hum Reprod. 2017;32(9):1786-801.
3. Jones GS. The luteal phase defect. Fertil Steril. 1976;27(4):351-6.
4. Bender Atik R, Christiansen OB, Elson J, Kolte AM, Lewis S, Middeldorp S, et al. ESHRE guideline: recurrent pregnancy loss. Human Reproduction Open. 2018;2018(2).
5. Ke RW. Endocrine basis for recurrent pregnancy loss. Obstet Gynecol Clin North Am. 2014;41(1):103-12.
6. Haas DM, Ramsey PS. Progestogen for preventing miscarriage. Cochrane Database Syst Rev. 2013 Oct 31(10):CD003511.
7. Evaluation and treatment of recurrent pregnancy loss: a committee opinion. Fertil Steril. 2012;98(5):1103-11.
8. Ferriani RA RR, Navarro PA. Perda gestacional recorrente. Protocolos FEBRASGO. 2018;50. Disponível em: https://www.febrasgo.org.br/media/k2/attachments/10-ABORTO_RECORRENTE_E_PROGESTAGENIOS.pdf.
9. Mirza FG, Patki A, Pexman-Fieth C. Dydrogesterone use in early pregnancy. Gynecol Endocrinol. 2016;32(2):97-106.
10. Wang XX, Luo Q, Bai WP. Efficacy of progesterone on threatened miscarriage: Difference in drug types. J Obstet Gynaecol Res. 2019;45(4):794-802.
11. Kaur R, Gupta K. Endocrine dysfunction and recurrent spontaneous abortion: An overview. Int J Appl Basic Med Res. 2016;6(2):79-83.
12. Hirahara F, Andoh N, Sawai K, Hirabuki T, Uemura T, Minaguchi H. Hyperprolactinemic recurrent miscarriage and results of randomized bromocriptine treatment trials. Fertil Steril. 1998;70(2):246-52.
13. Triggianese P, Perricone C, Perricone R, De Carolis C. Prolactin and natural killer cells: evaluating the neuroendocrine-immune axis in women with primary infertility and recurrent spontaneous abortion. Am J Reprod Immunol. 2015;73(1):56-65.
14. Hanson U, Persson B, Thunell S. Relationship between haemoglobin A1C in early type 1 (insulin-dependent) diabetic pregnancy and the occurrence of spontaneous abortion and fetal malformation in Sweden. Diabetologia. 1990;33(2):100-4.
15. Mimouni F, Tsang RC. Pregnancy outcome in insulin-dependent diabetes: temporal relationships with metabolic control during specific pregnancy periods. Am J Perinatol. 1988;5(4):334-8.

16. De Groot L, Abalovich M, Alexander EK, Amino N, Barbour L, Cobin RH, et al. Management of thyroid dysfunction during pregnancy and postpartum: an Endocrine Society clinical practice guideline. J Clin Endocrinol Metab. 2012;97(8):2543-65.

17. Stagnaro-Green A, Roman SH, Cobin RH, el-Harazy E, Alvarez-Marfany M, Davies TF. Detection of at-risk pregnancy by means of highly sensitive assays for thyroid autoantibodies. JAMA. 1990;264(11):1422-5.

18. Chen L, Hu R. Thyroid autoimmunity and miscarriage: a meta-analysis. Clin Endocrinol (Oxf). 2011;74(4):513-9.

19. Nazarpour S, Ramezani Tehrani F, Simbar M, Tohidi M, Alavi Majd H, Azizi F. Effects of levothyroxine treatment on pregnancy outcomes in pregnant women with autoimmune thyroid disease. Eur J Endocrinol. 2017;176(2):253-65.

20. Negro R, Schwartz A, Stagnaro-Green A. Impact of Levothyroxine in Miscarriage and Preterm Delivery Rates in First Trimester Thyroid Antibody-Positive Women With TSH Less Than 2.5 mIU/L. J Clin Endocrinol Metab. 2016;101(10):3685-90.

21. Cavalcante MB, Sarno M, Cavalcante C, Araujo Junior E, Barini R. Coagulation biomarkers in women with recurrent miscarriage and polycystic ovarian syndrome: systematic review and meta-analysis. Geburtshilfe Frauenheilkd. 2019;79(7):697-704.

22. Cocksedge KA, Saravelos SH, Wang Q, Tuckerman E, Laird SM, Li TC. Does free androgen index predict subsequent pregnancy outcome in women with recurrent miscarriage? Hum Reprod. 2008;23(4):797-802.

23. Zeng XL, Zhang YF, Tian Q, Xue Y, An RF. Effects of metformin on pregnancy outcomes in women with polycystic ovary syndrome: A meta-analysis. Medicine (Baltimore). 2016;95(36):e4526.

24. Cavalcante MB, Sarno M, Peixoto AB, Araujo Junior E, Barini R. Obesity and recurrent miscarriage: A systematic review and meta-analysis. J Obstet Gynaecol Res. 2019;45(1):30-8.

25. Fedorcsak P, Dale PO, Storeng R, Ertzeid G, Bjercke S, Oldereid N, et al. Impact of overweight and underweight on assisted reproduction treatment. Hum Reprod. 2004;19(11):2523-8.

26. Wang JX, Davies MJ, Norman RJ. Obesity increases the risk of spontaneous abortion during infertility treatment. Obes Res. 2002;10(6):551-4.

27. Trout SW, Seifer DB. Do women with unexplained recurrent pregnancy loss have higher day 3 serum FSH and estradiol values? Fertil Steril. 2000;74(2):335-7.

28. Tarasconi B, Tadros T, Ayoubi JM, Belloc S, de Ziegler D, Fanchin R. Serum antimullerian hormone levels are independently related to miscarriage rates after in vitro fertilization-embryo transfer. Fertil Steril. 2017;108(3):518-24.

29. Murugappan G, Shahine L, Lathi RB. Antimullerian hormone is a predictor of live birth in patients with recurrent pregnancy loss. Fertil Res Pract. 2019;5:2.

30. Lyttle Schumacher BM, Jukic AMZ, Steiner AZ. Antimullerian hormone as a risk factor for miscarriage in naturally conceived pregnancies. Fertil Steril. 2018;109(6):1065-71.

Alterações anatômicas e perda gestacional

4

Conrado Milani Coutinho
Geraldo Duarte
Simon Meagher
Fabrício da Silva Costa

INTRODUÇÃO/DEFINIÇÕES

Do ponto de vista conceitual, as perdas gestacionais são eventos abrangentes, envolvendo desde os abortamentos espontâneos, provocados ou recorrentes, segundo o Ministério da Saúde brasileiro quando ocorrem até a 22ª semana gestacional, até a natimortalidade, quando o óbito intrauterino ocorre após esse período.[1] A investigação etiológica está indicada principalmente quando há recorrência, casos nos quais as causas anatômicas ou uterinas são achados prevalentes.[2] Essas anomalias podem ser classificadas entre congênitas, cujos principais representantes são as malformações müllerianas, ou adquiridas, sendo as mais prevalentes os leiomiomas, as aderências intrauterinas e os pólipos endometriais. Ainda dentro do grupo de causas uterinas, a insuficiência cervical se destaca como prevalente etiologia para abortamentos tardios ou partos pré-termos precoces. De forma geral, são eventos traumáticos com potencial para causar intensa frustração e repercussões físicas e psíquicas ao casal, requerendo abordagem empática, cuidadosa e baseada nas mais recentes evidências disponíveis.[3]

As malformações uterinas podem apresentar diferentes fenótipos, dependendo do tipo de alteração ocorrida na formação do trato genital durante o período embrionário. Na 8ª semana gestacional, o embrião já possui os dois ductos paramesonéfricos, também chamados müllerianos, que originarão as trompas, o útero, o colo uterino e a porção superior da vagina.[4] Esse processo se inicia com a fusão dos ductos pelas extremidades distais, seguido da cavitação das porções fundidas e posterior reabsorção do septo que divide a vagina e os hemiúteros longitudinalmente. De acordo com essa lógica, desde 1988, as anomalias uterinas congênitas têm sido classificadas de acordo com a American Society for Reproductive Medicine (ASRM) da seguinte maneira:[5]

- Defeito na formação de um ducto mülleriano: útero unicorno. Desenvolvimento de apenas um hemiútero com ausência ou formação de um corno rudimentar (três quartos dos casos), que pode ou não apresentar cavidade endometrial e pode ou não se comunicar com o hemiútero contralateral.
- Defeito na fusão dos ductos müllerianos: úteros didelfo e bicorno. O útero didelfo decorre da falha completa da fusão dos dois ductos paramesonéfricos, resultando na formação de dois cornos uterinos distintos, cada um com o próprio colo. Já o útero bicorno decorre da fusão parcial dos ductos na porção mais distal, com consequente formação de dois cornos uterinos com cavidades separadas e, na maioria das vezes, um colo em comum. Essa malformação pode ser classificada em completa, quando a separação entre as cavidades estende-se até o colo, ou parcial, quando a divisão variável entre os cornos ocorre acima da região ístmica. Do ponto de vista de anatomia externa, ambos os defeitos de fusão apresentam contorno fúndico com separação em forma de V.
- Defeitos na regressão do septo: úteros septado e arqueado. Nestes casos, a fusão entre os ductos müllerianos aconteceu de forma habitual, entretanto, não há absorção completa do septo que divide as cavidades uterinas. A não absorção total do septo determina a formação do útero septado completo, enquanto a absorção incompleta resulta no quadro parcial desta malformação, com comunicação variável das cavidades. Em ambas as situações, o fundo uterino tem o contorno externo arredondado habitual. O útero arqueado é motivo de maior controvérsia quanto à conceituação. Classicamente descrito como uma identação fúndica interna mais larga e pouco pronunciada para a cavidade endometrial, decorrente da inabsorção da porção mais cranial do septo, há debate tanto sobre a extensão deste septo quanto sobre o contorno externo, podendo ser considerado como normal, convexo ou ligeiramente plano.
- Agenesia ou hipoplasia uterina grave: malformação congênita mais frequentemente associada à síndrome de Mayer-Rokitansky-Kuster-Hauser. Como resulta de forma mais prevalente em amenorreia e infertilidade primárias, não será objetivo deste capítulo.
- Defeitos na diferenciação dos ductos müllerianos: úteros em formado de T ou hipoplásticos. São defeitos decorrentes do uso de dietilestilbestrol (DES) durante a gestação, resultando em filhas com úteros malformados, cujos contornos internos da cavidades endometriais não são arredondados, como habitual, mas em forma de T. Dificilmente novas pacientes serão diagnosticadas com essas alterações, visto que a DES, medicação usada entre as décadas de 1940 e 1970 para prevenção do abortamento, deixou de ser utilizada há mais de 4 décadas.[6]

Apesar de a classificação da ASRM ter sido a mais aceita e adotada nas últimas décadas, outras classificações foram descritas por diferentes autores e sociedades. Uma das mais recentes e respeitadas é a da European Society of Human Reproduction and Embryology – European Society for Gynaecological Endoscopy (ESHRE-ESG), primeiramente publicada em 2012.[7] A principal vantagem sobre a da ASRM seria a definição por critérios mais objetivos dos úteros septados, eliminando a subjetividade na distinção entre estes e os úteros normais/arqueados. Entretanto, ainda há muito debate sobre a aplicabilidade clínico-terapêutica dessa distinção.[8,9]

Com relação à etiologia, a maioria das malformações müllerianas é de ocorrência esporádica. O único fator ambiental conhecido relacionado à gênese de defeitos uterinos congênitos é o uso materno do teratógeno DES.[6] Quanto aos fatores genéticos, quase a totalidade das pacientes com anomalias uterinas apresenta cariótipo normal (46,XX), apesar de ser conhecido que mutações pontuais no gene *HOX* também estejam relacionados ao aumento da prevalência dos defeitos uterinos.[10]

As anomalias uterinas adquiridas mais frequentemente relacionadas às perdas gestacionais são os leiomiomas uterinos, as aderências e os pólipos endometriais. O leiomiomas e pólipos são tumores benignos de origem miometrial e endometrial, respectivamente, enquanto as aderências são secundárias a traumatismos endometriais.[10]

Os leiomiomas são tumores benignos da musculatura lisa uterina, com aumentos da prevalência e das dimensões diretamente relacionados à idade da mulher e à condição gravídica, visto o potencial de crescimento hormônio mediado e declínio natural após o climatério. Outros fatores de risco conhecidos, alguns relacionados à maior exposição hormonal e a fatores ligados à hereditariedade, são a nuliparidade, menarca precoce, menopausa tardia, obesidade e afrodescendência. São classificados de diferentes formas de acordo com:[10,11]

- Topografia uterina: cervical, corporal ou fúndico.
- Camada miometrial acometida: submucoso, intramural ou subseroso.
- Base de implantação: séssil ou pediculado.

As aderências ou sinéquias intrauterinas são formações compostas por tecido endometrial, apenas por tecido conjuntivo ou por feixes fibromusculares recobertos por endométrio anormal, sendo que, por definição, conectam paredes uterinas opostas. Essas aderências têm potencial para bloquear parte ou a totalidade da cavidade endometrial, levando a potenciais dificuldades reprodutivas. As formas mais graves, geralmente mais ricas em sintomas e com pior prognóstico gestacional, recebem o nome de síndrome de Asherman (SA). A origem está claramente relacionada a fatores traumáticos à camada basal do endométrio, principalmente secundária à realização de procedimentos cirúrgicos, como a curetagem e a histeroscopia, mas também decorrente de quadros infecciosos ou inflamatórios, como tuberculose, infecção pela clamídia ou gonococo e após retenção placentária.[2,10]

Os pólipos endometriais decorrem da proliferação hiperplásica de elementos estromais, glandulares e vasculares, formando tumores predominantemente benignos da cavidade uterina. Da mesma forma que os leiomiomas, podem ser classificados como pediculados ou sésseis e podem se apresentar como lesões únicas ou múltiplas. O tecido endometrial polipoide pode ser responsivo ou não aos estímulos hormonais ovarianos, dependendo da presença de receptores de estrogênios e progestágenos. Dentre as hipóteses relacionadas à patogênese, destacam-se a hiperplasia monoclonal, a superexpressão da aromatase endometrial e os rearranjos citogenéticos de regiões cromossômicas específicas, como a HMG.[10,12]

Dentre os tópicos abordados neste capítulo, a insuficiência cervical é indubitavelmente a condição mais fortemente relacionada à ocorrência de perdas gestacionais, apesar da menor prevalência em números absolutos e de não se relacionar com dificuldades para engravidar. Segundo o American College of Obstetricians and Gynecologists (ACOG), a definição seria a inabilidade do colo uterino em reter gestações de 2º trimestre na ausência de contrações, trabalho de parto, ou ambos. Classicamente, as pacientes cursam com abortamentos tardios ou partos pré-termos extremos, principalmente abaixo das 24 semanas, de forma oligo ou assintomática. No entanto, não há obrigatoriedade de um número fixo de perdas para se realizar o diagnóstico e instituir um tratamento, visto que pode acontecer com qualquer gestante, inclusive primigestas. O enfraquecimento tecidual cervical que a caracteriza pode ter origem congênita ou adquirida, esta última normalmente secundária a traumatismos.[13,14]

DADOS EPIDEMIOLÓGICOS

Estima-se que as causas anatômicas estejam presentes em aproximadamente um quinto das pacientes com pelo menos duas perdas consecutivas.[2]

Levando-se em consideração as malformações müllerianas, a ocorrência desses achados sofre a interferência de diversos fatores, como a população estudada, as divergências entre as classificações e os métodos diagnósticos utilizados. A prevalência dos diferentes tipos de anomalias müllerianas varia em função da ocorrência e da recorrência das perdas gestacionais, especialmente para aquelas com útero septado, bicorno e unicorno. Comparando-se a prevalência dessas malformações em pacientes com abortos de repetição em relação à população geral, relatam-se, respectivamente, útero bicorno em até 1,2 e 0,4%, didelfo em até 0,2 a 0,3%, septado em até 6,1 e 2,3%, unicorno em até 0,5 e 0,1% e arqueado em até 4,6 e 4,9%.[10]

Uma revisão crítica da literatura mostrou que a prevalência das malformações uterinas congênitas era de 6,7% para a população geral, aproximadamente 7,3% para as pacientes inférteis e 16,7% para as pacientes com perdas gestacionais de repetição. No que tange às diferentes classificações utilizadas, estima-se que esse percentual caia de aproximadamente 16 para 8% quando se excluem os úteros arqueados, visto a inconsistência nas interpretações diagnósticas, sendo considerada por muitos uma variação da normalidade.[15] Esses percentuais podem ainda variar a depender dos métodos diagnósticos utilizados, o que será abordado na seção de diagnóstico.

A leiomiomatose uterina é uma condição frequente. Estudos populacionais relatam prevalência ultrassonográfica de até 70%, considerando-se leiomiomas de qualquer dimensão em pacientes não selecionadas. Entretanto, quando se toma por base pacientes em idade reprodutiva e apenas com leiomiomas clinicamente relevantes (submucosos e intramurais medindo pelo menos 4 cm), a prevalência cai pela metade. Em pacientes com dois ou mais abortamentos, estima-se a taxa de 4,1% de diagnóstico de miomas submucosos à investigação, número que sobe para 5,9% para pacientes com pelo menos três perdas. Apesar de haver estudos que demonstraram prevalência de qualquer tipo de leiomioma em até aproximadamente 11% das gestantes, este número parece relevante quando se leva em consideração que os submucosos são raros abaixo dos 30 anos de idade. Adicionalmente, deve-se destacar que não há estudos com grupos-controle considerados ideais para essa comparação, que deveriam ser compostos de mulheres em idade reprodutiva sem antecedente de abortamentos de repetição, com leiomiomas documentados antes da ocorrência de gravidez e que tenham dado à luz recém-nascidos vivos e viáveis.[10,16]

As aderências uterinas são achados incomuns na população geral, porém mais frequentes em pacientes com perdas gestacionais recorrentes, podendo ser encontradas em até 5,5% destas mulheres. A prevalência e a gravidade são diretamente proporcionais ao número de procedimentos intrauterinos realizados, especialmente dilatações e curetagens. Estudos descrevem que após procedimentos invasivos, as aderências podem estar presentes em até 21,5% dos casos estudados por histeroscopia. Mais de 90% das pacientes com SA referem procedimentos intrauterinos em gravidezes anteriores.[10,17]

A real prevalência dos pólipos endometriais na população é desconhecida, pois a maioria dos casos é assintomática. De forma geral, a taxa de detecção parece aumentar em função da idade e da obesidade. Estima-se que a ocorrência seja rara na adolescência, que seja encontrada entre 6 e 7,6% das pacientes sintomáticas após os 20 anos de idade e que atinja 12% das mulheres climatéricas com manifestações clínicas compatíveis. São diagnosticados em 2,4% dos casos de pacientes com perdas gestacionais recorrentes e entre 6 e 8% das mulheres que recorrem às técnicas de fertilização *in vitro*, estando entre as alterações uterinas adquiridas menos frequentes nessas populações.[10,18]

Embora o esvaecimento cervical precoce seja a causa de muitas perdas gestacionais de 2º trimestre e determinado por uma miríade de causas, como quadros infecciosos, inflamatórios, sangramento placentário, sobredistenção uterina, entre outros, a insuficiência cervical por fator intrínseco e com risco objetivo de recorrência é pouco frequente.[14] Levando-se em consideração a possível imprecisão em razão da falta de consenso na literatura acerca da definição, estima-se que a insuficiência cervical incida em 1% da população obstétrica geral e em até 8% das gestantes com abortamentos de repetição que apresentam perdas de 2º trimestre.[19]

QUADRO CLÍNICO

A maioria das pacientes com alterações müllerianas é assintomática, fato que, associado à baixa prevalência, torna o diagnóstico desafiador. Muitas vezes os achados são incidentais e realizados durante a investigação de outras condições patológicas, como infertilidade, perdas gestacionais de repetição ou para pacientes com rim único. De fato, é relatada na literatura a concomitância das anomalias uterinas com alterações de parede abdominal, esqueléticas e, mais comumente, renais.[20]

As diferentes formas clínicas das malformações uterinas congênitas podem gerar repercussões distintas. Amenorreia e infertilidade são achados esperados nas agenesias ou hipoplasias uterinas graves. No outro lado desse espectro, encontram-se as portadoras de úteros arqueados, achados relativamente prevalentes na população geral e geralmente não relacionados a sintomas ou perdas gestacionais. As pacientes com úteros didelfos também não parecem ter maior propensão a abortamentos quando comparadas à população normal. Entretanto, o simples exame especular realizado na rotina ginecológica deve chamar a atenção para este diagnóstico, visto que todas estas pacientes apresentarão 2 colos uterinos e, algumas, septos vaginais. Já para as pacientes com úteros bicorno, unicorno ou septado, relatam-se maiores taxas de perdas gestacionais espontâneas isoladas ou recorrentes, tornando-se assim parte do rol de hipóteses diagnósticas investigadas para os casos de abortamentos de repetição. Dentre os fatores responsáveis por essas perdas precoces, estariam a insuficiência cervical, as alterações na vascularização e a implantação septal da gestação. Para os dois últimos, estudos histológicos dos septos uterinos demonstram alterações da proporção miométrio/tecido conjuntivo e da vascularização local, favorecendo a ocorrência das perdas. Achados de exame físico como septos vaginais ou colos duplos também podem estar presentes em úteros septados e bicornos. Caso haja anomalias obstrutivas, que podem ocorrer nos úteros unicornos, bicornos ou septados, as pacientes poderão apresentar desde a adolescência quadros de amenorreia, sangramento vaginal anormal, dismenorreia, dor abdominal acíclica ou até mesmo massas pélvicas (hematocolpo, hematometra).[10] Classicamente, sabe-se que os leiomiomas uterinos são causas frequentes de dismenorreia e menorragia, mas menos comumente podem estar relacionados às perdas gestacionais ou à sintomatologia compressiva de outros órgãos, como a bexiga e o reto. A detecção pelo exame físico, seja pela palpação abdominal e/ou pelo toque vaginal é possível, mas mais prevalente nos casos de leiomiomas subserosos, nos grandes intramurais e na miomatose múltipla. Conforme demonstrado com os dados epidemiológicos, a relação entre leiomiomatose uterina e perdas gestacionais permanece incerta. Embora a prevalência pareça estar aumentada em abortadoras de repetição, a falta de estudos controlados e grupos-controle adequados ainda abrem perspectiva para novos estudos. Entretanto, os leiomiomas submucosos e os grandes intramurais ($\geq 4\,cm$) que distorcem a cavidade endometrial ou que se posicionam no miométrio retroplacentário parecem ser os principais responsáveis pelo mau prognóstico gestacional.[10,11,16]

Os achados clínicos típicos das aderências endometriais são as alterações do padrão menstrual em pacientes previamente hígidas, especialmente após uma ou mais gestações. Entretanto, a maioria das pacientes apresentará quadros leves, com poucas comunicações frouxas e assintomáticas. Os casos mais graves podem evoluir com hipo ou amenorreia, dor pélvica cíclica, infertilidade ou perdas gestacionais recorrentes, provavelmente em razão da perda de endométrio funcional, formação de lojas ou obliteração da cavidade, redução da disponibilidade de espaço adequado para a nidação e à restrição da expansibilidade da cavidade. Os fatores de risco mais importantes a serem pesquisados são os procedimentos intrauterinos, principalmente os realizados durante gestações, processos infecciosos/inflamatórios e, mais recentemente, o uso de suturas hemostáticas realizadas para o controle da hemorragia puerperal.[10,17]

Embora mais frequentemente assintomáticas, o sangramento uterino anormal é a principal manifestação encontrada nas portadoras de pólipos uterinos. Conforme apresentado na seção de dados epidemiológicos, a prevalência nos casos de infertilidade parece ser maior que na população geral, o que não parece acontecer com as pacientes com abortos recorrentes e com maus resultados obstétricos. Entretanto, ainda faltam dados robustos na literatura associando à presença dos pólipos endometriais com a dificuldade para gestar.[10,18]

As pacientes com insuficiência cervical habitualmente são assintomáticas ou referem sintomas inespecíficos para abortamento ou trabalho de parto pré-termo, como sensação de peso ou pressão pélvica, cólicas uterinas, dores lombares, pequenos sangramentos vaginais, aumento da eliminação do conteúdo vaginal fisiológico ou do muco cervical. Muitas vezes esses sintomas podem ser considerados pela própria paciente e pelo obstetra como "fisiológicos" durante a gestação. Por isso, é essencial uma boa anamnese para se identificar as pacientes de maior risco para insuficiência cervical. A história clínica clássica é a de perdas recorrentes de 2º trimestre, com poucos sintomas e com idades gestacionais cada vez mais precoces. Entretanto, nem todas as pacientes apresentarão esses antecedentes, o que torna imperativa a prospecção pelos fatores de risco. Entre esses, enumeram-se como congênitos as anomalias müllerianas e, mais raramente, as desordens do colágeno e a exposição intrauterina materna ao DES. Os fatores de risco adquiridos mais relevantes são secundários aos traumatismos obstétricos, como o número prévio de partos e abortamentos naturalmente iniciados ou induzidos/estimulados, dilatações e curetagens, histeroscopias, lacerações cervicais, traquelectomias e a realização de procedimentos cervicais, como repetidas conizações ou cirurgias de alta frequência.[14]

O exame físico das pacientes com insuficiência cervical pode apresentar alterações aparentemente incongruentes, como ausência de contrações uterinas à palpação abdominal, mais altura uterina reduzida para a idade gestacional e alterações cervicais avançadas aos exames especular e de toque vaginal. A dilatação cervical superior a 1 cm com exposição das membranas corioamnióticas em idade gestacional inferior a 24 semanas é fortemente sugestiva desse diagnóstico. Por outro lado, em casos menos avançados, a avaliação do esvaecimento cervical pelo toque vaginal não apresenta boa preditividade positiva, pois o processo de dilatação e encurtamento cervical se inicia pela incorporação ao miométrio da porção intramural, mais cranial, do colo uterino, com eventual dilatação do orifício interno e invaginação da bolsa amniótica, algo imperceptível clinicamente. Por esse motivo, vários autores e sociedades preconizam o uso da ultrassonografia transvaginal para a melhora das taxas diagnósticas da insuficiência cervical.[13,21]

DIAGNÓSTICO/EXAMES COMPLEMENTARES

A investigação dos casos de abortamentos de repetição é realizada seguindo diferentes protocolos em distintas instituições, dependendo geralmente de questões financeiras, da disponibilidade dos recursos laboratoriais, de imagem e cirúrgicas. Classicamente, a utilização de recursos invasivos era comum para o diagnóstico das causas anatômicas, como dilatação e curetagem, histerossalpingografia, histeroscopia, laparoscopia e laparotomia. Entretanto, a evolução tecnológica propiciou melhora da qualidade dos métodos de imagem, como a ultrassonografia bi (2D) e tridimensional (3D) pelas vias transabdominal ou transvaginal, a histerossonografia e a ressonância magnética (RM), propiciando maior capacidade diagnóstica com menor morbidade.[10]

Normalmente, a primeira modalidade diagnóstica utilizada quando se suspeita de malformação mülleriana é a ultrassonografia, pelo baixo custo, menor invasividade e ampla disponibilidade. O rastreamento ecográfico em 2D permite avaliar os planos uterinos sagital e axial, dando informações acerca da delimitação da(s) cavidade(s) endometrial(is) e do contorno uterino. Hematocolpo e hematometra também podem ser avaliados por essa técnica, assim como anomalias tubo-ovarianas e dos demais órgãos pélvicos e abdominais. O uso do transdutor transvaginal, que pode ser oferecido às pacientes com vida sexual ativa, possibilita a obtenção de imagens uterinas e vaginais de melhor qualidade. Para os casos de difícil definição, especialmente quando se torna necessário distinguir entre úteros bicornos e septados, o uso da ultrassonografia 3D auxilia pela possibilidade da avaliação multiplanar, com visualização do plano coronal, que permite melhor definição do contorno uterino externo e das cavidades endometriais. A Figura 1 mostra imagens de planos coronais de úteros normais obtidas pela ecografia 3D e a Figura 2, imagens ecográficas em 2D e 3D de úteros unicornos sem cornos rudimentares. Úteros didelfos são caracterizados por cavidades totalmente separadas, desde o óstio tubário até cada um dos colos uterinos (Figura 3). Assim como os didelfos, os úteros bicornos apresentam contornos fúndicos distintos (Figura 4), enquanto os septados, contornos fúndicos únicos (Figura 5).[22] A avaliação 3D também possibilita realizar a distinção entre os úteros normais/arqueados (Figura 6) e os septados, ambos com contornos externos normais, algo que tem sido objeto de muita discussão na literatura. Com esse objetivo, um painel de especialistas recentemente demonstrou que a profundidade da identação interna ≥ 10 mm parece ser o método mais simples e confiável para se identificar o útero septado.[9] Outro recurso ecográfico utilizado para a melhor definição anatômica e planejamento cirúrgico é a histerossonografia, que consiste no rastreamento ultrassonográfico concomitante à infusão de soro fisiológico através do colo uterino, permitindo melhor definição do contorno uterino interno, da profundidade do septo e até mesmo da patência tubária.[23]

A histerossalpingografia é um método diagnóstico de importância histórica na ginecologia. Consiste na injeção de contraste radiopaco através do colo uterino com posterior obtenção de imagens radiográficas que documentarão o contorno interno uterino, a perviedade de cavidades rudimentares e das trompas. Entretanto, não oferece informações sobre o contorno uterino externo, impossibilitando a diferenciação entre úteros bicornos e septados, além de ser considerada mais invasiva em razão da exposição aos contrastes e raios X. Dessa forma, atualmente a indicação tem se restringido às localidades sem acesso aos recursos ecográficos avançados e aos casos em que haja dificuldade de caracterização de comunicações entre as cavidades uterinas, colo ou trompas.[15]

A RM é considerada o padrão-ouro para o diagnóstico das anomalias müllerianas, pois permite avaliar os diferentes planos uterinos e os contornos interno e externo com imagens de alta definição. É particularmente útil nos casos de anomalias complexas, pois permite avaliar o número de colos e a presença ou a ausência de endométrio funcionante em um corno rudimentar. Por outro lado, alto custo e indisponibilidade em muitas localidades tornam a utilização mais limitada, sendo reservada para casos mais complexos com dificuldades diagnósticas pelos métodos ecográficos.[22,24]

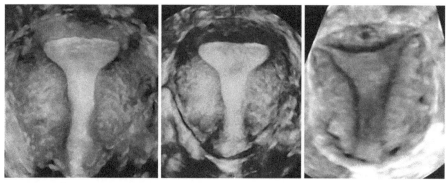

Figura 1 Útero normal. Exemplos de imagens de exame ultrassonográfico em 3 dimensões para obtenção do plano coronal.

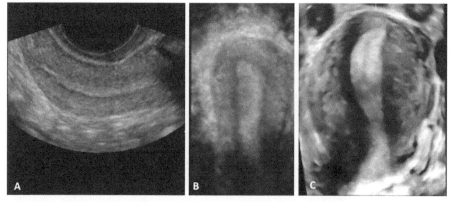

Figura 2 Útero unicorno sem corno rudimentar. (A) imagem ultrassonográfica em duas dimensões de corte sagital uterino; (B e C) reconstrução ultrassonográfica em 3 dimensões do plano coronal demonstrando cavidade uterina única e ausência de corno rudimentar.

Alterações anatômicas e perda gestacional **47**

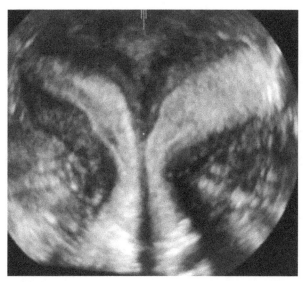

Figura 3 Útero didelfo. Imagem ultrassonográfica em 3 dimensões do plano coronal de um útero didelfo mostrando dois cornos uterinos com cavidades não comunicantes e contorno externo fúndico com separação em formato de V.

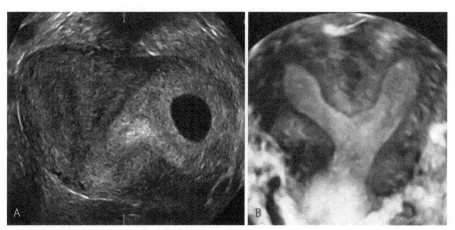

Figura 4 Útero bicorno. (A) imagem ultrassonográfica em duas dimensões de plano transversal de útero bicorno com saco gestacional no corno esquerdo; (B) plano coronal de útero bicorno obtido por ultrassonografia em 3 dimensões. Observar a presença de identação fúndica e comunicação entre as cavidades na porção mais caudal.

48 Perda gestacional

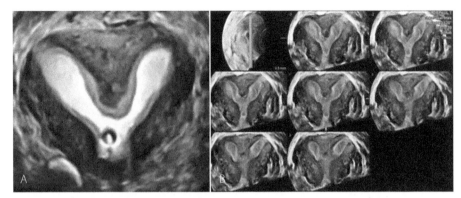

Figura 5 Útero septado. Imagens ultrassonográficas em 3 dimensões dos planos coronais de úteros septados. Observar a regularidade do contorno fúndico e a presença de septo com profundidade ≥ 1 cm. (A) histerossonografia; (B) *tomographic ultrasound imaging*.

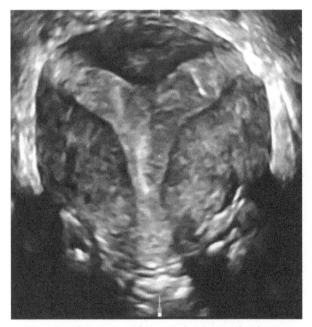

Figura 6 Útero arqueado. Ultrassonografia em 3 dimensões do plano coronal de útero arqueado, com contorno uterino externo regular e identação menor que 10 mm de tecido miometrial para a cavidade uterina.

Métodos cirúrgicos, como a histeroscopia, laparoscopia e laparotomia, embora muito usados no passado para a certificação diagnóstica das anomalias uterinas congênitas, perderam espaço na propedêutica inicial com a melhora da qualidade dos recursos menos invasivos e ficaram reservados para os casos em que possa haver benefício terapêutico imediato, como nas coleções hemáticas vaginais ou dos cornos uterinos e nas alterações complexas.[22]

Frequentemente a detecção dos tumores benignos da musculatura lisa é realizada de forma incidental, quando a paciente realiza uma ultrassonografia por outra indicação. Pelos mesmos fatores descritos para as anomalias uterinas congênitas, a primeira ferramenta diagnóstica também é a ecografia 2D pela via transvaginal, podendo-se complementar o exame via transabdominal nos casos de úteros de maior dimensão. A imagem típica dessa anomalia é a observação de nodulação heterogênea, de ecogenicidade mista em relação ao miométrio, por vezes formadora de sombra acústica posterior, que deve ser classificada com relação à topografia e à profundidade. São denominados submucosos os tumores originados das células miometriais próximas ao endométrio, com protrusão para a cavidade endometrial (Figura 7) e subserosos aqueles predominantemente exteriorizados para a cavidade peritoneal. Os demais são classificados como intramurais.

Outra funcionalidade da ecografia é permitir a avaliação dos demais órgãos pélvicos, o que é particularmente útil para se realizar o diagnóstico diferencial entre leiomiomas intraligamentares pediculados e tumores anexiais, como os fibromas ovarianos. Outro diagnóstico diferencial importante a ser feito é com o leiomiossarcoma uterino, cujas características ecográficas não são distintas das do leiomioma. Os achados que devem chamar a atenção para essa possibilidade

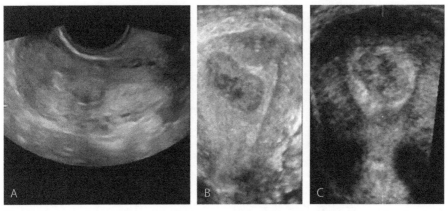

Figura 7 Leiomioma submucoso. (A) imagem ultrassonográfica em 2 dimensões do plano sagital de útero contendo leiomioma submucoso, interferindo com a regularidade da linha endometrial; (B e C) imagens ecográficas em 3 dimensões do plano coronal de úteros contendo leiomiomas submucosos, distorcendo ou ocupando a cavidade endometrial.

são o rápido crescimento do tumor, sinais de necrose central e observação de vasos irregulares de baixa impedância ao Doppler, que podem orientar a obtenção de amostra para exame anatomopatológico. A utilização de recursos mais avançados, como a RM, fica limitada para situações de exceção, visto a alta preditividade da ultrassonografia.[25]

A anamnese e o exame físico são passos importantes para a formulação da hipótese clínica das aderências intrauterinas, especialmente nos casos de distúrbios menstruais de ocorrência recente e posteriores às gestações nas quais foram realizadas procedimentos intracavitários. Entretanto, particularmente para o diagnóstico das sinéquias, a ultrassonografia não apresenta a mesma preditividade que para as demais anomalias congênitas e adquiridas (Figura 8). Exceção se faz para os casos de SA, nos quais interrupções da linha endometrial podem ser observadas e sugerir a presença das aderências. A histerossonografia, a histerossalpingografia e a RM tampouco parecem viabilizar a exclusão deste diagnóstico. Por outro lado, a histeroscopia é considerada o padrão-ouro para esse diagnóstico, visto que permite a observação direta das sinéquias ou a exclusão diagnóstica, possibilita avaliar a extensão, demais condições da cavidade endometrial, sem contar a possibilidade de instituição de tratamento imediato.[10,12,17]

Os pólipos endometriais podem ser diagnosticados de forma incidental, quando se realiza investigação para infertilidade ou perdas recorrentes, ou direcionados pela queixa de sangramento uterino anormal. O diagnóstico clínico pelo exame especular fica restrito para os casos de pólipos endocervicais e para os grandes endometriais exteriorizados pelo orifício cervical externo. Nesta últi-

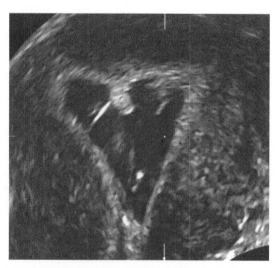

Figura 8 Sinéquias uterinas. Imagem histerossonográfica em 3 dimensões do plano coronal de útero septado com presença de aderências na cavidade endometrial.

ma situação, o diagnóstico diferencial deve ser feito com leiomiomas paridos. O estudo de imagem inicial para o diagnóstico dos pólipos intrauterinos é a ultrassonografia transvaginal, em razão da maior disponibilidade, menor invasividade e custo acessível. O achado típico é de espessamento focal da linha endometrial, habitualmente hiperecogênico na primeira fase e isoecogênico na segunda fase do ciclo, podendo-se identificar o vaso nutriz com o recurso Doppler (Figura 9). Nas situações de incerteza, a realização da histerossonografia com a infusão de solução salina normalmente permite realçar o contraste e definir os limites da estrutura polipoide, melhorando a performance diagnóstica. A histeroscopia é o padrão-ouro para o diagnóstico dessas lesões, visto que permite as biópsias incisional e excisional, que possibilitam a confirmação anatomopatológica da hipótese e atestam quanto à presença ou à ausência de malignidade no espécime.[10,12,18]

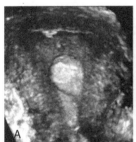 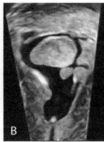 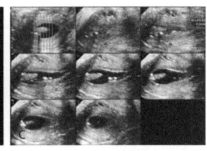

Figura 9 Pólipo uterino. Imagens ultrassonográficas em 3 dimensões de pólipos endometriais. (A) plano coronal mostrando pólipo ocupando a porção superior da cavidade endometrial; (B) plano coronal obtido à histerossonografia demonstrando múltiplos pólipos; (C) *tomographic ultrasound imaging*.

O diagnóstico da insuficiência cervical pode ser realizado de três formas: baseado na história clínica, no exame físico ou pela associação dos antecedentes obstétricos com a ultrassonografia transvaginal.

1. Antecedente obstétrico: a primeira situação é também a mais reconhecida, caracterizada pelo clássico relato de perdas gestacionais de 2º trimestre pouco ou assintomáticas, sem trabalho de parto bem caracterizado e sem outras causas aparentes, normalmente até a 24ª semana gestacional. O número de gestações anteriores necessárias para a confirmação diagnóstica não é consensual. Enquanto a maioria dos autores tende a considerar duas ou mais perdas como condição mínima, o ACOG orienta indicar o tratamento para casos com uma ou mais perdas prévias típicas. Fatores de risco aumentam a preditividade deste diagnóstico.[21]

2. Exame físico: pacientes sem contrações uterinas ou com metrossístoles irregulares, entre 14 e 27 semanas gestacionais, que apresentam esvaecimento e dilatação cervical superior a 1 cm. As membranas ovulares podem estar visíveis ao exame especular, protruindo pelo orifício externo ou eventualmente rotas. Em casos avançados, pode haver exposição de partes fetais.[14,21]

3. Ultrassonografia e antecedentes: embora o achado ultrassonográfico de um colo curto no 2º trimestre esteja relacionado ao aumento na taxa de parto pré-termo, não basta para o diagnóstico de insuficiência cervical. Portanto, a utilização é preconizada de forma seriada para pacientes com antecedente de parto pré-termo ou história não conclusiva para insuficiência cervical, situações nas quais a progesterona vaginal é prescrita para profilaxia da prematuridade. Pacientes com abortamentos ou partos pré-termos de 2º trimestre devem iniciar o rastreio ecográfico a partir da 14ª semana gestacional e as com parto pré-termo de 3º trimestre na 16ª semana. Avaliações ecográficas do comprimento cervical pela via transvaginal são realizadas a cada 2 semanas, até a 24ª semana, enquanto a medida for superior a 25 mm. Nos casos de medidas iguais ou inferiores, para pacientes em uso de progesterona, indica-se o mesmo tratamento preconizado para os casos de insuficiência cervical, a cerclagem uterina. A medida do comprimento cervical deve ser realizada utilizando técnica correta, segundo programas de certificação existentes (Clear [https://clear.perinatalquality.org] ou Fetal Medicine Foundation [https://fetalmedicine.org/education/cervical-assessment]), de forma a se garantir a reprodutibilidade. Apesar de não necessariamente requeridas para o diagnóstico, que se baseia apenas no comprimento obtido por uma medida reta entre os orifícios interno funcional e o externo, a presença das imagens de afunilamento da bolsa amniótica dilatando o colo e a imagem de *sludge*, ou debris intra-amnióticos, são fatores prognósticos desfavoráveis (Figura 10).[13,21]

A avaliação da presença de infecção intrauterina por cultura do líquido amniótico obtido pela amniocentese não é recomendada de forma universal, mas principalmente sugerida nos casos de insuficiência cervical diagnosticada pelo exame físico, com dilatação cervical. Apesar de vários estudos terem abordado possibilidades diagnósticas fora da gestação, como o uso de velas dilatadoras, histeroscopia ou por métodos de imagem, até o momento nenhuma foi validada para este propósito.[13,21]

TRATAMENTO

Em razão da conhecida relação entre algumas das malformações müllerianas e anomalias uterinas adquiridas com situações de perdas gestacionais, muitos

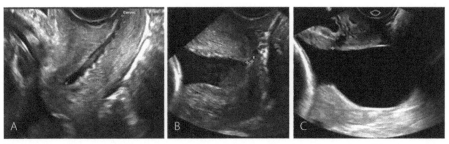

Figura 10 Ultrassonografia transvaginal em 2 dimensões do colo uterino. (A) colo uterino com comprimento de 38 mm; (B) colo uterino com comprimento de 22 mm e presença de *sludge*; (C) colo uterino dilatado, com exposição das membranas amnióticas.

trabalhos foram desenvolvidos com o intuito de se avaliar o potencial do tratamento cirúrgico na melhora dos resultados reprodutivos. Entretanto, por ainda faltarem estudos randomizados e controlados nesta área, boa parte das condutas preconizadas é baseada em opiniões de especialistas ou recomendações de sociedades. Com o avanço tecnológico, priorizam-se na atualidade tratamentos com técnicas minimamente invasivas, fora do período gestacional, como a minilaparotomia, a histeroscopia e a laparoscopia, com ou sem assistência robótica.[12]

No que tange às anomalias uterinas congênitas, pacientes assintomáticas ou com infertilidade primária normalmente não requerem tratamento cirúrgico, assim como as com úteros didelfos ou arqueados, que normalmente não estão associados a piores resultados reprodutivos. De forma geral, a correção cirúrgica das anomalias uterinas congênitas deve ser considerada somente para as pacientes que apresentam dor pélvica secundária à obstrução ou com perdas gestacionais de repetição em que as outras causas tenham sido descartadas, especialmente nos casos de úteros septados ou bicornos.[10]

Cornos uterinos rudimentares com comunicação restritiva à outra cavidade que geram sintomatologia dolorosa ou tumoração de conteúdo hemático podem ser removidos cirurgicamente pelas vias laparoscópica ou laparotômica para resolução do quadro álgico e prevenção de gestações ectópicas. A metroplastia pela via histeroscópica é o procedimento mais indicado com o objetivo de se proceder à ressecção de pelo menos 90% da extensão dos septos uterinos. Apesar de não haver estudos clínicos randomizados comparando o tratamento cirúrgico com o manejo conservador para pacientes com úteros septados e abortamentos de repetição, revisões demonstraram melhora nas taxas de sucesso gestacional. Mais polêmica é a situação da correção cirúrgica dos úteros bicornos de pacientes com perdas recorrentes, que representam a minoria dos casos. O procedimento indicado para esta rara situação seria a reunificação uterina pela via laparotômica (técnica de Strassman) ou laparoscópica, mas os resultados são controversos.[10,12]

Os leiomiomas uterinos habitualmente são conduzidos de forma conservadora, visto que mais de 80% dos casos são assintomáticos e a regressão é esperada após o período climatérico. Para as pacientes com distúrbios menstruais, a primeira opção é o tratamento medicamentoso, sendo comum a prescrição de terapias hormonais, como os contraceptivos, ou não hormonais, como os anti-inflamatórios não esteroidais ou o ácido tranexâmico. Análogos do GnRH e o acetato de ulipristal também são opções para controle dos sintomas pré-menopausais ou para redução pré-cirúrgica dos tumores. A histerectomia seria o tratamento definitivo para controle dos casos mais sintomáticos, mas obviamente incompatível para pacientes com prole não constituída.[25]

Para as pacientes com leiomiomatose que não desejam o tratamento definitivo com a histerectomia podem ser oferecidos procedimentos como a embolização das artérias uterinas, ablação termal volumétrica por radiofrequência via laparoscópica, ablação ultrassonográfica focal guiada por RM e as ressecções cirúrgicas pelas vias histeroscópica, laparoscópica e laparotômica. Os três primeiros procedimentos são mais recentes e requerem reconhecimento de estritos critérios para a indicação, sendo normalmente realizados para úteros que não atinjam a cicatriz umbilical e tumores não superiores a 10 cm. Apesar de serem promissores, faltam dados de segurança com relação ao potencial de futuras gestações. Há evidências insuficientes que para se concluir que a presenças dos leiomiomas interfira com a fertilidade. Entretanto, já há evidências consideráveis de que a miomectomia, aberta, histeroscópica ou laparoscópica, para os tumores submucosos e os intramurais que distorçam a cavidade endometrial melhoram as taxas de gravidez e reduzem as perdas gestacionais. Portanto, a miomectomia histeroscópica tem sido apontada por diversos autores como uma opção para pacientes com leiomiomas que abaulam a cavidade uterina com o intuito de melhorar o prognóstico gestacional, sejam elas sintomáticas ou, mais recentemente, até para as assintomáticas.[25,26]

A adesiólise pela via histeroscópica é o tratamento de eleição para as sinéquias uterinas, podendo ser indicada para as pacientes nas quais não se encontrem outras causas para as perdas gestacionais. Apesar de ainda não haver estudos controlados definitivos, publicações sugerem redução na taxa de abortamentos de 40 para 25% quando se comparam pacientes com aderências em conduta expectante com aquelas submetidas ao tratamento cirúrgico. O procedimento histeroscópico deve ser realizado na fase lútea, podendo-se lançar mão do *laser*, microtesouras ou eletrocautério, objetivando-se a incisão delicada das aderências, de modo a se evitar recorrências. Trata-se de procedimento seguro e passível de retorno breve às atividades normais.[12,17]

Em razão da associação controversa entre a presença dos pólipos endometriais e maus resultados gestacionais, a indicação para tratamento fica geralmente restrita para os casos sintomáticos e nas situações de infertilidade ou abortamentos de repetição, em que estes foram os únicos achados anormais. As possibilidades terapêuticas cirúrgicas são a curetagem uterina e a polipectomia histeroscópica. A primeira opção fica restrita aos centros nos quais a histeroscopia não estiver disponível, pois a não visualização direta da lesão possibilita que haja persistência após o procedimento, sem contar com o potencial aumento de risco de surgimento de aderências e até mesmo insuficiência cervical prejudicando futuras gestações. A histeroscopia permite diagnóstico e tratamento em tempo único e tratamento direcionado, com menor dano endometrial e taxas de falha mais baixas.[12,18]

A cerclagem uterina é o tratamento preconizado para os casos de insuficiência cervical em gestações únicas. Para as múltiplas, é desaconselhado pela falta de evidências que apoiem a conduta. Fundamenta-se na correção cirúrgica de um defeito teoricamente estrutural, pela passagem de um ou dois fios cirúrgicos circundando o colo uterino na porção mais cranial, seja próximo à transição cervicovaginal quando realizada via vaginal, ou na região ístmica pela via laparotômica ou laparoscópica. Outras opções terapêuticas, como o uso isolado de progesterona vaginal ou do pessário cervical, não se demonstraram efetivas para essa população. Da mesma forma, medidas mais conservadoras como contraindicação às atividades físicas, restrição ao leito e repouso sexual não são encorajados, pois também não se mostraram eficientes antes ou após a cerclagem.[13,19,21,27]

A idade gestacional para indicação da cerclagem uterina varia conforme o critério diagnóstico utilizado, mas, de forma geral, utiliza como limite superior o momento de viabilidade fetal, geralmente 24 semanas na maioria dos serviços terciários:

- Baseada na história obstétrica: envolvem os casos de perdas típicas de insuficiência cervical em que foram descartadas demais causas e também os das pacientes cercladas em gestações anteriores por perdas prévias de 2º trimestre. Nesses casos, normalmente se indica a cerclagem de forma eletiva, pela via vaginal, entre 12 e 14 semanas de gestação, após se realizar ultrassonografia morfológica de 1º trimestre sem achados anormais que contraindiquem o procedimento. Essa é a indicação classicamente mais aceita para a cerclagem, propiciando melhores resultados em termos de parto pré-termo quando comparado com o não tratamento.[13,19,21,27]
- Baseada no exame físico: também chamada cerclagem de resgate ou emergência, é aquela realizada após a detecção de dilatação cervical assintomática antes das 24 semanas, desde que com membranas íntegras e que não ultra-

passem o orifício cervical externo. Apesar de ser uma indicação tardia e com piores resultados em relação às demais, uma revisão sistemática da literatura relatou aumento significativo da sobrevida neonatal e prolongamento da gestação em aproximadamente um mês quando comparado com pacientes que não realizaram o procedimento. Alguns autores têm considerado anti--inflamatórios, amniocentese para redução das membranas expostas ou antibióticos apenas para esses casos.[13,21]

- Baseada na ultrassonografia: indicada para as pacientes com antecedente de prematuridade e com comprimento cervical menor ou igual a 25 mm no rastreamento ecográfico de 2º trimestre. Revisões sistemáticas da literatura demonstram redução dos partos pré-termos para pacientes submetidas à cerclagem por essa indicação quando comparadas às com conduta expectante. Ainda faltam evidências de alta qualidade que permitam responder se a cerclagem é mais ou menos efetiva que outras medidas preventivas, em especial a progesterona vaginal.[13,19,21,27]

Para as pacientes sem antecedentes de perdas gestacionais ou partos pré--termos que apresentam fatores de risco, como malformações müllerianas ou as submetidas à conização, não são candidatas naturais à prescrição de progesterona ou realização de cerclagem. Para essas está indicada a pesquisa ecográfica do comprimento cervical entre 18 e 24 semanas e, caso o colo uterino seja igual ou menor que 25 mm, inicia-se a progesterona vaginal. Pacientes com colos muito curtos, menores ou iguais a 10 mm, parecem não apresentar a mesma redução da prematuridade com o uso isolado da progesterona. Nesses casos, alguns estudos observacionais apontam melhores resultados com a cerclagem, que poderá ser discutida com a paciente.[21]

Para gestantes submetidas à cerclagem vaginal baseada em ultrassonografia que porventura venham a evoluir com parto pré-termo deve ser recomendada cerclagem eletiva entre 12 e 14 semanas na próxima gravidez. Para aquelas com falha à cerclagem vaginal eletiva e aquelas com colos muitos curtos por causas congênitas ou adquiridas, deve-se oferecer a cerclagem da transição cérvico--ístmica transabdominal, que pode ser realizada fora do período gravídico.[21,27]

CONSIDERAÇÕES FINAIS

Apesar de não se conseguir detectar causa provável para aproximadamente a metade das pacientes com perdas gestacionais recorrentes, é conhecido que as anomalias uterinas estão presentes em cerca de 20% delas. Dentre as alterações congênitas mais prevalentes, os úteros bicornos e septados são os que apresentam maior desafio diagnóstico, piores resultados gestacionais e, talvez, maior propensão para a indicação de tratamento cirúrgico, se nenhuma outra causa for identificada.

As alterações adquiridas provavelmente mais relacionadas às perdas gestacionais são os leiomiomas uterinos, especialmente os submucosos e intramurais que distorçam a cavidade endometrial, as aderências e os pólipos endometriais. Essas alterações quando encontradas em pacientes sem quaisquer outras possíveis causas para os maus resultados obstétricos podem ser passíveis de correção cirúrgica, preferencialmente pela via histeroscópica.

Com relação à insuficiência cervical, que está mais relacionada aos abortamentos tardios e partos pré-termos extremos em que hà dificuldade para gestar, o diagnóstico é baseado na obtenção de cuidadosa história clínica, exame físico e rastreamento ultrassonográfico do comprimento cervical. O tratamento de eleição é a cerclagem uterina, habitualmente realizada até a 24ª semana gestacional, que poderá ser indicada de forma eletiva e precoce nos casos clássicos de perdas sucessivas de 2º trimestre oligossintomáticas, de emergência e mais tardia quando já houver dilatação cervical evidenciada no exame físico ou, finalmente, baseada na associação de prematuridade prévia e na observação ultrassonográfica do colo curto, que também propicia melhores resultados com relação à idade gestacional de nascimento.

REFERÊNCIAS BIBLIOGRÁFICAS

1. Brasil. Ministério da Saude. Secretaria de Vigilância em Saúde. Secretaria de Atenção à Saúde. Manual de Vigilância do Óbito Infantil e Fetal e do Comitê de Prevenção do Obito Infantil e Fetal. Ministerio da Saude do Brasil. 2009.
2. Jaslow CR, Carney JL, Kutteh WH. Diagnostic factors identified in 1020 women with two versus three or more recurrent pregnancy losses. Fertil Steril. 2010;93(4):1234-43.
3. Sugiura-Ogasawara M, Suzuki S, Ozaki Y, Katano K, Suzumori N, Kitaori T. Frequency of recurrent spontaneous abortion and its influence on further marital relationship and illness: The Okazaki Cohort Study in Japan. J Obstet Gynaecol Res. 2013;39(1):126-31.
4. Mann GS, Blair JC, Garden AS. Imaging of Gynaecological Disorders in Infants and Children. Berlin: Springer; 2012.
5. Buttram VC, Jr, Gomel V, Siegler A, DeCherney A, Gibbons WMC. The American Fertility Society classifications of adnexal adhesions, distal tubal occlusion, tubal occlusion secondary to tubal ligation, tubal pregnancies, Müllerian anomalies and intrauterine adhesions. Fertil Steril. 1988;49(6):944-55.
6. Kaufman RH, Adam E, Hatch EE, Noller K, Herbst AL, Palmer JR, et al. Continued follow-up of pregnancy outcomes in diethylstilbestrol-exposed offspring. Obstet Gynecol. 2000;96(4):483-9.
7. Grimbizis GF, Campo R. Clinical approach for the classification of congenital uterine malformations. Gynecol Surg. 2012;9(2):119-29.
8. Ludwin A, Ludwin I. Comparison of the ESHRE-ESGE and ASRM classifications of müllerian duct anomalies in everyday practice. Hum Reprod. 2015;30(3):569-80.

9. Ludwin A, Martins WP, Nastri CO, Ludwin I, Coelho Neto MA, Leitão VM, et al. Congenital Uterine Malformation by Experts (CUME): better criteria for distinguishing between normal/arcuate and septate uterus? Ultrasound Obstet Gynecol. 2018;51(1):101-9.
10. Jaslow CR. Uterine Factors. Obstet Gynecol Clin North Am. 2014;41(1):57-86.
11. Zepiridis LI, Grimbizis GF, Tarlatzis BC. Infertility and uterine fibroids. Best Pract Res Clin Obstet Gynaecol. 2016;34:66-73.
12. Bailey AP, Jaslow CR, Kutteh WH. Minimally invasive surgical options for congenital and acquired uterine factors associated with recurrent pregnancy loss. Women's Heal. 2015;11(2):161-7.
13. Odibo A. ACOG Practice Bulletin No.142: Cerclage for the management of cervical insufficiency. Obstet Gynecol. 2014;123(2 Pt 1):372-9.
14. Roman A, Suhag A, Berghella V. Overview of cervical insufficiency: Diagnosis, etiologies, and risk factors. Clin Obstet Gynecol. 2016;59(2):237-40.
15. Saravelos SH, Cocksedge KA, Li TC. Prevalence and diagnosis of congenital uterine anomalies in women with reproductive failure: A critical appraisal. Hum Reprod Update. 2008;14(5):415-29.
16. Russo M, Suen M, Bedaiwy M, Chen I. Prevalence of Uterine Myomas Among Women with 2 or More Recurrent Pregnancy Losses: A Systematic Review. J Minim Invasive Gynecol. 2016;23(5):702-6.
17. Deans R, Abbott J. Review of Intrauterine Adhesions. J Minimal Invas Gynecol. 2010.
18. Salim S, Mm HWM, Med MENB, Franzcog NCM, Med JAB, Mrcog H. Diagnosis and Management of Endometrial Polyps: A Critical Review of the Literature. J Minim Invasive Gynecol. 2011.
19. Alfirevic Z, Stampalija T, Medley N. Cervical stitch (cerclage) for preventing preterm birth in singleton pregnancy. Cochrane Database Syst Rev. 2017 Jun 6;6:CD008991.
20. Mazouni C, Girard G, Deter R, Haumonte JB, Blanc B, Bretelle F. Diagnosis of Mullerian anomalies in adults: evaluation of practice. Fertil Steril. 2008;89(1):219-22.
21. Boelig RC, Berghella V. Current options for mechanical prevention of preterm birth. Semin Perinatol. 2017;41(8):452-60.
22. Bermejo C, Martínez Ten P, Cantarero R, Diaz D, Pérez Pedregosa J, Barrón E, et al. Three-dimensional ultrasound in the diagnosis of Müllerian duct anomalies and concordance with magnetic resonance imaging. Ultrasound Obstet Gynecol. 2010;35(5):593-601.
23. Alborzi S, Dehbashi S, Parsanezhad ME. Differential diagnosis of septate and bicornuate uterus by sonohysterography eliminates the need for laparoscopy. Fertil Steril. 2002;78(1):176-8.
24. Graupera B, Pascual MA, Hereter L, Browne JL, Úbeda B, Rodríguez I, et al. Accuracy of three-dimensional ultrasound compared with magnetic resonance imaging in diagnosis of Müllerian duct anomalies using ESHRE-ESGE consensus on the classification of congenital anomalies of the female genital tract. Ultrasound Obstet Gynecol. 2015;46(5):616-22.
25. Tanos V, Berry KE. Benign and malignant pathology of the uterus. Best Pract Res Clin Obstet Gynaecol. 2018;46:12-30.
26. Penzias A, Bendikson K, Butts S, Coutifaris C, Falcone T, Fossum G, et al. Removal of myomas in asymptomatic patients to improve fertility and/or reduce miscarriage rate: a guideline. Fertil Steril. 2017;108(3):416-25.
27. Roman A, Suhag A, Berghella V. Cerclage: Indications and patient counseling. Clin Obstet Gynecol. 2016;59(2):264-9.

Fatores infecciosos na perda gestacional   5

Edward Araujo Júnior
Christiane Simioni

INTRODUÇÃO

As infecções na gestação são importante causa de morbimortalidade fetal, especialmente as de etiologia viral. É importante diferenciar, inicialmente, a infecção congênita da neonatal. Infecção congênita é o termo utilizado quando a infecção acontece intraútero via transplacentária ou ascendente vaginal, mesmo com a bolsa íntegra. Infecção neonatal ocorre no momento do ou próximo ao parto, por meio do contato com o vírus no trato genital materno. Neste capítulo, serão abordadas as principais infecções congênitas com potencial risco de perda gestacional.

A incidência de infecções fetais ou embrionárias é pouco precisa, uma vez que são subdiagnosticadas, seja por falta de diagnóstico materno nos casos de gestantes assintomáticas, por falta de comprovação da infecção fetal intraútero ou casos de aborto e/ou natimorto. Aproximadamente 5% das gestações são complicadas por infecções virais clinicamente identificadas e uma porcentagem mais alta de gestações pode ser afetada por infecções virais subclínicas ou mesmo assintomáticas. Há, ainda, um elevado número de grávidas cuja infecção ocorre por bactérias, fungos ou parasitas.

As infecções fetais durante a gravidez são responsáveis por 3% dos defeitos congênitos. Os mecanismos que levam aos danos fetais variam dependendo do agente específico, entretanto, todas se iniciam com infecção materna, seja primoinfecção, recidiva ou ainda reinfecção, em alguns casos.

As vias de contaminação mais comuns são transplacentária e ascendente, mas pode ocorrer contágio durante o parto, a partir da troca de sangue e/ou secreções vaginais, por exemplo pelo estreptococos do grupo B e alguns vírus como HIV (vírus da imunodeficiência humana) e HSV (herpes simples vírus).

A transmissão transplacentária de agentes patogênicos, ainda que com infecção materna assintomática ou subclínica, pode resultar em grave síndrome congênita ou morte fetal. Os vírus são os agentes infecciosos mais comuns – rubéola, citomegalovírus (CMV), varicela-zóster (HZV), HIV, parvovírus – seguidos por bactérias (*Treponema pallidum*, *Listeria monocytogenes*), certos parasitas (*Toxoplasma gondii*) e fungos (*Candida* sp., *Coccidioides*, *Cryptococcus*, *Blastomyces* sp. e *Sporothrix*).[1] A princípio, qualquer infecção pode levar ao abortamento ou ao óbito fetal, alterações no crescimento e no desenvolvimento do feto e estão diretamente relacionadas ao grau de acometimento fetal, aos diferentes tecidos fetais afetados, à imunidade materna, mecanismos imunológicos fetais e à idade gestacional com que ocorreu a infecção.

No primeiro trimestre de gestação, as infecções podem levar à perda gestacional. A incidência de abortamento espontâneo na gestação é de cerca de 15%, destes 80% ocorrem no 1º trimestre.[2] Dentre as principais causas de abortamento espontâneo no 1º trimestre, destacam-se os fatores genéticos, alterações estruturais e/ou cromossômicas, fatores reprodutivos maternos e as causas infecciosas, especialmente de as de etiologia viral, entretanto, cerca de 40% dos casos são de causa desconhecida. Estudos recentes apontam que o parvovírus B19, CMV e HSV 1 e 2 são os principais vírus relacionados ao aborto espontâneo,[2] porém a literatura ainda é muito controversa em relação aos agentes etiológicos, além do fato de que na maior parte das vezes a causa direta do abortamento não é esclarecida.

DIAGNÓSTICO

Pode-se chegar ao diagnóstico pré-natal das infecções fetais de diferentes formas. Inicialmente:

- Rastreamento de rotina do pré-natal com sorologia materna compatível para infecção primária ou recorrente.
- Gestante com suspeita clínica de quadro infeccioso.
- Achados ultrassonográficos sugestivos de infecção fetal.

Os próximos passos são:

- Determinar o tipo de infecção.
- Idade gestacional da soroconversão.
- Grau de acometimento fetal.

FATORES ETIOLÓGICOS

Parvovírus B19

O parvovírus B19 é um DNA vírus transmitido por meio de secreções respiratórias. É responsável por 18% dos casos infecciosos de hidropsia fetal. A infecção geralmente é subclínica, podendo levar ao eritema infeccioso na criança e à artrite no adulto. Na gestação, a infecção pelo parvovírus B19 é geralmente assintomática ou ainda apresenta sintomas inespecíficos que retardam o diagnóstico.

A prevalência de infecção pelo parvovírus B19 nas gestantes é de cerca de 1 a 5%, sendo maior durante as epidemias, entre 3 e 20%, com taxa de soroconversão de 3 a 34%.[3] A taxa de perda espontânea de fetos afetados com parvovírus B19 antes de 20 semanas é de 14,8% e após 20 semanas de gestação, 2,3%.[3]

O risco de infecção fetal e efeitos deletérios para o feto é maior quando a infecção materna ocorre durante os 2 primeiros trimestres da gravidez, mas também pode ocorrer durante o 3º trimestre. É uma causa significativa de perda fetal durante a gravidez, mas tem impacto maior na segunda metade da gravidez, quando a perda fetal espontânea de outras causas é relativamente rara.[3]

A infecção por parvovírus B19 pode causar anemia fetal grave como resultado da infecção das células progenitoras do eritrócito fetal, com meia-vida curta dos eritrócitos, causando insuficiência cardíaca de alto débito e, portanto, hidropsia fetal não imune (NIHF). O antígeno P expresso em miócitos cardíacos fetais permite que o parvovírus B19 infecte células miocárdicas e produza miocardite que agrava a insuficiência cardíaca.[3] Embora existam vários relatos de grandes anomalias congênitas entre filhos de mães infectadas por parvovírus, o vírus não parece ser um teratógeno significativo.[3]

A associação entre parvovirose na gestação e hidropsia fetal tem sido claramente demonstrada. Os possíveis mecanismos são a anemia fetal, em razão da passagem do vírus pela placenta, combinada com a meia-vida mais curta dos glóbulos vermelhos fetais, levando a anemia grave, hipóxia e insuficiência cardíaca de alto débito. Outras possíveis causas são miocardite viral fetal, levando a insuficiência cardíaca e comprometimento da função hepática causada por dano direto dos hepatócitos, além de dano indireto por depósitos de hemossiderina.[3] Hidropsia fetal é definida como o acúmulo de fluidos em pelo menos duas cavidades do corpo (por exemplo, derrame pleural, derrame pericárdico, ascite) ou o acúmulo de fluidos em uma cavidade na presença de anasarca (edema de pele e tecido celular subcutâneo) (Figura 1).

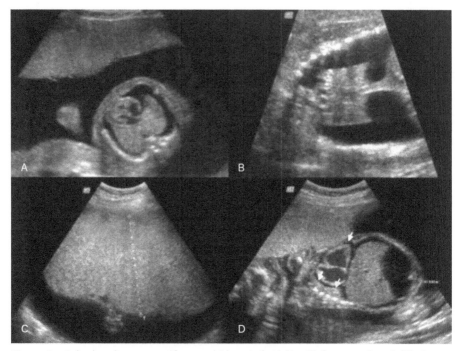

Figura 1 Achados ultrassonográficos na hidropsia fetal: (A e B) derrame pleural; (C) placentomegalia; (D) derrame pleural e ascite.

O diagnóstico da infecção materna se dá pela presença de IgM específicos para o parvovírus B19 na ausência de IgG específicos para o parvovírus B19, sugerindo infecção aguda em 90% das vezes. O diagnóstico da infecção fetal é feito pela pesquisa do DNA viral pela técnica de reação em cadeia da polimerase (PCR) em amostras de líquido amniótico ou qualquer tecido fetal, atingindo-se sensibilidade de quase 100%. Testes sorológicos fetais (cordocentese para pesquisa de IgM específico para parvovírus B19) não são confiáveis, pois o feto somente adquire a capacidade de produzir anticorpos do tipo IgM após 22 semanas de gestação.[4] O pico de velocidade sistólica da artéria cerebral média (PVS-ACM) pela Dopplervelocimetria é um meio não invasivo de alta sensibilidade para determinar o grau de anemia fetal. O uso do PVS-ACM no manejo de gestações com risco de anemia fetal permite reduzir o número de procedimentos invasivos. Existe uma correlação inversa entre as medições do volume corpuscular médio, da ACM e os valores de hemoglobina nos fetos com risco de anemia em razão da aloimunização do grupo sanguíneo materno e à infecção pelo parvovírus B19 fetal[5] (Figura 2).

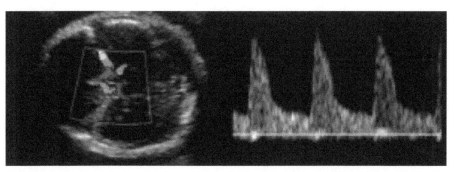

Figura 2 Dopplervelocimetria da artéria cerebral média para avaliação do pico sistólico de velocidade e predição de anemia fetal.

A terapêutica fetal é voltada para o tratamento da anemia e a resolução da hidropsia. Transfusão intrauterina por cordocentese por punção da veia umbilical pode ser indicada em alguns casos de maneira subsequente. A transfusão intraperitoneal é pouco indicada, pois a absorção leva 8 a 12 dias, sendo esta técnica questionável para fetos com ascite. Imunoglobulinas poliespecíficas no período pós-natal são consideradas "indicação aceitável", segundo a Agência Nacional de Vigilância Sanitária (Anvisa).

Vírus da imunodeficiência humana (HIV)

A infecção pelo HIV não tratada pode, eventualmente, evoluir para síndrome de imunodeficiência adquirida (AIDS). O tratamento adequado de grávidas infectadas por agentes antirretrovirais previne a transmissão vertical em quase 98% dos casos. Geralmente, a infecção transplacentária ocorre em gestações iniciais. Não existem relatos de malformações congênitas associadas à infecção materna. A ultrassonografia não é crucial para o diagnóstico pré-natal, mas é importante para avaliar algumas alterações como restrição do crescimento intrauterino (RCIU), placentose, hepatoesplenomegalia, adenopatias, tumores e coleções inflamatórias. Microcefalia e anormalidades craniofaciais podem resultar em aparência facial específica ao nascimento: proeminente testa quadrada, lateral saliente, hipertelorismo, septo nasal fino e nariz curto.[1]

Herpes simples vírus

Herpes é uma doença infectocontagiosa, sexualmente transmissível, causada por um DNA vírus da família *herpesviridae*, o HSV. Há dois sorotipos (HSV-1 e HSV-2) relacionados à doença. Classicamente, o HSV-2 é o sorotipo mais implicado nas lesões genitais. A soropositividade para HSV-1 não é protetora para a transmissão vertical de HSV-2. A soroprevalência em gestantes é de 63% para HSV-1, 22% para HSV-2 e 13% para HSV-1 e HSV-2. É no grupo 28% de soronegatividade para HSV-1 e HSV-2 que está o maior risco de transmissão vertical da infecção por HSV.[6] A transmissão vertical do HSV ocorre intraútero (5%), periparto (85%) e pós-parto (10%).

Os HSV apresentam fenômeno biológico único, capacidade de latência e posterior reativação. Os vírus dermoneurotrópicos (HSV e VZV), após a primoinfecção, deslocam-se pela bainha periaxonial dos nervos sensitivos, até atingir os gânglios nervosos sensitivos correspondentes à região em questão. A reativação pode ser sintomática ou não, entretanto, é uma nova oportunidade de disseminação do HSV e, portanto, de infecção fetal. Assim, podem ser descritas três formas de infecção pelo HSV: primoinfecção, primeiro episódio clinicamente comprovado (presença de anticorpos anti-HSV-1 ou HSV-2 de uma exposição prévia) e a recorrência clinicamente identificada (em indivíduos que possuem anticorpos anti-HSV1 ou HSV-2). A triagem sorológica de rotina no pré-natal não é recomendada, em razão da ausência de estratégia custo-efetivo e falta de evidências de que o tratamento com antivirais em gestantes HSV-2 soropositivas assintomáticas reduz o risco de herpes neonatal, além do aumento da taxa de partos cesáreos.[7]

A infecção congênita manifesta-se na forma da "tríade clássica", lesões cutâneas (92 a 95%), oculares (coriorretinite, microftalmia e atrofia do nervo óptico) e do sistema nervoso central (30%, calcificações, hidranencefalia e microcefalia). Mais de 60% dos recém-nascidos que desenvolvem doença herpética evoluem para óbito e outros 20% desenvolvem sequelas importantes, principalmente cerebrais e oculares. A ultrassonografia pode ressaltar hidrocefalia, microcefalia, microftalmia, coriorretinite, calcificações intracranianas e calcificações placentária. Ventriculomegalia, calcificações miocárdicas, hiperecogenicidade intestinal, calcificações hepáticas e persistente flexão de membros inferiores podem, também, ser identificadas pela ultrassonografia.[1]

Gestantes com diagnóstico de HSV devem ser submetidas à terapia antiviral na primoinfecção (aciclovir 400 mg VO, 3x/dia ou 200 mg VO, 5x/dia, por 7 a 10 dias; ou valaciclovir 500 mg VO 2x/dia, por 7 a 10 dias; ou famciclovir 250 mg VO 3x/dia, por 7 a 10 dias) e na recorrência (aciclovir 800 mg VO 3x/dia, por 2 dias; ou valaciclovir 500 mg VO 2x/dia, por 3 dias; ou famciclovir 1 g VO, 2x/dia, por 1 dia).[7]

Entre 30 e 50% das pacientes HSV-2 positivas terão descarga vaginal do vírus no periparto. Estudos randomizados controlados evidenciam que a terapia supressiva com antivirais (aciclovir 800 mg/dia [400 mg VO, 3x/dia ou 200 mg VO, 5x/dia – IIB]) a partir de 36 semanas até o parto reduz a taxa de cesarianas, por diminuir a recorrência das lesões, porém não reduz a transmissão neonatal. Alguns estudos sugerem que a terapia supressiva precoce com aciclovir (a partir de 28 até 36 semanas de gestação) em pacientes HSV-2 positivas reduz significativamente a incidência de parto prematuro e admissão do recém-nascido em unidade de terapia neonatal.[8]

Estudos recentes apontam que infecção por HSV-2 aumenta a sensibilidade placentária ao Zika vírus (ZIKV), aumentando a expressão dos receptores TAM, o que facilitaria a entrada de células do ZIKV. Esses achados podem explicar o mecanismo pelo qual o ZIKV rompe a barreira placentária para acessar o feto.[9]

Herpes zóster (varicela-zóster vírus – VZV)

A varicela-zóster, um DNA vírus do grupo herpes, está associada a duas doenças em humanos: varicela (*chickenpox*) comum em crianças e herpes zóster em adultos. Herpes zóster é menos comum durante a gravidez e o risco de síndrome de varicela congênita é desprezível. Já quando uma grávida contrai varicela, o risco de infecção fetal varia de 1 a 20%. A incidência de varicela entre mulheres em idade reprodutiva é inferior a 5%. A prevalência em grávidas está entre 1 e 5 por 10 mil gestações.

O acometimento fetal dependerá da fase da gestação em que a infecção ocorreu. O risco de malformações fetais é de 10 a 50%, quando a infecção ocorre no 1º trimestre, enquanto infecções durante o 2º e o 3º trimestres são clinicamente semelhantes ao herpes zóster pós-natal. A infecção durante a última semana da gravidez está associada ao maior risco de óbito pós-natal em mais de 30% dos recém-nascidos afetados e os que sobrevivem apresentam sequelas graves.

A vacinação inadvertida para VZV durante a gravidez inicial pode estar associada à microcalcificações teciduais e hidropsia. Menos de 2% dos recém-nascidos de mães infectadas com o VZV durante a gravidez desenvolvem infecção. Os achados ultrassonográficos mais comuns no feto infectado incluem restrição de crescimento fetal, anormalidades musculoesqueléticas, hipoplasia ou deformidades de membros, anomalias cerebrais (ventriculomegalia, hidrocefalia, microcefalia com polimicrogiria e porencefalia), anomalias oculares (catarata congênita e microftalmia), hepatoesplenomegalia, foco ecogênico hepático e intestinal, hidropsia fetal e óbito fetal.[9]

Citomegalovírus (CMV)

O CMV é um herpes vírus que leva à infecção congênita em 0,4 a 2,3% de todos os recém-nascidos. O CMV congênito é uma das principais causas de transtornos do neurodesenvolvimento, incluindo perda auditiva e deficiência intelectual.

O CMV é encontrado em todo o mundo. Nos países desenvolvidos, quase 50% das grávidas são imunes ao CMV no início da gravidez. A infecção durante a gestação ocorre em 1% das gestantes imunes e 5% das não imunes, com taxas de transmissão vertical variando de 30% e 0,2 a 8%, respectivamente.[10] Estima-se que 1% dos neonatos esteja infectado com CMV e que dois terços desses casos sejam causados por infecção materna primária.[10]

A maioria das infecções maternas por CMV é subclínica. Quando presentes, os sintomas incluem síndrome gripal, febre, mialgias, faringite, fraqueza e fadiga. Anormalidades laboratoriais podem incluir transaminases hepáticas elevadas e linfocitose. A maioria dos estudos mostrou que a gravidez não parece afetar o curso clínico da infecção pelo CMV.[10] O risco de transmissão intrauterina após a infecção primária por CMV durante a gravidez se aproxima de 40%, com risco aumentado de efeitos fetais adversos, se a infecção ocorrer durante a primeira metade da gravidez.

A infecção congênita por CMV pode ocorrer como resultado de uma infecção primária, reinfecção com uma nova cepa ou reativação de uma infecção latente. A imunidade materna ao CMV fornece alguma proteção contra a transmissão vertical do vírus. Se a primeira infecção materna por CMV ocorrer no 1º, 2º e 3º trimestre, resultará em infecção congênita em aproximadamente 25, 50 e 75% dos fetos, respectivamente. Caso contrário, o risco de transmissão do CMV ao feto após uma infecção materna recorrente é de apenas 0,15 a 2%.

O diagnóstico da infecção fetal pode ser feito por amniocentese pela técnica de PCR (sensibilidade de 77 a 100%; maior sensibilidade se realizada após a 21ª semana). O tempo transcorrido entre a infecção materna e a realização do exame também pode influenciar a sensibilidade. O ideal é que seja realizado cerca de 6 semanas após a soroconversão materna, pois o CMV é excretado na urina fetal e os níveis detectáveis no líquido amniótico são atingidos cerca de 6 a 9 semanas após a infecção materna.

Os achados ultrassonográficos são inespecíficos e incluem placentomegalia, hepato/esplenomegalia, hidrocefalia, calcificações periventriculares, intestino hiperecogênico, RCIU, polidrâmnio e hidropsia, podendo evoluir para óbito fetal. Entre as crianças infectadas, 30% evoluem para óbito e 60% evidenciam lesões neurológicas graves e sequelas permanentes.

A terapêutica com gamaglobulina hiperimune (imunização passiva) é alternativa para fetos infectados. Atua pela neutralização direta de partículas virais, facilita atividade de células *natural killer* (NK), citotoxicidade e bloqueia a entrada do vírus na superfície da célula.[11]

Hepatite B (HBV)

A infecção pelo vírus de hepatite B (HBV) é considerada um problema de saúde mundial. Estima-se que 5% da população mundial seja portadora do HBV. A transmissão perinatal do HBV é alta. A infecção neonatal ocorre em 95% dos neonatos não tratados prontamente após o nascimento. A infecção fetal é rara e, quando se verifica, pode manifestar-se com hepatoesplenomegalia e RCIU. Não há relatos de malformações fetais associadas à infecção por HBV. A maioria dos neonatos que não tem capacidade imunológica de reconhecer o vírus e se tornam portadores crônicos (mais de 95%).[1]

Zika vírus (ZIKV)

O ZIKV é um vírus do gênero *Flavivirus*. Em humanos, transmitido pela picada do mosquito *Aedes aegypti*, causa a doença também conhecida como Zika que, embora raramente acarrete complicações para o portador, pode causar lesões graves no feto quando adquirido por gestantes.

O surto de infecção no Brasil, especialmente na parte nordeste do país, foi uma preocupação especial. O ZIKV foi inicialmente associado à microcefalia neonatal e encontrado nos fluidos de grávidas e durante a autópsia no cérebro de recém-nascidos com microcefalia. Grande parte da preocupação com relação à teratogenicidade da infecção pelo ZIKV se concentrou nos achados cerebrais da microcefalia. No entanto, conforme documentado em muitas séries de casos, há uma variedade de anomalias cerebrais que podem ser encontradas em fetos expostos à infecção intrauterina pelo ZIKV como anormalidades no tamanho ventricular, perda de volume de substâncias cinzenta e branca, anormalidades do tronco cerebral e calcificações.[12]

Os sintomas maternos, quando presentes, incluem quadro de erupção macular descendente pruriginosa, artralgias, infecção conjuntival, cefaleia e febre baixa. Anormalidades fetais detectadas pela ultrassonografia incluíram óbitos fetais entre 36 e 38 semanas de gestação, RCIU com ou sem microcefalia, calcificações ventriculares ou outras lesões do sistema nervoso central e polidrâmnio.[13]

CONSIDERAÇÕES FINAIS

Infecções adquiridas no útero ou durante o nascimento são causas de morte fetal e neonatal e importante fator de morbidade. Quanto mais precoce a idade gestacional, menor o risco de infecção fetal, porém mais graves serão os danos ao feto ainda em formação. Qualquer infecção pode levar ao abortamento, morte fetal e alterações em qualquer tecido ou órgão fetal. A ultrassonografia pré-natal auxilia na avaliação do feto com suspeita de infecção e, apesar de não ser específica, pode indicar e direcionar o diagnóstico. Essas alterações incluem crescimento intrauterino restrito, placentomegalia, alterações de líquido amniótico, hidropsia, anomalias cerebrais, cardíacas, oculares, ósseas, hepáticas, intestinais, dentre outras. Na presença de alguma anormalidade suspeita de infecção fetal é importante o seguimento ultrassonográfico seriado para melhor avaliação da doença e evolução, bem como para auxiliar na avaliação de prognóstico pré e pós-natal.

REFERÊNCIAS BIBLIOGRÁFICAS

1. Voekt CA, Rinderknecht T, Hirsch HH, Blaich A, Hösli IM. Ultrasound indications for maternal STORCH testing in pregnancy. Swiss Med Wkly. 2017;147:w14534.
2. Gao Y, Gao Z, He M, Liao P. Infection status of human parvovirus B19 , cytomegalovirus and herpes simplex Virus- 1 / 2 in women with first-trimester spontaneous abortions in Chongqing, China. Virol J. 2018;15(1):74.
3. Giorgio E, De Oronzo MA, Iozza I, Di Natale A, Cianci S, Garofalo G, et al. Parvovirus B19 during pregnancy : a review. J Prenat Med; 2010;4(4):63-6.
4. von Kaisenberg CS, Jonat W. Fetal parvovirus B19 infection. Ultrasound Obstet Gynecol. 2001;18(3):280-8.
5. Mari G, Hanif F, Kruger M, Cosmi E, Santolaya-Forgas J, Treadwell MC. Middle cerebral artery peak systolic velocity: a new Doppler parameter in the assessment of growth-restricted fetuses. Ultrasound Obstet Gynecol. 2007;29(3):310-6.
6. Xu F, Markowitz LE, Gottlieb SL, Berman SM. Seroprevalence of herpes simplex virus types 1 and 2 in pregnant women in the United States. Am J Obstet Gynecol. 2007;196(1):43.e1-6.
7. Money DM, Steben M. No 208-Guidelines for the Management of Herpes Simplex Virus in Pregnancy. J Obstet Gynaecol Can. 2017;39(8):e199-205.
8. Nakubulwa S, Kaye DK, Bwanga F, Tumwesigye NM, Nakku-Joloba E, Mirembe F. Effect of suppressive acyclovir administered to HSV-2 positive mothers from week 28 to 36 weeks of pregnancy on adverse obstetric outcomes : a double-blind randomised placebo-controlled trial. Reprod Health. 2017;14(1):31.
9. Aldo P, You Y, Szigeti K, Horvath TL, Lindenbach B, Mor G. HSV-2 enhances ZIKV infection of the placenta and induces apoptosis in first- trimester trophoblast cells. Am J Reprod Immunol. 2016;76(5):348-57.
10. Simioni C, Sanchez Oliveira Rde C, Moscovi T, D'Agostini Deutsch A, Cordioli E, Santos E. Twin pregnancy and congenital cytomegalovirus: case report and review. J Matern Fetal Neonatal Med. 2013;26(6):622-4.
11. Cekinović D, Golemac M, Pugel EP, Tomac J, Cicin-Sain L, Slavuljica I, et al. Passive immunization reduces murine cytomegalovirus-induced brain pathology in newborn mice. J Virol. 2008;82(24):12172-80.
12. Soares de Oliveira-Szejnfeld P, Levine D, Melo AS, Amorim MM, Batista AG, Chimelli L, et al. Congenital Brain Abnormalities and Zika Virus : What the Radiologist Can Expect to See. Radiology. 2016;281(1):203-18.
13. Brasil P, Pereira JP Jr, Moreira ME, Ribeiro Nogueira RM, Damasceno L, Wakimoto M, et al. Zika Virus Infection in Pregnant Women in Rio de Janeiro — Preliminary Report. N Engl J Med. 2016;375(24):2321-34.

Trombofilias e perda gestacional

6

Egle Couto

TROMBOFILIA ADQUIRIDA E SÍNDROME ANTIFOSFOLÍPIDE

A síndrome antifosfolípide (SAF) foi descrita pela primeira vez por Hughes, em 1983, e consistia em trombose arterial e venosa, Coombs direto positivo, trombocitopenia, livedo reticular e complicações obstétricas, principalmente o óbito fetal de 2º trimestre.[1] Trinta e cinco anos depois da descrição original da SAF, o conhecimento sobre a doença ainda está se desenvolvendo.

A SAF é uma doença autoimune associada à presença de autoanticorpos. Esses anticorpos incluem o anticardiolipina, anti-beta-2-glicoproteína 1 e o anticoagulante lúpico. Os anticorpos anticardiolipina são direcionados contra a cardiolipina, que é um fosfolípide da membrana celular. Os anticorpos anti--beta-2-glicoproteína 1 são direcionados contra a beta-2-glicoproteína 1 – um fator de ligação da cardiolipina. O anticoagulante lúpico é uma mistura de vários autoanticorpos, que são detectados pelo prolongamento de testes de coagulação dependentes de fosfolípides.

Apesar de a SAF ter sido inicialmente descrita como uma trombofilia adquirida e autoimune, sabe-se hoje que outros mecanismos, além da trombose, contribuem para as manifestações clínicas, como a ativação do complemento, que pode mediar as lesões placentárias, causando perda fetal.

O diagnóstico da SAF é baseado na combinação de características clínicas (como trombose em artérias, veias ou pequenos vasos ou complicações obstétricas como aborto recorrente e insuficiência placentária), e a detecção de anticorpos antifosfolípides circulantes. Os critérios de classificação presentes no Quadro 1 são usados para o diagnóstico; entretanto, outras características como trombocitopenia e lesão de válvulas cardíacas também ocorrem no espectro da SAF.[2]

O manejo da SAF tem sido objeto de controvérsias recentes. A anticoagulação é considerada um pilar da terapia; entretanto, os melhores agentes e a intensidade do tratamento permanecem sob debate. A decisão final sobre o tratamento depende das manifestações clínicas, do perfil de anticorpos antifosfolípides e dos fatores de risco cardiovascular.

Quadro 1 Critérios para diagnóstico da SAF (Miyakis et al.[2])

Critérios clínicos
1. Trombose vascular:
   • Arterial, venosa ou de pequenos vasos
2. Morbidade gestacional:
   • Um ou mais óbitos de feto morfologicamente normal com 10 ou mais semanas de idade gestacional
   • Um ou mais partos prematuros de feto morfologicamente normal até 34 semanas de idade gestacional, por pré-eclâmpsia grave, eclâmpsia ou insuficiência placentária
   • Três ou mais abortos espontâneos consecutivos até 10 semanas de idade gestacional, excluídas causas anatômicas, hormonais e cromossômicas

Critérios laboratoriais
1. Presença de um ou mais anticorpos antifosfolípides em duas ocasiões, com pelo menos 12 semanas de intervalo entre os exames, e com menos de 5 anos da ocorrência clínica, como a seguir:
   • Presença do anticoagulante lúpico (testes de rastreamento e confirmatório positivos)
   • Títulos médios ou altos do anticorpo anticardiolipina IgG ou IgM (> 40 GPL ou MPL por método de ELISA)
   • Presença do anti-beta-2-glicoproteína 1 (> percentil 99, por método ELISA)

Para diagnóstico, devem ser preenchidos pelo menos um critério clínico e um critério laboratorial[2]

Epidemiologia

Os anticorpos antifosfolípides não são específicos da SAF, mas podem ser detectados em várias situações clínicas, como trombose venosa ou arterial, perda gestacional, e em portadores saudáveis. Durcan e Petri estimaram que a incidência de SAF é de aproximadamente 5 casos novos por 100 mil indivíduos por ano, e que a prevalência é de aproximadamente 40 a 50 casos por 100 mil indivíduos.[3] A prevalência da SAF catastrófica, forma rara e ameaçadora da doença, foi estimada como menor que 1% de todos os casos de SAF.[4]

Na SAF obstétrica, o aborto recorrente é a complicação mais frequente, sendo observada na maioria (54%) das mulheres. O óbito fetal é considerado consequência de disfunção placentária e é fortemente associado aos anticorpos antifosfolípides. Na análise de 512 óbitos fetais incluídos no *Stillbirth Collabo-*

rative Research Network, de 2006 a 2008, 11% das mulheres eram portadoras de anticorpos antifosfolípides.[5]

Mulheres com complicações obstétricas associadas à SAF também apresentam maior risco de desenvolver trombose. Um estudo caso-controle mostrou que a incidência acumulada por 12 anos foi significativamente maior em mulheres com SAF e aborto recorrente (incidência de 19,3%, n = 57), quando comparada com mulheres com aborto recorrente de etiologia desconhecida (incidência de 4,8%, n = 86).[6]

Os anticorpos antifosfolípides podem ser detectados em associação com outras doenças sistêmicas autoimunes, mais frequentemente o lúpus eritematoso sistêmico (LES). A prevalência dos anticorpos antifosfolípides entre pacientes com LES varia de 15 a 34% para o anticoagulante lúpico, de 12 a 44% para o anticorpo anticardiolipina e de 10 a 19% para o anti-beta-2-glicoproteína 1. Dentre os pacientes com LES portadores de anticorpos antifosfolípides, 20 a 50% desenvolvem eventos trombóticos.[7]

Fisiopatologia

A origem dos anticorpos antifosfolípides permanece um enigma, mas é provavelmente em razão da perda da tolerância imunológica e perturbações na imunidade inata, possivelmente deflagrada por estímulo infeccioso. Os eventos trombóticos costumam surgir em pacientes jovens, muitas vezes saudáveis, mais frequentemente como acidente vascular trombótico ou trombose periférica arterial ou venosa. As tromboses aparecem em intervalos imprevisíveis, mesmo anos, em pacientes com níveis persistentemente elevados de anticorpos antifosfolípides.

O primeiro mecanismo pró-trombótico identificado dos anticorpos antifosfolípides foi a inibição da atividade anticoagulante natural, especialmente do sistema da proteína C. Também inibem a ligação da heparina e ativação da antitrombina, assim como a atividade do inibidor do fator tecidual; e neutralizam a habilidade da beta-2-glicoproteína 1 estimular a atividade do ativador do plasminogênio, que inibe a fibrinólise. Além disso, os anticorpos anti-beta-2--glicoproteína 1 impedem a inibição da agregação plaquetária e a ativação do complemento.[8]

Agentes infecciosos são os principais gatilhos para a formação dos anticorpos antifosfolípides, um processo que é mais bem entendido para os anticorpos anti-beta-2-glicoproteína 1. O mimetismo molecular entre as estruturas de bactérias ou vírus e as sequências de aminoácidos da beta-2-glicoproteína 1 pode contribuir para a formação de autoanticorpos. Indivíduos saudáveis parecem ter potencial para produzir anticorpos contra a beta-2-glicoproteína 1; entretanto, apenas com genética apropriada ou após gatilhos secundários, os anticorpos tornam-se patogênicos.

Modelo de dois gatilhos

Apesar de, em alguns indivíduos, os anticorpos antifosfolípides serem persistentemente presentes, os eventos trombóticos podem ocorrer apenas ocasionalmente, sugerindo que o desenvolvimento dos anticorpos antifosfolípides é um passo necessário, mas insuficiente para o desenvolvimento da SAF, e outros fatores podem tomar parte. Esses "gatilhos secundários" provavelmente empurram o balanço hemostático em favor da trombose e podem incluir fatores ambientais (como infecção), inflamatórios (como doenças do tecido conjuntivo concomitantes) ou outros fatores pró-coagulantes não imunológicos (como contraceptivos com estrogênio, cirurgia e imobilização).[9]

Trombose

Pacientes com anticorpos antifosfolípides podem desenvolver trombose em qualquer vaso, mas a trombose venosa profunda (TVP), geralmente em membros inferiores, e o acidente vascular cerebral (AVC) isquêmico constituem 90% dessas complicações. Os fatores de risco para complicações trombóticas arteriais e para tromboembolismo venoso são diferentes, sugerindo que a interferência dos anticorpos antifosfolípides na homeostase de cada vaso seja única. Foram propostos vários mecanismos para explicar os efeitos pró-trombóticos dos anticorpos antifosfolípides, mas nenhuma das sugestões foi comprovada.

A administração de anticorpos antifosfolípides para cobaias não resulta em complicações trombóticas espontâneas. Entretanto, a resposta após uma lesão vascular mínima é muito mais forte na presença dos anticorpos.[10] Essa observação em modelos animais está de acordo com a afirmação de que os anticorpos antifosfolípides são fatores de risco para trombose em humanos. Na verdade, indivíduos com anticorpos antifosfolípides respondem de forma mais intensa a fatores de risco para trombose do que aqueles não portadores dos anticorpos.

Ativação de células endoteliais, plaquetas e células imunológicas

Os mecanismos que levam à ativação celular pelos anticorpos antifosfolípides têm sido progressivamente elucidados. A ligação dos anticorpos anti-beta-2-glicoproteína 1 à beta-2-glicoproteína 1 da superfície celular resulta na ativação de células endoteliais, plaquetas, monócitos, neutrófilos fibroblastos e células trofoblásticas. É possível que todas essas células estejam envolvidas, direta ou indiretamente, no processo de trombose, pela liberação de micropartículas pró-trombóticas.

A ativação das plaquetas é crítica para a formação de trombos. O anticorpo anti-beta-2-glicoproteína 1 liga-se a receptores presentes nas plaquetas, levando à trombose arterial e venosa em razão do aumento da produção do tromboxano B2, um produto de degradação do potente ativador plaquetário tromboxano A2. Os neutrófilos encontram-se em estado pró-inflamatório na SAF, tornando-se mais responsivos à ativação das células endoteliais.

Na SAF obstétrica, a interação dos anticorpos antifosfolípides leva à produção de citocinas pró-inflamatórias, à inibição da migração e à invasão do trofoblasto, e à redução da produção de gonadotrofina coriônica (hCG). Além disso, leva à infiltração dos espaços intervilosos por traves de neutrófilos, induzindo dano vascular.

Ativação do complemento

Os anticorpos antifosfolípides também interferem na ativação do complemento. Tanto a hemostasia quanto a ativação do complemento são importantes na indução da trombose pelos anticorpos antifosfolípides. Entretanto, como as cascatas enzimáticas são intrinsecamente conectadas, a ativação da coagulação poderia ser a causa e a ativação do complemento poderia ser a consequência.

Complicações gestacionais

A patogênese da perda gestacional recorrente de 1º trimestre associada aos anticorpos antifosfolípides é diferente da morbidade que ocorre na perda tardia. A perda de primeiro trimestre foi atribuída a um efeito inibitório direto na proliferação das células trofoblásticas.[11]

As manifestações obstétricas tardias da SAF, que incluem pré-eclâmpsia, restrição de crescimento intrauterino (RCIU) e óbito fetal, são consequência de disfunção placentária. As potenciais causas desses resultados são falha na remodelação das artérias espiraladas pelo trofoblasto extraviloso, resultando em redução do fluxo materno para a placenta e em lesão por hipóxia; chegada inadequada de nutrientes ao feto; fluxo sanguíneo de alta velocidade e alta pressão, que pode danificar a placenta.

Proliferação e migração do trofoblasto

A beta-2-glicoproteína 1 é expressa na superfície celular por todas as subpopulações de células do trofoblasto e nas células endoteliais da decídua materna. Estudos *in vitro* mostraram que os anticorpos antifosfolípides inibem a migração espontânea do trofoblasto, aumentam a secreção de um fator solúvel antiangiogênico e quebram as interações trofoblasto-endotélio em um modelo de transformação das artérias espiraladas.[12]

Inflamação

Os anticorpos antifosfolípides se direcionam para a placenta, e as respostas inflamatórias associadas, especialmente a ativação de complemento e o recrutamento e a estimulação dos neutrófilos, são causa essencial de insuficiência placentária, perda fetal e RCIU.

A ativação do complemento estimula a liberação do fator de necrose tumoral (TNF) e de um fator antiangiogênico conhecido com sFLT1, ambos associados com prejuízo à placentação e ao desenvolvimento de pré-eclâmpsia. A eficácia da heparina ao reduzir a perda gestacional em humanos pode ser, em parte, pela capacidade de inibir a ativação do complemento.

Diagnóstico e prevenção

Nos atuais critérios de diagnóstico de SAF (ver Quadro 1) estão incluídas as pesquisas do anticoagulante lúpico e dos anticorpos anticardiolipina e anti--beta-2-glicoproteína 1. Como as manifestações clínicas associadas à SAF são comuns e podem ser determinadas por outras causas, a detecção laboratorial dos anticorpos antifosfolípides circulantes é crucial para a definição da doença.[2]

Anticoagulante lúpico

Em 1954, Beaumont et al. descreveram a primeira associação entre perdas fetais recorrentes e a presença de um anticoagulante.[13] Mais tarde, foi encontrada associação entre anticorpos circulantes e episódios de trombose.[14] Em 1972, foi proposto o termo anticoagulante lúpico, pois o anticorpo havia sido descrito inicialmente em pacientes portadoras de LES. Foi notado também que indivíduos com o anticoagulante lúpico não apresentavam maiores sangramentos do que os sem ele, mas, sim, uma predisposição a fenômenos tromboembólicos.[15] Entretanto, o termo anticoagulante lúpico já estava difundido na literatura e persistiu.

Os ensaios laboratoriais para o anticoagulante lúpico envolvem duas provas funcionais de coagulação que medem a capacidade dos anticorpos em prolongar testes de coagulação dependentes de fosfolípides: o *diluted Russell Viper Venom Time* (dRVVT) e o tempo de trombina parcial ativado (TTPa). O paciente é considerado positivo para anticoagulante lúpico se pelo menos um destes testes for positivo. Uma das desvantagens desses testes é sua sensibilidade à terapia anticoagulante; níveis elevados do fator VIII ou da proteína C reativa podem levar a testes falso-negativos ou falso-positivos, respectivamente.

Anticorpos anticardiolipina e anti-beta-2-glicoproteína 1

Os anticorpos anticardiolipina foram inicialmente estudados em pacientes com LES. Além de eventos trombóticos, a ocorrência de sofrimento fetal também foi associada aos anticorpos anticardiolipina, com sugestão de que reagiriam a antígenos placentários, inibindo o crescimento da placenta e o transporte de nutrientes.[16]

A beta-2-glicoproteína 1 é uma apolipoproteína que se liga a fosfolípides de membrana das células do trofoblasto e em plaquetas e células endoteliais ativadas e permite que os anticorpos se liguem a ela. Os dois anticorpos são medidos por imunoensaio de fase sólida; a presença do IgM ou IgG é considerada diagnóstica. A importância do IgA para anticardiolipina e anti-beta-2-glicoproteína 1 permanece controversa, e a pesquisa deste isotipo não é recomendada.

Perfil de anticorpos

O anticoagulante lúpico é o mais importante fator de risco para eventos trombóticos relacionados à SAF. Entretanto, devem ser realizados os testes para os três anticorpos, para definir o perfil de anticorpos e o risco de desenvolver eventos relacionados à SAF. Os estudos mostraram que pacientes com mais de um teste positivo, e particularmente os triplo-positivos (anticardiolipina, anticoagulante lúpico e anti-beta-2-glicoproteína 1 positivos), apresentaram associações mais fortes com a SAF trombótica.[17]

No estudo WAPS (*warfarin in antiphospholipid syndrome*), pacientes com anticoagulante lúpico e anti-beta-2-glicoproteína 1 apresentaram maior risco de trombose.[18] Em estudo prospectivo multicêntrico de 102 pacientes triplo-positivos, a taxa de primeira trombose foi 5,3% ao ano, com incidência cumulativa de 37,5% em 10 anos, e em estudo prospectivo caso-controle, a tripla positividade também foi fator de risco para perda gestacional em mulheres com SAF.[9,19]

Portadores assintomáticos de anticorpos antifosfolípides devem ser aconselhados a eliminar fatores de risco modificáveis, como tabagismo, uso de contraceptivos orais combinados e obesidade, a tratar hipertensão e diabete, e utilizar a heparina de baixo peso molecular (HBPM) em situações de alto risco, como cirurgias com imobilização prolongada.

Manifestações clínicas

Trombose

As principais manifestações clínicas da SAF são trombose arterial ou venosa, morbidade gestacional incluindo aborto recorrente, óbito fetal e complicações tardias como pré-eclâmpsia e RCIU. Na SAF, a trombose pode ocorrer em lugares não usuais, como veias hepáticas, viscerais ou circulação venosa cerebral. Pode haver grande variação no número de trombos, localização e intervalo, o que resulta em amplo espectro de manifestações clínicas.

O tromboembolismo venoso, particularmente a TVP de membros inferiores, é a manifestação mais frequente da SAF, com prevalência de 39%. A taxa de recorrência de eventos trombóticos em pacientes não tratados após primeiro evento não provocado é alta, girando em torno de 10 a 29% ao ano. A positividade para o anticoagulante lúpico, o triplo positivo e a persistência isolada da anticardiolipina em títulos médios ou altos são associados com maior risco de trombose.

O AVC é a manifestação neurológica mais grave da SAF. Entretanto, várias outras manifestações não incluídas nos critérios foram associadas aos anticorpos antifosfolípides, incluindo disfunção cognitiva, cefaleias intratáveis e enxaqueca, epilepsia e coreia, trombocitopenia, livedo reticular, úlceras de pele, espessamento não bacteriano de valvas cardíacas e anemia hemolítica autoimune.

A trombocitopenia ocorre em pelo menos 30% dos pacientes com SAF, principalmente na fase de formação de trombos. As manifestações cardíacas podem variar de lesões valvares à aterosclerose acelerada, infarto agudo do miocárdio (IAM), trombo intracardíaco, hipertensão pulmonar, cardiomiopatia e disfunção diastólica. Êmbolos e infarto pulmonar são as manifestações pulmonares mais frequentes e afetam 14% dos pacientes com SAF. Podem ocorrer também hipertensão pulmonar, síndrome da dificuldade respiratória aguda e hemorragia intra-alveolar.[20]

A manifestação dermatológica mais frequente é o livedo reticular, que ocorre em 16 a 25% dos pacientes. Consiste em descoloração azulada ou avermelhada da pele, com padrão reticular, e pode ser um marcador prognóstico de doença grave associada com microangiopatia.[21]

A SAF catastrófica é uma forma rara e ameaçadora de SAF, que ocorre em menos de 1% dos pacientes, definida como trombose intravascular que afeta três ou mais órgãos, sistemas e/ou tecidos simultaneamente ou em até uma semana, com confirmação histológica de oclusão de pequenos vasos. Grandes vasos podem ser ocluídos e infecções são o fator precipitante mais comum. Os sistemas mais frequentemente envolvidos na SAF catastrófica são renal (73%), pulmonar (60%), cerebral (56%), cardíaco (50%) e pele (47%). A trombocitopenia é comum, seguida por hemácias fragmentadas, e a mortalidade registrada em 12 anos foi de 37%.[4]

Morbidade obstétrica

A SAF obstétrica pode ser associada a várias complicações na gestação, como aborto recorrente, óbito fetal, RCIU, pré-eclâmpsia e eclâmpsia, prematuridade e descolamento prematuro de placenta. O aborto recorrente com menos de 10 semanas de idade gestacional é a manifestação mais frequente. Vários fatores de risco ajudam a prever o pior resultado gestacional, como a associação com doença autoimune sistêmica, história de eventos trombóticos ou resultados gestacionais adversos prévios, queda nos níveis do complemento, positividade do anticoagulante lúpico ou triplo positivo.

História clínica completa e perfil de anticorpos antifosfolípides devem idealmente ser feitos antes da concepção para a estratificação de risco. As mulheres com SAF obstétrica podem ser classificadas em três diferentes fenótipos clínicos: aquelas com aborto recorrente, aquelas com complicações decorrentes de isquemia placentária e aquelas com trombose materna. Cada um desses fenótipos é associado a diferentes resultados gestacionais. Em estudo de 83 gestações em 67 mulheres, aquelas com história de trombose tiveram resultados neonatais menos favoráveis, com maiores taxas de parto pré-termo (26,8 *versus* 4,7%, p = 0,05) e recém-nascidos pequenos para a idade gestacional (9,5 *versus* 4,8%, p = 0,003).[22]

A redução de fluxo sanguíneo nas artérias uterinas medida por Dopplerfluxometria é um indicador indireto do desenvolvimento de insuficiência placentária e/ou pré-eclâmpsia. Portanto, gestantes com SAF devem realizar ultrassonografia obstétrica para avaliar o crescimento fetal, o volume de líquido amniótico e a Dopplerfluxometria de 2º trimestre para avaliar o fluxo diastólico final na artéria uterina; quando normal entre 20 e 24 semanas, é forte preditor de bom resultado gestacional. Em estudo de 33 mulheres com SAF, o valor preditivo positivo da Dopplerfluxometria de artéria uterina para posterior RCIU ou pré-eclâmpsia foi 67%, e o valor preditivo negativo foi 93%.[23]

Há dados limitados sobre a evolução da gravidez em mulheres com AVC. Estudo prospectivo que incluiu 23 gestações em 20 mulheres com SAF e AVC ou ataque isquêmico transitório (AIT), 8 mulheres desenvolveram pré-eclâmpsia e 3 tiveram AVC recorrente, apesar do tratamento com ácido acetilsalicílico em baixa dose e HBPM.[24] Todas as mulheres com hipertensão pulmonar, incluindo as que tem a SAF como causa, devem ser desencorajadas a engravidar, dada a mortalidade materna de 43%.[25]

Os anticorpos antifosfolípides podem cruzar a placenta e alcançar o feto, sendo detectados em aproximadamente 30% dos recém-nascidos de portadoras durante a gestação. Apesar disso, a trombose perinatal foi raramente descrita.[26]

Prevenção e tratamento

Mulheres com anticorpos antifosfolípides e SAF devem receber aconselhamento antes da gestação e vigilância rigorosa durante, quanto a trombose materna, manifestações renais, pré-eclâmpsia e crescimento fetal.

Apesar da evidência limitada, o padrão de tratamento para mulheres com SAF obstétrica é o ácido acetilsalicílico em baixa dose e HBPM ou heparina não fracionada (HNF) em dose profilática ou intermediária. Mulheres com história de trombose requerem anticoagulação em dose intermediária ou terapêutica por toda a gestação para prevenir novos eventos trombóticos.

A prevenção do aborto recorrente precoce é a complicação da SAF obstétrica mais estudada. As recomendações atuais são baseadas em dois estudos randomizados e controlados nos quais as mulheres com perdas gestacionais recorrentes de 1º trimestre e com anticorpos antifosfolípides foram randomizadas para ácido acetilsalicílico em baixa dose ou a combinação de ácido acetilsalicílico e HNF. Essa combinação mostrou uma taxa de nascidos vivos significativamente maior do que o ácido acetilsalicílico isolado (71 *versus* 42%).[27] A taxa de nascidos vivos com ácido acetilsalicílico em baixa dose e HBPM ou HNF foi de 70%.[28]

Por outro lado, em estudo randomizado controlado com 98 mulheres com aborto recorrente, não foram encontradas diferenças na taxa de nascidos vivos, quando comparadas com mulheres que usaram ácido acetilsalicílico em baixa dose (78 *versus* 72%).[29] No estudo HepASA com 859 mulheres com perda gestacional recorrente, o ácido acetilsalicílico em baixa dose e HBPM não resultou em maior taxa de nascidos vivos, quando comparada com ácido acetilsalicílico isolado (79,1 *versus* 77,8%).[30] As evidências sobre a prevenção de complicações recorrentes relacionadas aos anticorpos antifosfolípides no 2º e 3º trimestres são limitadas.

Entretanto, uma revisão Cochrane de 2005 concluiu que o tratamento com HNF em combinação com ácido acetilsalicílico em baixa dose pode reduzir a perda gestacional em 54%.[31] O ácido acetilsalicílico em baixa dose, ao estimular a IL-3, que é fator essencial para a implantação e crescimento placentário, pode contribuir para uma implantação embrionária favorável, além de prevenir a pré-eclâmpsia em mulheres de alto risco, ao reverter o equilíbrio tromboxano A2/prostaciclina em fases iniciais da gestação.

A conduta mais utilizada, endossada pelas recomendações do American College of Chest Physicians, é a combinação de heparina (não fracionada ou HBPM em dose profilática ou intermediária) com ácido acetilsalicílico em baixa dose (75 a 100 mg/dia) para mulheres que preenchem os critérios clínicos e sorológicos para SAF obstétrica.[32] Em mulheres com SAF e trombose anterior, devem ser usados ácido acetilsalicílico e heparina em dose terapêutica.

SAF refratária

Na situação de perda gestacional, apesar do tratamento convencional com ácido acetilsalicílico em baixa dose e heparina, chamada SAF obstétrica refratária, vários tratamentos adicionais foram propostos para aumentar a taxa de nascidos vivos: prednisolona (10 mg/dia) no 1º trimestre, imunoglobulina humana endovenosa (IVIG) ou plasmaférese.

A prednisolona em baixa dose para mulheres com aborto recorrente, combinada com o tratamento convencional e administrada a partir do teste de gravidez positivo até a 14ª semana, elevou a taxa de nascidos vivos na perda gestacional relacionada à SAF refratária para 61% em uma coorte retrospectiva de 18 mulheres.[33]

O uso de IVIG foi avaliado em dois ensaios randomizados e controlados. Um deles não mostrou qualquer benefício, e o outro mostrou menos RCIU e menos admissões em unidade de terapia intensiva neonatal, o que levou alguns clínicos a considerar a IVIG como adjuvante para casos refratários.[34,35]

As estatinas têm propriedades anti-inflamatórias, bloqueiam a ativação das células endoteliais e inibem a expressão do fator tecidual induzidas pelos anticorpos antifosfolípides *in vitro*. As estatinas e a vitamina D são consideradas protetoras do endotélio vascular. A fluvastatina poderia reduzir, de forma reversível, biomarcadores pró-trombóticos e pró-inflamatórios em pacientes com anticorpos antifosfolípides persistentemente positivos. Entretanto, nenhum desses tratamentos foi avaliado em metanálises de estudos consistentes.

A hidroxicloroquina mostrou-se benéfica em gestações com SAF, tanto em estudos experimentais quanto clínicos. Entretanto, há poucos estudos clínicos randomizados sobre o assunto. Em uma coorte retrospectiva multicêntrica com mulheres com SAF obstétrica refratária, foi relatada redução nos abortos de 1º trimestre (de 81 para 19%, p < 0,05) e melhora na taxa de nascidos vivos para 78% (p < 0,05) quando as mulheres receberam hidroxicloroquina, comparadas com gestações anteriores, nas quais a maioria recebeu ácido acetilsalicílico em baixa dose e HBPM.[36] Em outro estudo retrospectivo de 96 mulheres com anticorpos antifosfolípides persistentes em 170 gestações, a hidroxicloroquina foi associada a maior taxa de nascidos vivos do que em mulheres tratadas com ácido acetilsalicílico em baixa dose e HBPM (67 *versus* 57%, p < 0,05), e foi encontrada menor prevalência de morbidade gestacional em mulheres tratadas com hidroxicloroquina associada ao ácido acetilsalicílico em baixa dose e HBPM comparadas com as que receberam apenas ácido acetilsalicílico e HBPM (47 *versus* 63%, p = 0,004).[37]

Conclusões

A razão pela qual a SAF obstétrica se associa à frequência relativamente baixa de manifestações vasculares, quando comparada com pacientes com história de SAF trombótica, mesmo na presença de títulos médios ou altos de anticorpos antifosfolípides, é desconhecida. Os mesmos autoanticorpos patogênicos podem estar presentes nas duas apresentações da síndrome; entretanto, a distribuição tecidual do principal antígeno, a beta-2-glicoproteína 1, difere entre ambas, o que pode explicar as diferenças clínicas. A maior expressão da beta-2-glicoproteína 1 nos tecidos deciduais e placentários do que no endotélio pode permitir maior ligação dos anticorpos antifosfólipides dependentes da beta-2-glicoproteína 1.

A morbidade gestacional pode ser consequência dos infartos placentários em razão de tromboses vasculares mediadas por anticorpos antifosfólipides. A oclusão vascular resulta em prejuízo no suprimento de oxigênio e nutrientes para o feto, o que pode levar à RCIU e ao aborto. Por isso, o anticoagulante heparina e o antiagregante plaquetário ácido acetilsalicílico têm sido usados com alta eficácia na maior parte das mulheres.

Evidências de modelos experimentais sugerem que mecanismos não trombóticos têm papel importante na indução de uma placentação defeituosa, o que é considerada a principal causa da morbidade gestacional. Em uma revisão sistemática, a inflamação, que praticamente não é vista na SAF vascular, foi relatada em dois de três estudos que investigaram a decídua de mulheres com SAF, sugerindo que a inflamação contribui para a perda fetal. O papel patogênico da inflamação persiste controverso, porque um infiltrado inflamatório não é sempre encontrado na decídua de pacientes com SAF.[38]

A presença de múltiplos anticorpos antifosfólipides, referida como duplo ou triplo positivo, é preditora de risco aumentado de desenvolvimento das características clínicas da SAF. Os anticorpos antifosfólipides dependentes da beta-2--glicoproteína 1 são considerados os mais patogênicos da SAF. A ocorrência de diferentes manifestações clínicas da SAF pode ser relacionada a características especiais do antígeno-alvo beta-2-glicoproteína 1. Células endoteliais alteradas expressam altos níveis de beta-2-glicoproteína 1, são reconhecidas pelos anticorpos antifosfólipides e ativam o complemento e outros passos que levam à trombose. As únicas exceções são as células do sinciciotrofoblasto e do trofoblasto extraviloso, que já expressam altos níveis basais de beta-2-glicoproteína 1, mesmo não estando alteradas. Representam, assim, alvos facilmente acessíveis para os anticorpos antifosfólipides dependentes da beta-2-glicoproteína 1. Essa distribuição celular seletiva da beta-2-glicoproteína 1 poderia explicar por que o segundo gatilho não é necessário para o desenvolvimento da SAF obstétrica. Fatores locais, como o ambiente hormonal e outras alterações fisiológicas associadas à gestação podem ter o mesmo efeito que o segundo gatilho na SAF obstétrica e contribuir para o efeito patogênico dos anticorpos antifosfólipides dependentes da beta-2-glicoproteína 1.[39]

A grande quantidade de beta-2-glicoproteína 1 encontrada na interface materno-fetal poderia explicar como baixos títulos de anticorpos antifosfólipides são associados à morbidade gestacional, enquanto os eventos vasculares da SAF ocorrem apenas em pacientes com títulos altos ou médios. A implicação prática desta observação é que o tratamento pode ser necessário para prevenir a recorrência de resultados adversos mesmo em gestantes com baixos níveis de anticorpos antifosfolípides, o que seria uma mudança nas recomendações terapêuticas prévias.

TROMBOFILIA HEREDITÁRIA

O tromboembolismo venoso (TEV) é uma das principais causas de morte materna direta, complica 0,5 a 2 de cada 1.000 gestações e contribui para 9,2% da mortalidade materna nos Estados Unidos.[40] A gravidez é um estado pró--trombótico. Durante a gestação e o puerpério, as mulheres apresentam risco 4 a 5 vezes maior de TEV, quando comparadas com não grávidas, com taxa de recorrência de 10,9%.[41]

Na gravidez ocorre um complexo desafio hemostático. A gestação bem-sucedida requer a ausência de hemorragia durante a implantação e remodelação endovascular das artérias espiraladas maternas pelo citotrofoblasto. A manutenção do equilíbrio hemostático depende de alterações na coagulação uterina e sistêmica, assim como da ação de proteínas anticoagulantes e fibrinolíticas. Assim, a fisiologia da gravidez normal é marcada por aumento no potencial de coagulação, redução da atividade anticoagulante e redução da fibrinólise (Tabela 1). Esse potencial trombótico é exacerbado pela estase venosa nos membros inferiores, em razão da compressão da veia cava inferior e veias pélvicas pelo útero aumentado, e pelo aumento da capacitância venosa mediada por hormônios.

Tabela 1 Alterações da hemostasia na gravidez[42]

Anticoagulação/fibrinólise	Pró-coagulação
Proteína S ↓	Protrombina (fator II) ↑
Proteína C ativada ↓ no 3º trimestre	Fator V ↑
Inibidor do ativador do plasminogênio-1 ↓	Fator VII ↑
	Fator VIII ↑
	Fator IX ↑
	Fator X ↑
	Fibrinogênio ↑
	D-dímero ↑
	Ativação sistêmica de plaquetas ↑ na gestação tardia

Trombofilia hereditária é a predisposição genética ao TEV, que resulta de deleção genética ou alteração funcional de proteínas da cascata de coagulação. Algumas mutações genéticas, associadas ao maior risco de TEV, podem afetar a gravidez, aumentando o potencial trombogênico (Tabela 2).

82 Perda gestacional

Tabela 2 Risco de tromboembolismo venoso com diferentes trombofilias hereditárias[43]

	Prevalência na população geral (%)	Risco de TEV por gestação (sem história) (%)	Risco de TEV por gestação (TEV prévio) (%)	% de todos os TEV
FVL heterozigoto	1-15	0,5-3,1	10	40
FVL homozigoto	< 1	2,2-14	17	2
MP heterozigota	2-5	0,4-2,6	> 10	17
MP homozigota	< 1	2-4	> 17	0,5
FVL/MP dupla heterozigota	0,01	4-8,2	> 20	1-3
DAT	0,02	0,2-11,6	40	1
DPC	0,2-0,4	0,1-1,7	4-17	14
DPS	0,03-0,13	0,3-6,6	0-22	3

TEV: tromboembolismo venoso; FVL: fator V de Leiden; MP: mutação da protrombina; DAT: deficiência de antitrombina; DPC: deficiência da proteína C; DPS: deficiência da proteína S.

As trombofilias hereditárias mais comuns são o fator V de Leiden (FVL) e a mutação G20210A no gene da protrombina (fator II); as trombofilias menos prevalentes incluem a deficiência das proteínas C, S e antitrombina, as disfibrinogenemias e a hiper-homocisteinemia.

Fator V de Leiden

O FVL responde por 40 a 50% das trombofilias hereditárias, com prevalência de 3 a 8% nos EUA e na Europa. É uma condição autossômica dominante com penetrância incompleta, caracterizada por resistência relativa à proteína C ativada (PCa), que perde a capacidade de inativar os fatores Va e VIIIa. A expressão clínica varia dependendo da homozigose ou heterozigose, doenças genéticas ou adquiridas coexistentes e fatores de risco.

Portadoras do FVL heterozigoto respondem por 40% dos casos de TEV na gestação. Apesar de o risco de TEV entre gestantes portadoras do FVL heterozigoto, sem história pessoal ou familiar de TEV, ser maior que o risco basal da gravidez, é estimado em não mais que 5 a 12 para cada 1.000 partos. O risco aumenta para 10% na presença de história pessoal de TEV, e para 15 por 1.000 partos na presença de história familiar. Se portadora do FVL homozigoto sem história pessoal ou familiar, o risco de TEV é de 1 a 2%, mas eleva-se para 17% com história positiva.[44]

Mutação G20210A no gene da protrombina

A mutação da protrombina (MP) é uma variante genética com incidência de 1 a 6%. Ela aumenta a protrombina e a geração de trombina, ao mesmo tempo em que reduz a inativação do fator Va pela PCa, induzindo um estado pró--trombótico. É encontrada em 3% da população europeia e responde por 17% dos casos de TEV na gestação.[45]

Portadoras da MP heterozigota têm menos de 1% de risco de TEV na gravidez, mas a história pessoal aumenta o risco para pelo menos 10%.[32] Gestantes homozigotas para a MP sem história pessoal ou familiar de TEV têm risco de 2 a 3% de TEV na gravidez.

Deficiência da proteína C

A proteína C é um anticoagulante natural dependente da vitamina K, que inativa os fatores Va e VIIIa, inibindo a geração de trombina. A deficiência resulta de múltiplas mutações genéticas diferentes, levando a vários graus de hipercoagulabilidade.

O risco de TEV em gestantes com deficiência da proteína C (DPC) sem história familiar é de 0,7%, mas a história pessoal ou familiar eleva tal risco para 2 a 8%.[32]

Recém-nascidos homozigotos para DPC podem desenvolver púrpura neonatal fulminante, com coagulação intravascular disseminada e necrose cutânea, requerendo anticoagulação por toda a vida.[46]

Deficiência da proteína S

A proteína S é um cofator da proteína C, dependente da vitamina K, que inativa os fatores Va e VIIIa na forma livre. A proteína S também tem papel independente da proteína C, no qual inibe diretamente a protrombinase e interage com o inibidor do fator tecidual para posteriormente inibir o fator Xa.

Em pacientes com história de TEV, a deficiência da proteína S (DPS) foi encontrada em 0,9%. Em mulheres com DPS e história familiar, o risco de TEV na gestação é de 5 a 7%.[47] Da mesma forma que a DPC, a DPS homozigota também pode cursar com púrpura neonatal fulminante.[46]

Deficiência de antitrombina

A antitrombina inativa a trombina e o fator Xa, e a deficiência promove a coagulação. A deficiência da antitrombina (DAT) é altamente trombogênica e felizmente rara. Há mais de 250 mutações associadas que podem reduzir a transcrição genética, levando à redução nos níveis e atividade da antitrombina, ou alterando a estrutura ou a função, e aumentando o risco de TEV em mais de 25 vezes.

A prevalência da deficiência heterozigota é de 1 para 2.500 na população geral. Em mulheres sem história de TEV e DAT leve (atividade entre 70 e 85%), o risco de TEV na gravidez varia de 0,2 a 0,4%. Entretanto, em gestantes com trombofilia familiar, história de TEV e DAT grave (atividade menor que 60%), o risco pode chegar a 40%.[44]

Outras trombofilias

Outras trombofilias foram descritas, incluindo outras mutações no gene do fator V, do inibidor do plasminogênio ativado 1 (PAI-1) e outras. Apesar de parecerem exercer pequeno risco independente de TEV, podem exacerbar o risco em pacientes com as mutações anteriormente citadas. Entretanto, não há evidência suficiente para recomendar a pesquisa dessas trombofilias no TEV.

Hiper-homocisteinemia

Diferentes defeitos enzimáticos herdados podem levar à hiper-homocisteinemia. O mais comum é um polimorfismo no gene da enzima metileno tetra-hidrofolato redutase (MTHFR) C677T. A homocisteína, quando auto-oxidada, pode levar à fabricação de produtos biologicamente reativos e aumento da toxicidade celular. As quatro doenças consequentes incluem trombose, estresse oxidativo, apoptose e proliferação celular. O ácido fólico e a suplementação de B12 e B6 reduzem os níveis circulantes de homocisteína; entretanto, o significado clínico disto ainda não foi demonstrado.

As mutações na MTHFR em si não parecem aumentar o risco de TEV em não gestantes e em gestantes. Apesar de a hiper-homocisteinemia ter sido anteriormente citada como fator de risco moderado para TEV, outros dados indicaram ser fator de risco fraco.[48] Tal observação pode refletir a dieta rica em folato das nações desenvolvidas. Não há evidências suficientes para recomendar a avaliação dos polimorfismos da MTHFR ou dosar os níveis de homocisteína na avaliação da etiologia do TEV.

TROMBOFILIA E GRAVIDEZ

O estabelecimento e a manutenção adequados da circulação placentária são condições essenciais para uma gestação bem-sucedida. A perfusão placentária inadequada pode refletir eventos microtrombóticos, que levam à redução da invasão trofoblástica e hipóxia crônica, e pode levar a complicações gestacionais vasculares, como RCIU, perda gestacional tardia, descolamento prematuro de placenta (DPP) e pré-eclâmpsia, que afetam até 1 a cada 6 gestações. É, portanto, lógico considerar que condições pró-trombóticas, incluindo as trombofilias hereditárias, poderiam levar ao maior risco de complicações gestacionais.

Vários resultados gestacionais adversos compartilham processos patogênicos de micro e macrotromboses. O alto custo físico e psicológico desses resultados torna o desenvolvimento de intervenções efetivas e preventivas um importante assunto no cuidado obstétrico.

Dados de estudos de coorte retrospectivos e caso-controle sugeriram a associação entre trombofilias hereditárias e resultados gestacionais adversos, incluindo aborto recorrente e complicações gestacionais vasculares.[49] Relatos iniciais como o de Kupferminc et al. mostraram que 65% das mulheres com pré-eclâmpsia, óbito fetal, DPP e RCIU tinham alguma forma de trombofilia.[50] Entretanto, uma ligação causal não pode ser definida. A maioria dos estudos disponíveis (caso-controle e coortes retrospectivas) envolve populações heterogêneas, é contraditória e possui vieses potenciais. Estudos prospectivos de coorte demonstraram ausência ou fraca associação entre as trombofilias hereditárias e resultados gestacionais adversos.[51,52]

Os dados disponíveis sugerem que a associação entre trombofilia e perda gestacional recorrente ou complicações gestacionais é fraca e não traduz maior risco de complicações. Foi sugerida associação modesta entre aborto espontâneo recorrente (AER) de primeiro trimestre e a MP (OR 2,7 95% CI 1,37-1,69) e o FVL (OR 1,91 95% CI 1,01-3,61), reforçando o papel da trombofilia como fator contribuidor, e não como causa das complicações.[49]

Nas perdas gestacionais de 2º trimestre, o FVL e a MP heterozigotos apresentaram associação mais forte do que com perdas gestacionais precoces. Isso foi consistente com uma revisão sistemática, que relatou associação entre FVL e perda gestacional após 19 semanas.[53] Em metanálise, Rodger et al. mostraram maior risco de perda gestacional em portadoras do FVL (RR 1,79 95% CI 1,06-3,03), mas não nas portadoras da MP.[54]

Existem poucos estudos quanto à deficiência das proteínas C e S e resultados gestacionais adversos. Robertson, em revisão sistemática, mostrou associação entre DPS e perda gestacional tardia, embora com amplo intervalo de confiança, refletindo números pequenos (OR 20,1 95% CI 3,7-109,5). Não houve associação com a DPC.[49]

O Eunice Kennedy Shiver National Institute of Health and Human Development Maternal-Fetal Medicine Units Network testou mulheres de baixo risco com gestação única antes de 14 semanas e não encontrou maior incidência de perda fetal entre portadoras do FVL heterozigoto.[55] A avaliação de mulheres com perda fetal tardia não demonstrou associação entre o óbito fetal e as mutações da protrombina ou da MTHFR.[52] Entretanto, houve associação fraca com o FVL homozigoto. Os autores concluíram que não há evidência suficiente para pesquisar trombofilias hereditárias nos casos de óbito fetal.

Alguns estudos clínicos relataram ligação entre o FVL e pré-eclâmpsia, pré-eclâmpsia grave ou antes de 37 semanas, mas múltiplos estudos caso-controle falharam em demonstrar tal associação. Duas metanálises de estudos caso-controle encontraram associação entre o FVL e pré-eclâmpsia: uma incluiu 31 estudos com 7.522 pacientes encontrou OR de 1,81 (95% CI 1,14-2,87),[56] e outra incluiu 37 estudos com 5.048 pacientes, e obteve OR 1,6 (95% CI 1,28-1).[57] Por outro lado, coorte prospectiva de 7.343 mulheres não demonstrou associação entre FVL ou MP heterozigotos e resultados adversos de pré-eclâmpsia, perda gestacional, DPP ou RCIU.[54] Estudos também falharam ao estabelecer associação entre a MP e pré-eclâmpsia.

Apesar de metanálises terem sugerido associação entre DPC e DPS e pré-eclâmpsia, as conclusões foram baseadas em pequeno número de estudos, com pequeno número de participantes. Não há evidência suficiente para concluir que as trombofilias hereditárias estejam associadas com aumento na ocorrência de pré-eclâmpsia.

Em outro resultado gestacional adverso, metanálise de estudos caso-controle relatou associação entre DPP e FVL homozigoto e heterozigoto, e MP heterozigota.[58] Entretanto, estudos de coorte prospectivos e metanálise não confirmaram tal associação.[59] No geral, não há evidências suficientes para estabelecer ligação entre DPP e trombofilias hereditárias.

Alterações fetais (cromossômicas, anomalias congênitas, infecções), maternas (fatores genéticos, estado nutricional, doenças crônicas que resultem em isquemia uterina, hipóxia) e placentárias (corioangioma, vilosite, necrose vilosa isquêmica) alteram o crescimento fetal e explicam a maioria das ocorrências de restrição de crescimento intrauterino, mas 25% dos casos permanecem sem causa definida. Estudos sobre programação fetal demonstraram a epigenética de crescimento fetal ligada a consequências adversas de longo prazo.[60] Além disso, a determinação das razões da restrição de crescimento intrauterino nos 25% de casos não esclarecidos é uma importante meta para os obstetras, dado ser de importância na saúde pública.

Embora uma associação generalizada entre trombofilias hereditárias e RCIU tenha sido demonstrada em metanálise de 5 estudos, metanálises de trombofilias individuais não mostraram associação significativa. Estudos caso-controle, de coorte e revisão sistemática falharam em detectar associação entre FVL e RCIU abaixo do 10º ou do 5º percentil.[61] Tal ausência de associação também foi observada com a MP e RCIU.[51] Estudo caso-controle com 493 recém-nascidos com RCIU e 472 controles não encontrou associação com FVL, MP ou MTHFR.[62] Estudo caso-controle recente avaliou 33 gestantes com RCIU e 66 controles, e encontrou associação entre as mutações PAI-1 e MTHFR.[63] A pesquisa rotineira de trombofilias com mulheres com restrição de crescimento intrauterino não é recomendada, dada a baixa prevalência e porque os resultados de estudos são conflitantes. Essas discrepâncias podem ser explicadas por grandes diferenças quanto à raça e à etnia entre os participantes dos estudos.

O TEV é uma das principais causas de morte materna direta e a trombofilia é um fator de risco estabelecido. Por essa razão, a apropriada estratificação de risco e profilaxia são cruciais para mulheres com trombofilia na gestação. Uma revisão sistemática demonstrou aumento relativo no risco de TEV para todas as trombofilias, exceto C677T homozigota; uma hipótese é que a suplementação rotineira de ácido fólico reduza os níveis de homocisteína, reduzindo, portanto, o risco de TEV.[49]

Na situação em que o indivíduo seja portador de duas trombofilias clinicamente importantes ou homozigose para o FVL ou para a MP, define-se a dupla trombofilia. Mulheres com combinação de FVL e MP apresentaram risco significativamente maior para TEV, quando comparadas com mulheres com apenas uma mutação, sugerindo que múltiplas trombofilias possam criar um efeito sinérgico de hipercoagulação. O estudo *European Prospective Cohort On Thrombophilia* (EPCOT) avaliou a associação entre trombofilia hereditária e perda fetal, e mostrou maior risco para perda fetal nas mulheres com trombofilia dupla, quando comparadas com aquelas com trombofilia única ou com o grupo-controle.[63] Outro estudo mostrou que a dupla heterozigose para FVL e MP configurou maior risco de DPP,[64] e outro ainda associou o FVL homozigoto a MP homozigota e ambas heterozigotas com perda fetal, baseado no pequeno número de crianças com estas mutações, comparadas com os valores esperados.[65] Entretanto, os dados são muito limitados quanto a resultados obstétricos na dupla trombofilia, dada a raridade desses eventos. Quanto ao TEV, a combinação do FVL e MP tem efeito sinérgico de hipercoagulação; mulheres com dupla heterozigose têm risco de 4 a 5%, mesmo sem história pessoal ou familiar.[44]

Anticoagulação para prevenção de resultados gestacionais adversos

O ácido acetilsalicílico em baixa dose e a HBPM foram introduzidos no cuidado de gestantes com alto risco de resultado gestacional adverso, ao extrapolar o tratamento da síndrome antifosfolípide, pela segurança e poucos efeitos colaterais, pela plausibilidade biológica de efeito e pela falta de intervenções alternativas. Em três grandes estudos randomizados com mulheres selecionadas por complicações gestacionais prévias, esse tratamento não foi eficaz.[66-68] Entretanto, os estudos de Gris et al. sobre a prevenção de resultado gestacional adverso em mulheres com história de pré-eclâmpsia e DPP tratadas com HBPM mostraram benefício. As mulheres estudadas tinham alta prevalência de trombofilias hereditárias.[69,70]

Metanálise de seis estudos também mostrou evidência de benefício com HBPM. A população não foi específica para trombofilia, mas incluiu mulheres com história de pré-eclâmpsia, DPP, RCIU, perda gestacional de 2º e 3º trimestre. Houve redução significativa na taxa de recorrência (18,7 *versus* 42,9%) e redução do risco relativo (RR: 0,52 95% CI 0,32-0,86).[54]

Outras metanálises não demonstraram melhora na taxa de nascidos vivos para mulheres com trombofilias hereditárias e história de perda gestacional como o tratamento com dose profilática de HBPM.[71,72] Uma revisão Cochrane também concluiu não haver evidências suficientes para recomendar o uso de anticoagulantes (ácido acetilsalicílico ou HBPM) para mulheres com perda gestacional recorrente e trombofilias hereditárias, e recomendou a realização de estudos controlados randomizados para avaliar a questão.[73]

Metanálise recente de oito estudos randomizados avaliou o efeito da HBPM na prevenção de resultados gestacionais adversos. Das mulheres incluídas na metanálise, 42% tinham trombofilia.[74] No geral, a HBPM não reduziu a taxa de complicações recorrentes mediadas pela placenta, incluindo RCIU, perda gestacional com 20 semanas ou mais, pré-eclâmpsia precoce ou grave ou DPP, quando comparada com placebo. Dada a inconsistência de achados e falta de efeito nas metanálises, a anticoagulação não é recomendada para a prevenção de resultados gestacionais adversos. Novas pesquisas poderão delinear subgrupos com trombofilia, nos quais a anticoagulação poderá ser benéfica.

Recomendações atuais

A falta de evidências fortes e consistentes para basear recomendações clínicas levou a recomendações diferentes, como as do American College of Chest Physicians (ACCP),[75] quando comparada com as do Royal College of Obstetricians and Gynecologists (RCOG),[76] para profilaxia de trombose (Tabelas 3 e 4).

Dada a fraca associação entre as trombofilias hereditárias mais comuns e TEV e ao risco importante da história familiar positiva, a ACCP recomenda a profilaxia com HBPM para dois grupos de mulheres: (a) sem história familiar de TEV e com FVL ou MP homozigotas; (b) com história familiar de TEV e outras trombofilias. O órgão não recomenda a profilaxia para mulheres com trombofilia hereditária sem complicações gestacionais prévias, pela falta de evidência de melhora no resultado gestacional.[75]

Já o RCOG recomenda considerar HBPM antenatal em mulheres assintomáticas com as mutações FVL ou MP homozigotas.[76] Recomenda também considerar a profilaxia para mulheres com DAT, DPS ou DPC, mesmo na ausência de história pessoal ou familiar de TEV, o que difere das recomendações da ACCP.[75]

Tabela 3 Recomendações da ACCP para tromboprofilaxia para gestantes com trombofilia hereditária[72]

História de TEV	TH	Conduta anteparto	Conduta pós-parto
TEV prévio	Qualquer	HBPM dose profilática ou intermediária	HBPM dose profilática ou intermediária 6 semanas
História familiar de TEV	FVL homozigoto	HBPM dose profilática ou intermediária	HBPM dose profilática ou intermediária ou antagonista da vitamina K (RNI 2-3) 6 semanas
	MP homozigota	HBPM dose profilática ou intermediária	HBPM dose profilática ou intermediária ou antagonista da vitamina K (RNI 2-3) 6 semanas
	DPC ou DPS	Não recomendada	HBPM dose profilática ou intermediária 6 semanas
	Outras	Não recomendada	HBPM dose profilática ou intermediária ou antagonista da vitamina K (RNI 2-3) 6 semanas
Sem história pessoal ou familiar	Todas	Não recomendada	Não recomendada
Complicações gestacionais prévias	Todas	Não recomendada	Não recomendada
Alto risco de pré-eclâmpsia	Qualquer ou nenhuma	Ácido acetilsalicílico baixa dose a partir do segundo trimestre	Não recomendada

ACCP: American College of Chest Physicians; TEV: tromboembolismo venoso; TH: trombofilia hereditária; FVL: fator V de Leiden; MP: mutação da protrombina; DPC: deficiência da proteína C; DPS: deficiência da proteína S; HBPM: heparina de baixo peso molecular.

Recentemente, o American College of Gynecologists and Obstetricians (ACOG) fez novas recomendações quanto ao assunto (Tabela 5).[43] A pesquisa de trombofilia hereditária é indicada para mulheres com história pessoal de TEV ou parente de primeiro grau com trombofilia hereditária de alto risco. Os autores não recomendam a investigação de trombofilia hereditária para mulheres com história de perda fetal, DPP, pré-eclâmpsia ou RCIU, mas recomendam a avaliação dos anticorpos antifosfolípides para mulheres com perda gestacional recorrente ou óbito fetal. As trombofilias hereditárias a serem avaliadas são: FVL, MP, DAT, DPC e DPS. Na prevenção do TEV com anticoagulantes, os riscos devem ser considerados individualmente, envolvendo a história pessoal e familiar de TEV, a gravidade da trombofilia hereditária e os fatores de risco adicionais, como cesariana, obesidade e imobilização prolongada. A HBPM é preferida à HNF, pela meia-vida mais longa, dose resposta previsível e segurança materna.[32] Os regimes de anticoagulação podem ser vistos na Tabela 6. Recomenda-se o início da profilaxia assim que diagnosticada a gestação. Os antagonistas da vitamina K devem ser evitados na gestação. Inibidores diretos da trombina (dabigatrana) e inibidores do anti-Xa (rivaroxabana, apixaban) devem ser evitados na gravidez e lactação porque não há dados suficientes para avaliar a segurança para a mulher, feto e recém-nascido.[75]

Tabela 4 Recomendações para tromboprofilaxia para gestantes com trombofilia hereditária[76]

História de TEV	TH	Conduta anteparto	Conduta pós-parto
TEV prévio	DAT	HBPM dose terapêutica Acompanhamento com hematologista Monitorar anti-Xa	HBPM dose terapêutica por 6 semanas ou até anticoagulação oral
Assintomática	Outras TH	HBPM dose profilática	HBPM dose profilática 6 semanas
	DAT		
	DPC		
	DPS		
	Dupla heterozigose		
	FVL homozigoto		
	MP homozigota		
	FVL heterozigoto	HBPM dose profilática se mais 3 fatores de risco; ou a partir de 28 semanas de mais 2 fatores de risco	HBPM por 10 dias se mais um fator de risco
	MP heterozigota		

TEV: tromboembolismo venoso; TH: trombofilia hereditária; FVL: fator V de Leiden; MP: mutação da protrombina; DAT: deficiência de antitrombina; DPC: deficiência da proteína C; DPS: deficiência da proteína S; HBPM: heparina de baixo peso molecular.

Tabela 5 Tromboprofilaxia recomendada para gestantes com trombofilias hereditárias[43]

Cenário clínico	Conduta anteparto	Conduta pós-parto
TH de baixo risco[a] sem TEV prévio	Acompanhamento sem anticoagulação	Acompanhamento sem anticoagulação ou anticoagulação profilática se outros fatores de risco
TH de baixo risco com história de um familiar com TEV	Acompanhamento sem anticoagulação ou profilaxia com HBPM ou HNF	HBPM ou HNF em dose profilática ou intermediária
TH de baixo risco com história pessoal de TEV, sem anticoagulação prolongada em curso	HBPM ou HNF em dose profilática ou intermediária	HBPM ou HNF em dose profilática ou intermediária
TH de alto risco[b] sem TEV prévia	HBPM ou HNF em dose profilática ou intermediária	HBPM ou HNF em dose profilática ou intermediária
TH de alto risco com história pessoal ou familiar de TEV, sem anticoagulação prolongada em curso	HBPM ou HNF em dose profilática, intermediária ou terapêutica	O mesmo tratamento recebido na gravidez (maior dose)
TH com 2 ou mais TEV, sem anticoagulação prolongada em curso	HBPM ou HNF em dose intermediária ou terapêutica	O mesmo tratamento recebido na gravidez (maior dose)
TH com 2 ou mais TEV, com anticoagulação prolongada em curso	Anticoagulação terapêutica	Reiniciar anticoagulação prolongada com anticoagulantes orais

TH: trombofilia hereditária; TEV: tromboembolismo venoso; HBPM: heparina de baixo peso molecular; HNF: heparina não fracionada.
[a] TH de baixo risco: fator V de Leiden heterozigoto, mutação da protrombina heterozigota, deficiência das proteínas C e S; [b] TH de alto risco: fator V de Leiden homozigoto, mutação da protrombina homozigota, dupla heterozigose (fator V de Leiden e mutação da protrombina), deficiência de antitrombina.

Tabela 6 Diferentes regimes de anticoagulação[43]

Regime de anticoagulação	Doses
HBPM profilática	Enoxaparina 40 mg SC, 1 vez/dia
	Dalteparina 5.000 UI SC, 1 vez/dia
	Tinzaparina 4.500 UI SC, 1 vez/dia
	Nadroparina 2.850 UI SC, 1 vez/dia
HBPM dose intermediária	Enoxaparina 40 mg SC, a cada 12 horas
	Dalteparina 5.000 UI SC, a cada 12 horas

(continua)

Tabela 6 Diferentes regimes de anticoagulação[43] *(continuação)*

Regime de anticoagulação	Doses
HBPM dose terapêutica	Enoxaparina 1 mg/kg, a cada 12 horas
	Dalteparina 200 UI/kg, 1 vez/dia
	Tinzaparina 175 UI/kg, 1 vez/dia
	Alvo do anti-Xa: 0,6-1 UI/mL 4 horas, após a última dose
HNF profilática	5.000-7.500 UI SC a cada 12 horas, no 1º trimestre
	7.500-10.000 UI SC a cada 12 horas, no 2º trimestre
	10.000 UI SC a cada 12 horas no 3º trimestre (controlar TTPa)
HNF dose terapêutica	10.000 UI SC a cada 12 horas ou mais, mantendo TTPa 1,5-2,5 vezes o controle 6 horas após a última injeção

HBPM: heparina de baixo peso molecular; HNF: heparina não fracionada; UI: unidades internacionais; SC: subcutânea.

Discussão

Para mulheres com trombofilia e história de resultado gestacional adverso, esta é uma área de grande carga emocional. Os clínicos não apresentam um tratamento comprovadamente eficaz, e há a demanda das pacientes por uma intervenção que possa ajudar. Apesar do aumento no risco relativo para TEV e resultados gestacionais adversos terem sido demonstrados na literatura para mulheres com trombofilia hereditária, o risco absoluto é frequentemente baixo e as intervenções são caras e não isentas de risco.

Para mulheres com trombofilia hereditária, estudos pequenos e não randomizados e observacionais sugeriram benefício. Entretanto, isso contrasta com dados de ensaios randomizados recentemente relatados. Dada a plausibilidade biológica para um mecanismo trombótico e o potencial da HBPM impactá-lo, é importante considerar o quanto a HBPM pode ainda ter papel no processo desta doença.

Há dados que mostram benefício potencial da HBPM na implantação e no desenvolvimento placentário, incluindo os que sugerem benefício no resultado gestacional em tratamentos de reprodução assistida. Isso leva à hipótese de que processos patogênicos se originam no 1º trimestre. Se for o caso, é importante considerar o momento do tratamento em relação à implantação.

Similaridades entre as diferentes complicações mediadas pela placenta, incluindo implantação deficiente e infartos placentários, levaram à teoria de que elas possam compartilhar os mesmos processos hemostáticos patológicos, e talvez se beneficiem da mesma intervenção. O estudo ALIFE2, que randomiza mulheres até 7 semanas de idade gestacional e com história de 2 ou mais abortos espontâneos ou óbito fetal, portadoras de trombofilia hereditária, para o uso ou não de HBPM, poderá auxiliar na resposta quanto ao uso dos anticoagulantes em algumas complicações obstétricas (www.alife2study.org).

CONCLUSÕES

O amplo uso de terapia anticoagulante e antiplaquetária para mulheres com trombofilia e história de resultados gestacionais adversos, baseado na associação lógica entre processos trombóticos e tais complicações, suplantou a escassez de dados para dar suporte ao tratamento.

Apesar de alguns estudos demonstrarem benefício potencial da HBPM para mulheres com complicações prévias mediadas pela placenta, ainda não há evidência de boa qualidade para basear o uso antenatal para mulheres com trombofilia hereditária.

Esta falta de evidências pode refletir a natureza multifatorial de tais complicações, a heterogeneidade dos grupos de estudo com estratificação inadequada ou a variação das gestações nas quais a HBPM foi utilizada. Por enquanto, clínicos e pacientes precisarão de guias para o manejo dessas condições, baseados nas evidências atuais. Apenas a pesquisa fornecerá melhor entendimento dos processos da doença, identificação de possíveis biomarcadores e tratamento mais bem direcionado.

REFERÊNCIAS BIBLIOGRÁFICAS

1. Hughes GR. Thrombosis, abortion, cerebral disease, and the lupus anticoagulant. Br Med J (Clin Res Ed). 1983;287(6399):1088-9.
2. Miyakis S, Lockshin MD, Atsumi T, Branch DW, Brey RL, Cervera R, et al. International consensus statement on an update of the classification criteria for definite antiphospholipid syndrome (APS). J Thromb Haemost. 2006;4(2):295-306.
3. Durcan L, Petri M, editors. Epidemiology of the Antiphospholipid Syndrome. Elsevier; 2016.
4. Rodriguez-Pintó I, Espinosa G, Cervera R. Catastrophic antiphospholipid syndrome: The current management approach. Best Pract Res Clin Rheumatol. 2016;30(2):239-49.
5. Page JM, Christiansen-Lindquist L, Thorsten V, Parker CB, Reddy UM, Dudley DJ, et al. Diagnostic Tests for Evaluation of Stillbirth: Results From the Stillbirth Collaborative Research Network. Obstet Gynecol. 2017;129(4):699-706.
6. Martinez-Zamora MA, Peralta S, Creus M, Tassies D, Reverter JC, Espinosa G, et al. Risk of thromboembolic events after recurrent spontaneous abortion in antiphospholipid syndrome: a case-control study. Ann Rheum Dis. 2012;71(1):61-6.
7. Tektonidou MG, Laskari K, Panagiotakos DB, Moutsopoulos HM. Risk factors for thrombosis and primary thrombosis prevention in patients with systemic lupus erythematosus with or without antiphospholipid antibodies. Arthritis Rheum. 2009;61(1):29-36.
8. Giannakopoulos B, Krilis SA. The pathogenesis of the antiphospholipid syndrome. N Engl J Med. 2013;368(11):1033-44.

9. Pengo V, Ruffatti A, Legnani C, Testa S, Fierro T, Marongiu F, et al. Incidence of a first thromboembolic event in asymptomatic carriers of high-risk antiphospholipidantibody profile: a multicenter prospective study. Blood. 2011;118(17):4714-8.

10. Jankowski M, Vreys I, Wittevrongel C, Boon D, Vermylen J, Hoylaerts MF, et al. Thrombogenicity of beta 2-glycoprotein I-dependent antiphospholipid antibodies in a photochemically induced thrombosis model in the hamster. Blood. 2003;101(1):157-62.

11. Di Simone N, Meroni PL, de Papa N, Raschi E, Caliandro D, De Carolis CS, et al. Antiphospholipid antibodies affect trophoblast gonadotropin secretion and invasiveness by binding directly and through adhered beta2-glycoprotein I. Arthitis Rheum. 2000;43(1):140-50.

12. Alvarez AM, Mulla MJ, Chamley LW, Cadavid AP, Abrahams VM. Aspirin-triggered lipoxin prevents antiphospholipid antibody effects on human trophoblast migration and endothelial cell interactions. Arthritis Rheumatol. 2015;67(2):488-97.

13. Beaumont JL, Scebat L, Lenegre J. La prophylaxie des thromboses et des embolies par le traitement anticoagulant prolongé. Sem Hop. 1954;30(62):3467-74.

14. Bowie EJ, Thompson JH Jr, Pascuzzi CA, Owen CA Jr. Thrombosis in systemic lupus erythematosus despite circulating anticoagulants. J Lab Clin Med. 1963;62:416-30.

15. Lockshin MD. Anticardiolipin antibodies and lupus anticoagulants. Curr Opin Rheumatol. 1990;2(5):708-11.

16. Lockshin MD, Druzin ML, Goei S, Qamar T, Magid MS, Jovanovic L, et al. Antibody to cardiolipin as a predictor of fetal distress or death in pregnant patients with systemic lupus erythematosus. N Engl J Med. 1985;313(3):152-6.

17. Pengo V, Bison E, Zoppellaro G, Padayattil Jose S, Denas G, Hoxha A, et al. APS - Diagnostics and challenges for the future. Autoimmun Rev. 2016;15(11):1031-3.

18. Galli M, Borrelli G, Jacobsen EM, Marfisi RM, Finazzi G, Marchioli R, et al. Clinical significance of different antiphospholipid antibodies in the WAPS (warfarin in the antiphospholipid syndrome) study. Blood. 2007;110(4):1178-83.

19. Ceccarelli F, Chighizola C, Finazzi G, Meroni PL, Valesini G. Thromboprophylaxis in carriers of antiphospholipid antibodies (APL) without previous thrombosis: "Pros" and "Cons". Autoimmun Rev. 2012;11(8):568-71.

20. Stojanovich L, Kontic M, Djokovic A, Ilijevski N, Stanisavljevic N, Marisavljevic D. Pulmonary events in antiphospholipid syndrome: influence of antiphospholipid antibody type and levels. Scand J Rheumatol. 2012;41(3):223-6.

21. Francès C, Niang S, Laffitte E, Pelletier FL, Costedoat N, Piette JC. Dermatologic manifestations of the antiphospholipid syndrome: two hundred consecutive cases. Arthritis Rheum. 2005;52(6):1785-93.

22. Bramham K, Hunt BJ, Germain S, Calatayud I, Khamashta M, Bewley S, et al. Pregnancy outcome in different clinical phenotypes of antiphospholipid syndrome. Persistent triple antiphospholipid antibody positivity as a strong risk factor of first thrombosis, in a long-term follow-up study of patients without history of thrombosis or obstetrical morbidity. Lupus. 2010;19(1):58-64.

23. Stone S, Pijnenborg R, Vercruysse L, Poston R, Khamashta MA, Hunt BJ, et al. The placental bed in pregnancies complicated by primary antiphospholipid syndrome. Placenta. 2006;27(4-5):457-67.

24. Fischer-Betz R, Specker C, Brinks R, Schneider M. Pregnancy outcome in patients with antiphospholipid syndrome after cerebral ischaemic events: an observational study. Lupus. 2012;21(11):1183-9.

25. Sliwa K, van Hagen IM, Budts W, Swan L, Sinagra G, Caruana M, et al. Pulmonary hypertension and pregnancy outcomes: data from the Registry Of Pregnancy and Cardiac Disease (ROPAC) of the European Society of Cardiology. Eur J Heart Fail. 2016;18(9):1119-28.

Trombofilias e perda gestacional **95**

26. Peixoto MV, de Carvalho JF, Rodrigues CE. Clinical, laboratory, and therapeutic analyses of 21 patients with neonatal thrombosis and antiphospholipid antibodies: a literature review. J Immunol Res. 2014;2014:672603.

27. Rai R, Cohen H, Dave M, Regan L. Randomised controlled trial of aspirin and aspirin plus heparin in pregnant women with recurrent miscarriage associated with phospholipid antibodies (or antiphospholipid antibodies). BMJ. 1997;314(7076):253-7.

28. Kutteh WH, Ermel LD. A clinical trial for the treatment of antiphospholipid antibody-associated recurrent pregnancy loss with lower dose heparin and aspirin. Am J Reprod Immunol. 1996;35(4):402-7.

29. Farquharson RG, Quenby S, Greaves M. Antiphospholipid syndrome in pregnancy: a randomized, controlled trial of treatment. Obstet Gynecol. 2002;100(3):408-13.

30. Laskin CA, Spitzer KA, Clark CA, Crowther MR, Ginsberg JS, Hawker GA, et al. Low molecular weight heparin and aspirin for recurrent pregnancy loss: results from the randomized, controlled HepASA Trial. J Rheumatol. 2009;36(2):279-87.

31. Empson M, Lassere M, Craig J, Scott J. Prevention of recurrent miscarriage for women with antiphospholipid antibody or lupus anticoagulant. Cochrane Database Syst Rev. 2005;(2):CD002859.

32. Bates SM, Greer IA, Middeldorp S, Veenstra DL, Prabulos AM, Vandvik PO. VTE, thrombophilia, antithrombotic therapy, and pregnancy: Antithrombotic Therapy and Prevention of Thrombosis, 9th ed: American College of Chest Physicians Evidence-Based Clinical Practice Guidelines. Chest. 2012;141(2 Suppl):e691S-e736S.

33. Bramham K, Thomas M, Nelson-Piercy C, Khamashta M, Hunt BJ. First-trimester low--dose prednisolone in refractory antiphospholipid antibody-related pregnancy loss. Blood. 2011;117(25):6948-51.

34. Triolo G, Ferrante A, Ciccia F, Accardo-Palumbo A, Perino A, Castelli A, et al. Randomized study of subcutaneous low molecular weight heparin plus aspirin versus intravenous immunoglobulin in the treatment of recurrent fetal loss associated with antiphospholipid antibodies. Arthritis Rheum. 2003;48(3):728-31.

35. Tincani A, Scarsi M, Franceschini F, Cattaneo R. Intravenous immunoglobulin in pregnancy: a chance for patients with an autoimmune disease. Isr Med Assoc J. 2007;9(7):553-4.

36. Mekinian A, Lazzaroni MG, Kuzenko A, Alijotas-Reig J, Ruffatti A, Levy P, et al. The efficacy of hydroxychloroquine for obstetrical outcome in anti-phospholipid syndrome: Data from a European multicenter retrospective study. Autoimmun Rev. 2015;14(6):498-502.

37. Sciascia S, Hunt BJ, Talavera-Garcia E, Lliso G, Khamashta MA, Cuadrado MJ. The impact of hydroxychloroquine treatment on pregnancy outcome in women with antiphospholipid antibodies. Am J Obstet Gynecol. 2016;214(2):273.

38. Viall CA, Chamley LW. Histopathology in the placentae of women with antiphospholipid antibodies: A systematic review of the literature. Autoimmun Rev. 2015;14(5):446-71.

39. Meroni PL, Borghi MO, Raschi E, Tedesco F. Pathogenesis of antiphospholipid syndrome: understanding the antibodies. Nat Rev Rheumatol. 2011;7(6):330-9.

40. Creanga AA, Syverson C, Seed K, Callaghan WM. Pregnancy-Related Mortality in the United States, 2011-2013. Obstet Gynecol. 2017;130(2):366-73.

41. Pabinger I, Vossen CY, Lang J, Conard J, García-Dabrio MC, Miesbach W, et al. Mortality and inherited thrombophilia: results from the European Prospective Cohort on Thrombophilia. J Thromb Haemost. 2012;10(2):217-22.

42. Ormesher L, Simcox L, Tower C, Greer IA. Management of inherited thrombophilia in pregnancy. Womens Health (Lond). 2016;12(4):433-41.

43. ACOG Practice Bulletin No. 197 Summary: Inherited Thrombophilias in Pregnancy. Obstet Gynecol. 2018;132(1):249-51.

44. Zotz RB, Gerhardt A, Scharf RE. Inherited thrombophilia and gestational venous thromboembolism. Best Pract Res Clin Haematol. 2003;16(2):243-59.
45. Gerhardt A, Scharf RE, Beckmann MW, Struve S, Bender HG, Pillny M, et al. Prothrombin and factor V mutations in women with a history of thrombosis during pregnancy and the puerperium. N Engl J Med. 2000;342(6):374-80.
46. Marlar RA, Neumann A. Neonatal purpura fulminans due to homozygous protein C or protein S deficiencies. Semin Thromb Hemost. 1990;16(4):299-309.
47. Dziadosz M, Baxi LV. Global prevalence of prothrombin gene mutation G20210A and implications in women's health: a systematic review. Blood Coagul Fibrinolysis. 2016;27(5):481-9.
48. Den Heijer M, Lewington S, Clarke R. Homocysteine, MTHFR and risk of venous thrombosis: a meta-analysis of published epidemiological studies. J Thromb Haemost. 2005;3(2):292-9.
49. Robertson L, Wu O, Langhorne P, Twaddle S, Clark P, Lowe GD, et al. Thrombosis: Risk and Economic Assessment of Thrombophilia Screening (TREATS) Study. Thrombophilia in pregnancy: a systematic review. Br J Haematol. 2006;132(2):171-96.
50. Kupferminc MJ, Eldor A, Steinman N, Many A, Bar-Am A, Jaffa A, et al. Increased frequency of genetic thrombophilia in women with complications of pregnancy. N Engl J Med. 1999;340(1):9-13.
51. Silver RM, Zhao Y, Spong CY, Sibai B, Wendel G Jr, Wenstrom K, et al. Prothrombin gene G20210A mutation and obstetric complications. Obstet Gynecol. 2010;115(1):14-20.
52. Silver RM, Saade GR, Thorsten V, Parker CB, Reddy UM, Drews-Botsch C, et al. Factor V Leiden, prothrombin G20210A, and methylene tetrahydrofolate reductase mutations and stillbirth: the Stillbirth Collaborative Research Network. Am J Obstet Gynecol. 2016;215(4):468.e1-468.e17.
53. Rey E, Kahn SR, David M, Shrier I. Thrombophilic disorders and fetal loss: a meta-analysis. Lancet. 2003;361(9361):901-8.
54. Rodger MA, Walker MC, Smith GN, Wells PS, Ramsay T, Langlois NJ, et al. Is thrombophilia associated with placenta-mediated pregnancy complications? A prospective cohort study. J Thromb Haemost. 2014;12(4):469-78.
55. Dizon-Townson D, Miller C, Sibai B, Spong CY, Thom E, Wendel G Jr., et al. The relationship of the factor V Leiden mutation and pregnancy outcomes for mother and fetus. Obstet Gynecol. 2005;106(3):517-24.
56. Lin J, August P. Genetic thrombophilias and preeclampsia: a meta-analysis. Obstet Gynecol. 2005;105(1):182-92.
57. Wang S, Hu S, Zhong M. Proteomic investigation of the severe preeclampsia treatment by low molecular weight heparin. Clin Exp Obstet Gynecol. 2014;41(6):620-6.
58. Alfirevic Z, Roberts D, Martlew V. How strong is the association between maternal thrombophilia and adverse pregnancy outcome? A systematic review. Eur J Obstet Gynecol Reprod Biol. 2002;101(1):6-14.
59. Rodger MA, Betancourt MT, Clark P, Lindqvist PG, Dizon-Townson D, Said J, et al. The association of factor V leiden and prothrombin gene mutation and placenta-mediated pregnancy complications: a systematic review and meta-analysis of prospective cohort studies. PLoS Med. 2010;7(6):e1000292.
60. Jones JE, Jurgens JA, Evans SA, Ennis RC, Villar VA, Jose PA. Mechanisms of fetal programming in hypertension. Int J Pediatr. 2012;2012:584831.
61. Howley HE, Walker M, Rodger MA. A systematic review of the association between factor V Leiden or prothrombin gene variant and intrauterine growth restriction. Am J Obstet Gynecol. 2005;192(3):694-708.

62. Infante-Rivard C, Rivard GE, Yotov WV, Génin E, Guiguet M, Weinberg C, et al. Absence of association of thrombophilia polymorphisms with intrauterine growth restriction. N Engl J Med. 2002;347(1):19-25.
63. Preston FE, Rosendaal FR, Walker ID, Briët E, Berntorp E, Conard J, et al. Increased fetal loss in women with heritable thrombophilia. Lancet. 1996;348(9032):913-6.
64. Larciprete G, Rossi F, Deaibess T, Brienza L, Barbati G, Romanini E, et al. Double inherited thrombophilias and adverse pregnancy outcomes: fashion or science? J Obstet Gynaecol Res. 2010;36(5):996-1002.
65. Hundsdoerfer P, Vetter B, Stöver B, Bassir C, Scholz T, Grimmer I, et al. Homozygous and double heterozygous Factor V Leiden and Factor II G20210A genotypes predispose infants to thromboembolism but are not associated with an increase of foetal loss. Thromb Haemost. 2003;90(4):628-35.
66. Clark P, Walker ID, Langhorne P, Crichton L, Thomson A, Greaves M, et al. Scottish Pregnancy Intervention Study (SPIN) collaborators. SPIN (Scottish Pregnancy Intervention) study: a multicenter, randomized controlled trial of low-molecular-weight heparin and low-dose aspirin in women with recurrent miscarriage. Blood. 2010;115(21):4162-7.
67. Kaandorp SP, Goddijn M, van der Post JA, Hutten BA, Verhoeve HR, Hamulyák K, et al. Aspirin plus heparin or aspirin alone in women with recurrent miscarriage. N Engl J Med. 2010;362(17):1586-96.
68. Martinelli I, Ruggenenti P, Cetin I, Pardi G, Perna A, Vergani P, et al. Heparin in pregnant women with previous placenta-mediated pregnancy complications: a prospective, randomized, multicenter, controlled clinical trial. Blood. 2012;119(14):3269-75.
69. Gris JC, Chauleur C, Molinari N, Marès P, Fabbro-Peray P, Quéré I, et al. Addition of enoxaparin to aspirin for the secondary prevention of placental vascular complications in women with severe pre-eclampsia. The pilot randomised controlled NOH-PE trial. Thromb Haemost. 2011;106(6):1053-61.
70. Gris JC, Chauleur C, Faillie JL, Baer G, Marès P, Fabbro-Peray P, et al. Enoxaparin for the secondary prevention of placental vascular complications in women with abruptio placentae. The pilot randomised controlled NOH-AP trial. Thromb Haemost. 2010;104(4):771-9.
71. Areia AL, Fonseca E, Areia M, Moura P. Low-molecular-weight heparin plus aspirin versus aspirin alone in pregnant women with hereditary thrombophilia to improve live birth rate: meta-analysis of randomized controlled trials. Arch Gynecol Obstet. 2016;293(1):81-6.
72. Skeith L, Carrier M, Kaaja R, Martinelli I, Petroff D, Schleußner E, et al. A meta-analysis of low-molecular-weight heparin to prevent pregnancy loss in women with inherited thrombophilia. Blood. 2016;127(13):1650-5.
73. de Jong PG, Kaandorp S, Di Nisio M, Goddijn M, Middeldorp S. Aspirin and/or heparin for women with unexplained recurrent miscarriage with or without inherited thrombophilia. Cochrane Database Syst Rev. 2014;(7):CD004734.
74. Rodger MA, Gris JC, de Vries JIP, Martinelli I, Rey É, Schleussner E, et al. Low-Molecular-Weight Heparin for Placenta-Mediated Pregnancy Complications Study Group. Low-molecular-weight heparin and recurrent placenta-mediated pregnancy complications: a meta-analysis of individual patient data from randomised controlled trials. Lancet. 2016;388(10060):2629-2641.
75. Bates SM, Middeldorp S, Rodger M, James AH, Greer I. Guidance for the treatment and prevention of obstetric-associated venous thromboembolism. J Thromb Thrombolysis. 2016;41(1):92-128.
76. Royal College of Obstetricians and Gynecologists. Reducing the risk of venous thromboembolism during pregnancy and the puerperium. Green Top Guideline 37a. 2015. Available from: https://www.rcog.org.uk/globalassets/documents/guidelines/gtg-37a.pdf [Assessed feb. 3 2019].

7 Aspectos imunológicos na perda gestacional

Joanne Kwak-Kim
Qiaohua He
Giovanni Jubiz
Wenjuan Wang
Xihua Yang
Alice Gilman-Sachs
Tradução: Marcelo Cavalcante (texto original em inglês)

RESUMO

A resposta imune desempenha um papel importante na gravidez humana. Respostas imunológicas desreguladas durante a ovulação, a fertilização e a implantação podem resultar em falhas reprodutivas, como falhas na implantação e perdas gestacionais. Neste capítulo, são discutidos os papéis dos principais efetores imunes no sangue periférico e no endométrio uterino, incluindo células T, células B, células *natural killer* (NK), macrófagos, células dendríticas e mastócitos. Paralelamente, a imunopatologia desses efetores imunes para perdas recorrentes na gravidez é revisada com opções terapêuticas. Anormalidades autoimunes relacionadas a perdas gestacionais, como anticorpos antifosfolípides, anticorpos antinucleares, anticorpos antitireoglobulina e antitireoperoxidase, também são discutidas quanto aos mecanismos imunes subjacentes e possíveis abordagens terapêuticas.

INTRODUÇÃO

Os efetores imunes e seus produtos desempenham um papel importante na ovulação, na fertilização, na implantação embrionária e na manutenção da gravidez. Ao contrário, a desregulação das respostas imunes frequentemente causa infertilidade, falhas de implantação e complicações obstétricas, como perda precoce de gravidez, aborto espontâneo recorrente (AER), pré-eclâmpsia, trabalho de parto prematuro, restrição de crescimento intrauterino e morte fetal intrauterina. A perda gestacional é uma das complicações obstétricas mais comuns em mulheres em idade reprodutiva. Múltiplas etiologias subjacentes foram relatadas, incluindo as causas genéticas, anatômicas, endócrinas, infecciosas, autoimunes e anormalidades na imunidade celular.[1] Infelizmente, 2% das mulheres em idade reprodutiva podem ter quadro de perdas gestacionais de repetição. Em mulheres com AER, são comumente associadas doenças autoimunes, distúrbios imunes celulares e trombofílicas, incluindo anticorpos antifosfolípides.[2]

A gravidez, em geral, é um processo ineficiente. Avaliando resultados dos ciclos de fertilização *in vitro* (FIV) e transferência de embriões vitrificados (TEC), aproximadamente metade dos embriões transferidos não será implantada antes mesmo da detecção de gonadotrofina coriônica humana (hCG) e metade dos embriões implantados abortará como uma gravidez bioquímica. Assim, apenas 25% dos embriões transferidos continuarão em uma gravidez além das 20 semanas de gestação. A perda gestacional pode ocorrer repetidamente, e a probabilidade de ter uma gravidez a termo em mulheres com história de perdas anteriores é significativamente diminuída com o número crescente de perdas gestacionais anteriores. Em mulheres com histórico de AER, a prevalência de complicações obstétricas no 2º ou 3º trimestre, como pré-eclâmpsia, trabalho de parto prematuro, restrição de crescimento intrauterino e descolamento de placenta é significativamente maior do que em gestantes normais.[1] Esses resultados sugerem que a patologia imune desempenha um papel importante na perda gravídica e complicações obstétricas relacionadas.

Neste capítulo, será revisada a importância de efetores imunes, como células T, B e *natural killer* (NK), mastócitos, macrófagos e células dendríticas, em gestações normais e o possível papel na perda gestacional. Anormalidades imunológicas humorais relacionadas à perda gravídica também são revisadas.

RESPOSTA DA IMUNIDADE CELULAR NA GESTAÇÃO

Células *natural killer* na gestação

As células NK do sangue periférico (pNK) e as células NK uterinas (uNK) desempenham um papel importante na implantação e no desenvolvimento placentário precoce, regulando a invasão trofoblástica, a angiogênese e a remodelação das artérias espiraladas uterina enquanto protegem a gravidez contra patógenos infecciosos. As células pNK maduras são responsáveis por 5 a 20% dos linfócitos totais do sangue. A maioria (mais de 90%) das células pNK expressa CD56 de baixa densidade e CD16 (CD56^{dim}CD16^{+}); em contraste, aproximadamente 10% das células pNK possuem alta densidade de expressão de superfície de CD56, sem expressão de CD16 (CD56^{bright}CD16^{-}). Células uNK têm um fenótipo distinto (CD56^{bright}CD16^{-}) em comparação com as células pNK e existem ao longo do ciclo menstrual.[1] O número de células uNK é baixo durante o endométrio proliferativo (20%), aumenta substancialmente na fase média-secretora e torna-se uma importante população de linfócitos endometriais na fase secretora tardia e no início da gravidez (60 a 70%). Assim como as células pNK CD56[bright], as células uNK produzem preferencialmente citocinas (IFN-gama e TNF-alfa) e são pouco citotóxicas, apesar dos abundantes grânulos intracelulares, contendo granzima, granulisina e perforina. As células uNK são originárias de 3 fontes: células progenitoras hematopoiéticas CD34 + residentes (HPC) no endométrio, HPC do sangue periférico e células pNK precursoras maduras ou imaturas. Células uNK derivadas de HPC do sangue periférico e células pNK precursoras migram para o endométrio em resposta a citocinas e quimiocinas (IL-15, CXCR-9, -10 -11 e -12) produzidas pelas células endometriais e trofoblasto durante a fase lútea do ciclo menstrual e gravidez precoce, modificando os fenótipos por vários fatores endometriais.[3]

Papel das células NK na gravidez

Durante o início da gravidez, as células deciduais NK (dNK) são uma importante população de células imunes na interface materno-fetal. No entanto, o número diminui durante a segunda metade da gravidez. Receptores *killer-cell immunoglobulin-like receptors* (KIR) e *natural killer group 2* (NKG2)A/C/E *receptors*, que reconhecem HLA-C e HLA-E, respectivamente, são expressos em um nível mais alto entre as células uNK do que nas células pNK, o que os torna inclinados para o reconhecimento dos respectivos ligantes.[3] As células dNK estão na proximidade do trofoblasto extraviloso invasor (EVT) e tornam-se localmente "educadas e autorizadas" a prevenir a perda fetal, reconhecendo o HLA-G expresso em células EVT e protegendo a gravidez contra patógenos infecciosos. As células uNK e dNK desempenham um papel importante na angiogênese endometrial e transformação vascular, secretando altas quantidades de citocinas e quimiocinas (incluindo IL-8, VEGF, SDF-1 e IP-10), que estão envolvidas na remodelação tecidual, migração trofoblástica, angiogênese, remodelamento vascular e placentação.

Embora as células dNK não exerçam plenamente propriedades líticas na gravidez normal, ainda têm o papel defensivo clássico contra patógenos. Uma variedade de patógenos, incluindo o citomegalovírus humano (CMV), vírus da imunodeficiência humana 1 (HIV-1), vírus da hepatite C, toxoplasma, *Plasmodium falciparum* e bactérias na corioamnionite podem infectar a *decidua basalis* e potencialmente se espalhar para o feto através de vilosidades de ancoragem, que estão em contato direto com o sangue materno do espaço interviloso. Quando os patógenos estão presentes, as células NK se reúnem na interface materno-fetal, adquirem importantes alterações funcionais e fenotípicas para se tornarem células efetoras da imunidade inata antiviral local, impedindo a disseminação do vírus para o feto.[4]

Células NK patológicas

Diversos parâmetros das células NK, como seus subtipos, atividade funcional, perfis de citocinas secretoras, expressão de receptores e expressão gênica, são extensivamente investigados em células NK periféricas (pNK), endometriais (uNK) e deciduais (dNK). Uma metanálise revelou que o percentual de células pNK possui relação com o resultado gestacional em mulheres com AER. A citotoxicidade das células NK, os marcadores da superfície celular e a expressão de citocinas intracelulares são investigados com o objetivo de determinar o papel biológico das células NK. A citotoxicidade de células NK é significativamente maior em mulheres com AER quando comparadas com outras mulheres férteis. Aumento da expressão de CD69, IFN-gama, IL-4, fator de crescimento transformador (TGF)-beta e um maior nível de perforina em células pNK foram associados com AER.[5] Números absolutos mais elevados de células NK com os seguintes marcadores: CD158a+, CD158b+, CD158a-CD158e+, NKG2D+NKG2A+, NKG2D+NKG2A-, NKG2D+, NKG2A+CD56+, e maior proporção de células NK CD158a+, CD158b+, NKG2D+ e NKG2A+CD56dim+CD16+ também foram observados em mulheres com AER.[4]

Abordagem terapêutica das células NK patológicas em mulheres com aborto recorrente e falhas de implantação

A administração de prednisona reduz o número de células pNK e uNK e aumenta a taxa de nascidos vivos em mulheres com AER. Células NK expressam receptor de glicocorticoide. A suplementação com vitamina D pode melhorar o perfil das células NK pela supressão da citotoxicidade. A $1,25(OH)_2D3$ regula a citotoxicidade das células NK, o processo de secreção e a degranulação de citocinas, bem como a expressão de TLR4. A imunoglobulina humana intravenosa (IVIG) diminui o número de células NK, atenua a atividade das células NK, diminui as proporções de células T *helper* – Th1/Th2 – e modifica a produção de citocinas pró-inflamatórias pelas células NK. Foi relatado que o tratamento com IVIG é uma modalidade terapêutica eficaz para mulheres com AER, com alterações de células T, de células NK e anormalidades autoimunes.

Função das células T na gravidez

As células T existentes no útero aumentam significativamente durante a fase lútea e representam mais de 20% da população de linfócitos endometriais no início da gravidez e permanecem na interface materno-fetal ao longo de toda a gestação. As células T regulatórias (Treg) reconhecem o antígeno paterno e migram para a interface materno-fetal atraídas pelo hCG e outras quimiocinas, em que participam ativamente da implantação, invasão trofoblástica e desenvolvimento fetal com a produção de TGF-beta, LIF, IL-10, e *heme oxigenase* (HO)-1.[6] Esse aumento do número de células Treg durante a transferência embrionária foi associado com a melhora da taxa de implantação.[7] Estudos demonstraram que as células Treg regulam a tolerância imunológica durante a implantação embrionária e a gestação inicial, mas não têm efeito significativo no 3º trimestre da gravidez. Durante o 1º trimestre, as células Treg também auxiliam no processo de remodelação vascular materna. Estudo com modelo animal demonstrou que camundongos *knockout* para células Treg apresentaram a resistência da artéria uterina e o índice de pulsatilidade aumentados, bem como elevação na taxa de reabsorção fetal.[1] Durante o 1º trimestre, a proporção de células Treg CD4+CD25+ se eleva na circulação periférica, e a concentração dessas células na decídua é 3 vezes maior que no sangue. Além disso, as células de memória T CD8+ desempenham um papel na manutenção da gravidez e crescimento placentário, enquanto também protegem a mãe de infecções virais.[6]

O equilíbrio entre a resposta imune pró e anti-inflamatória é fundamental para o estabelecimento da tolerância imunológica na gestação e na sobrevivência fetal. O comprometimento dessa tolerância imunológica com um domínio das respostas Th1 e Th17 pode causar falha de implantação e perda gestacional. A ausência ou o excesso de citocinas Th1 afetam negativamente a implantação e a formação da placenta, enquanto as células Th17 podem induzir falha de implantação pela secreção de várias citocinas inflamatórias, como IL-17A e TNF-alfa, e por transformar em outras células Th, afetando o equilíbrio Th1/Th2. Contrariamente, as citocinas Th2 são as principais citocinas durante a janela de implantação, que agem para promover a angiogênese, reduzir a inflamação e inibir a citotoxicidade.[1]

Após o parto, existem alguns subgrupos de células T que permanecem por longo tempo no útero, que são caracterizados como células T de memória, denominadas *stem cell memory, central memory, transitional memory, effector memory,* e *terminal effector cells.* Essas células podem desempenhar um papel importante em respostas imunes semelhantes em uma gravidez subsequente.

Imunidade anormal das células T e perda gestacional

A imunidade desregulada de células T foi relatada em mulheres com AER, que tendem a ter maior resposta imune Th1 e menor expressão de células Treg no sangue periférico e decídua do que as de aborto eletivo. Também tem sido descrita uma proporção menor da relação Treg/Th17 em pacientes de AER. Células Treg de mulheres com AER demonstraram redução significativamente diminuída na produção de IL-10 e TGF-beta. Esses resultados sugerem que a disfunção das células Treg esteja profundamente relacionada com AER, interferindo na tolerância imunológica materna contra o feto.[7]

Foi relatado que a imunidade Th17 também está associada à AER. Em comparação com a população normal, o número de células Th17 CD4⁺IL17⁺ foi maior no sangue periférico de pacientes com história de AER do que nas controles. As citocinas produzidas por células Th17, como a IL-17A, TGF-beta-1 e IL-10, estão significativamente mais elevadas nas mulheres com AER em comparação com às controles. Portanto, é importante para a gravidez normal manter o nível de expressão normal de células Th17. O mecanismo específico da resposta imune Th17 envolvendo a etiologia da AER não é claro, e mais estudos são urgentemente necessários.

As mulheres com AER tiveram um número significativamente maior de células T CD4⁺ de memória central no período pós-parto em comparação com as normais férteis. As vias PD-1 e Tim-3 estão associadas a células T CD4⁺ de memória específica, e as células T CD8⁺ de memória intermediárias na decídua estão relacionadas com a secreção de citocinas relacionadas à resposta Th2, que fornece uma nova direção de pesquisa para a prevenção e o tratamento da AER.

Tratamento para anormalidades imunes das células T

Mulheres com história de AER, apresentando anormalidades das células T, tratadas com o uso combinado de corticosteroide (como prednisona) e IVIG apresentaram melhora do resultado gestacional, com aumento na taxa de nascidos vivos.[8] Recentemente, o uso de tacrolimo foi relatado como benéfico para pacientes com falhas repetidas de implantação com maior relação da resposta Th1/Th2.

Outras células da imunidade inata

Macrófagos (células Hoffbauer)

Macrófagos deciduais (Md) são a segunda população celular mais abundante na interface materno-fetal, que compreende 20 a 30% de todos os leucócitos deciduais no início da gravidez. Vários subtipos de macrófagos foram descritos, como macrófagos M1 (macrófagos ativados pela via clássica) e M2 (macrófagos ativados por via alternativa). Os macrófagos deciduais são, principalmente, do subtipo M2 e produzem muitos fatores associados com imunomodulação, como IL-4, IL-10 e TNF-alfa, angiogênese (VEGF) e proteases (MMP). No entanto, esses macrófagos podem não ser macrófagos M2 clássicos, uma vez que não são tipicamente induzidos por citocinas Th2, mas por M-CSF e IL-10.[9] O eixo PD-1/PDL-1 também é crítico para a polarização dos macrófagos M2, necessária para o sucesso gestacional. Alterações na expressão e função de PD-1 e

PD-L1 por macrófagos podem ser responsáveis pelo perfil anormal de macrófagos deciduais observado na interface materno-fetal de mulheres com AER. O balanço adequado M1/M2 é necessário para o estabelecimento, a manutenção e o término de uma gestação normal. Contrariamente, um desequilíbrio M1/M2 resulta em perda gestacional ou outras complicações na gravidez. Assim, modulando a polarização de macrófagos, ou seja, converter de um perfil de macrófagos M1 para macrófagos M2 pode ser uma estratégia que facilite a imunoterapia nos casos de AER.

Células dendríticas

As células dendríticas são apresentadoras de antígenos (APC), que são as principais envolvidas nas respostas imunes inatas e adaptativas. Estão presentes no endométrio e na placenta. O número de células dendríticas diminui no início da gravidez em comparação com o endométrio não gravídico e é muito menor que o número de macrófagos.[10] Isso pode ser em razão da produção de fatores por células do estroma decidual, inibindo a maturação de células dendríticas no leito placentário. Assim, a maioria parece estar em um estado imaturo, em repouso, cuja principal função é manter tolerância imunológica. Resultados de estudos *in vitro* sugeriram que as células dendríticas possam desempenhar um papel na condução das respostas imunes para respostas do tipo Th2. Além disso, células dendríticas CD14$^+$DC$^-$SIGN$^+$ estão presentes apenas no leito placentário, não sendo encontrada no endométrio não gravídico, e podem induzir células Treg *in vitro*, sugerindo que esta população de células dendríticas do leito placentário possa estar envolvida na tolerância imunológica embrionária/fetal. A ativação de células dendríticas pode resultar na ativação de células Th1 e na inflamação no leito placentário, que foram relatados em casos de perdas gestacionais.

Mastócitos

Os mastócitos estão presentes em todas as camadas do endométrio e não há mudança significativa na quantidade dessas células ao longo do ciclo menstrual (fase folicular e fase lútea). Durante a gravidez, um maior número de mastócitos está presente no útero em comparação com o útero não gravídico. No leito placentário, os mastócitos estão localizados próximos ao trofoblasto extravilositário e envolvido na invasão e na migração trofoblástica e angiogênese.

Em mulheres com AER, o número elevado de mastócitos superativados estava presente no endométrio com expressão gênica elevada de fatores de células-tronco, triptases, sulfato de heparano e MMP-2, sugerindo presença de ambiente pró-inflamatório.[11]

ANORMALIDADES AUTOIMUNES E PERDA GESTACIONAL

Anormalidades de linfócitos B

A proporção de linfócitos B CD19+ não é alterada durante o ciclo ovulatório, e o número de linfócitos B do endométrio não muda significativamente durante o ciclo menstrual (cerca de 5% do total de leucócitos), mas reduz para cerca de 2% durante o 1º trimestre da gestação. Alterações na concentração e na função dos linfócitos B estão associadas a casos de AER. Em pacientes com AER, são encontradas concentrações elevadas de linfócitos B CD19+ ou CD19+CD5+ em sangue periférico e redução de linfócitos B de memória não diferenciados e diferenciados. Não está claro o que causa essa mudança no comportamento dos linfócitos B em mulheres com AER. A presença de autoanticorpos é uma manifestação clínica de níveis elevados e/ou ativação dos linfócitos B e 20% das mulheres com AER têm anormalidades autoimunes. A ocorrência da ativação de linfócitos B afeta um ou mais dos pontos de verificação fisiológicos que controlam a autotolerância, que reconhecem o repertório de receptor de linfócitos B (BCR) e estimulam a maturação dos linfócitos B e parece estar ligado a casos de AER.[12]

Autoanticorpos

Anticorpo antifosfolípide

A síndrome do anticorpo antifosfolípide (SAF) é uma doença autoimune associada a anticorpos antifosfolípides (AAF). Grávidas com AAF têm risco de 80% de ocorrência de complicações gestacionais, como a perda gestacional. AAF induzem um estado trombofílico e manifestações clínicas, por meio da ligação desses anticorpos a fosfolípides e proteínas do plasma ou de membrana expressas em várias células (plaquetas, células endoteliais, monócitos, fibroblastos e trofoblastos). Os prováveis mecanismos patogênicos mediados pelos AAF incluem inibição da ação anticoagulante da beta-2 glicoproteína I (beta-2GPI), atividade da proteína C e antitrombina, deslocamento da anexina V tecidual, aumento da expressão de moléculas de adesão e fator tecidual, fibrinólise inadequada, redução da produção de prostaciclina, redução da ação da óxido nítrico sintetase (NOS), aumento da produção de tromboxano A2, aumento da ativação e agregação plaquetária, aumento da expressão do fator tecidual, aumento da ativação do sistema complemento pelo estresse oxidativo.[13]

De acordo com os critérios revisados de Sidney/2006, SAF é definida pela presença de pelo menos um critério clínico (trombose ou perda gestacional) e pelo menos um dos critérios laboratoriais que definem os autoanticorpos (anticorpos anti-beta-2GPI, anticorpos anticardiolipina e anticoagulante lúpico).

Esses autoanticorpos devem ser confirmados como positivos em dois ou mais momentos diferentes, com intervalo mínimo de 12 semanas, para ser considerado como diagnóstico. Em adição aos AAF, incluídos nos critérios de Sidney, outros AAF podem ser estudados: antifosfatidilserina, antifosfatidilinositol, antifosfatidilglicerol e antifosfatidiletanolamina. Trombose vascular, um critério clínico, inclui um ou mais episódios clínicos de trombose arterial, venosa ou de pequenos vasos. A morbidade gestacional é definida como uma ou mais perdas gestacionais inexplicadas até ou após a 10ª semana de gestação; nascimentos prematuros antes de 34 semanas de gestação em decorrência de eclâmpsia, pré-eclâmpsia grave ou insuficiência placentária; 3 ou mais perdas gestacionais consecutivas inexplicadas antes da 10ª semana de gestação.

O tratamento nos casos de AAF-positivos é definido de acordo com o estado clínico da paciente, como a história de perda gravídica, a presença de uma doença autoimune subjacente e uma história de eventos trombóticos. Pacientes com SAF obstétrica devem ser tratadas com ácido acetilsalicílico em baixas doses associada à heparina de baixo peso molecular. Formas refratárias de SAF podem se beneficiar da adição de hidroxicloroquina e IVIG à terapia de anticoagulação. Anticorpos monoclonais antilinfócitos B, anticoagulantes de nova geração e inibidores da cascata do complemento podem ser os novos tratamentos promissores.[14]

Anticorpos antinucleares

Os anticorpos antinucleares (ANA) são um grupo de autoanticorpos que têm a capacidade de atacar os antígenos nucleares e citoplasmáticos contidos em todas as células nucleadas. Eles estão frequentemente presentes no soro de pacientes com doenças reumáticas e autoimunes, como o lúpus eritematoso sistêmico (LES) e a síndrome de Sjögren (SS). A prevalência estimada de positividade para ANA é de cerca de 3,8 a 12,8% em mulheres normais, enquanto a prevalência em mulheres com AER é maior.

O mecanismo pelo qual os ANA causam a perda da gravidez permanece desconhecido. O ANA pode estar envolvido na perda gestacional pelo comprometimento da hemodinâmica uterina, especialmente na intensidade do fluxo sanguíneo uterino e na impedância arterial uterina. Um estudo mostrou que a perda gestacional, nos casos de pacientes com ANA positivo, está relacionada com a alta impedância da artéria uterina, levando à fraca perfusão do endométrio e do miométrio, o que culminaria com a perda gravídica. Os níveis elevados de ANA podem interferir no desenvolvimento do oócito e do embrião, reduzindo o número de embriões de alta qualidade e as taxas de gravidez e implantação. Precipitação tecidual de imunocomplexos, a ativação do complemento local com a quimiotaxia do infiltrado inflamatório, pode também participar da fisiopatologia da perda gravídica ANA-mediada.[15]

Uma recente metanálise demonstrou que pacientes inférteis com ANA positivo tiveram taxas de gravidez clínica (RR 0,66) e taxa de implantação (RR 0,61) significativamente reduzidas, e taxa de aborto espontâneo significativamente mais elevada (RR 1,81). Atualmente, não há consenso sobre se os indivíduos com ANA positivo precisam ser tratados. Estudos têm investigado os efeitos de várias drogas, como heparina, ácido acetilsalicílico e prednisona, mas os resultados não permitem um consenso sobre a recomendação.

Anticorpos antitireoidianos

A autoimunidade tireoidiana (TAI) é a causa mais comum de disfunção tireoidiana entre mulheres em idade fértil. A presença de anticorpos para as proteínas-chave na tireoide, antitireoperoxidase (anti-TPO) e antitireoglobulina (anti-TG) pode induzir tireoidite linfocítica crônica que resulta em destruição e perda da função da glândula. TAI está associada ao risco aumentado de aborto, embora resultados contraditórios tenham sido relatados. TAI comumente induz anormalidades do hormônio tireoidiano, o que afeta o resultado reprodutivo. Os anticorpos antitireoidianos (ATA) parece ter um efeito direto sobre a placenta e interferem com a diferenciação e a proliferação de trofoblasto, que leva à maior incidência de reabsorção fetal e à diminuição do peso da placenta e do embrião. A TAI está associada ao equilíbrio imunológico celular e humoral comprometido em mulheres com AER. Linfócitos T CD3+/CD4+ de mulheres com TAI apresentaram desequilíbrio das citocinas Th1/Th2 (TNF-alfa/IL10 e INF-gama/IL-10) e maiores níveis de células NK CD56+ em comparação com pacientes sem TAI. As citocinas Th1, como TNF-alfa ou INF-gama, podem induzir a apoptose dos tireócitos e levar à falência glandular. As células NK são os efetores da resposta imune inata. Níveis elevados de células NK e citotoxicidade têm sido associados com falhas reprodutivas, como AER. ATA apenas reflete um nível diferente de autoimunidade e que outros processos autoimunes causam perda gestacional.[16] Pacientes com TAI apresentam risco elevado de disfunção da tireoide e desequilíbrio no paradigma imunológico. Tratamento com levotiroxina para controlar níveis de TSH abaixo de 2 ou 2,5 mIU/L tem sido relatado para reduzir a possibilidade de aborto e parto prematuro. Prednisona e IVIG, que reduzem a produção de autoanticorpos e respostas imunes inflamatórias, têm sido utilizados como opção terapêutica, no entanto, são necessários estudos bem controlados para verificar a eficácia dessa abordagem.

Doença celíaca ou outras condições reumáticas

A doença celíaca (DC) é um distúrbio autoimune, do intestino delgado, geneticamente determinado, que é desencadeado pela exposição intestinal ao glúten, uma proteína frequentemente contida na cevada, no centeio e no trigo. Uma manifestação típica da DC consiste no início precoce de sintomas relacionados com a má absorção, enquanto as formas atípicas da doença são comumente diagnosticadas durante a idade adulta e muitas vezes relacionada com manifestações extraintestinais, como as perdas gestacionais. A prevalência estimada de DC é de cerca de 1% da população geral em todo o mundo, enquanto a prevalência em grupos de mulheres com AER é de 8 a 15%.[17]

O teste sorológico é uma etapa no diagnóstico da DC. Os melhores métodos disponíveis para o diagnóstico são as concentrações de IgG no soro contra a transglutaminase de tecido humano (tTG) e anticorpos IgA antiendomísio. CD pode ser confirmado por uma biópsia duodenal usando endoscopia.

Existem duas principais hipóteses para explicar fisiopatologia da perda gestacional em mulheres com DC. A nutrição adequada é muito importante nas funções reprodutivas e complicações obstétricas, incluindo perdas gravídicas, estão relacionadas com deficiências de micronutrientes maternos. Deficiências nutricionais ocorrem em mulheres com DC, como a deficiência de zinco, selênio, ferro e ácido fólico, que foram associados ao aumento da perda gestacional. Mulheres com DC têm níveis aumentados de autoanticorpos séricos, como anticorpo antitransglutaminase (tTG) e ATA. Foi relatado que os anticorpos anti-tTG contribuem para o dano ao trofoblasto e interrompem o processo de fagocitose de corpos apoptóticos, o que poderia promover um microambiente pró-inflamatório.[18] Na resposta imune materna, um perfil predominante tolerogênico é mediada na interface materno-placentária, e a falta de controle durante a resposta inflamatória local, em razão do anti-tTG, pode ser uma causa de perda gestacional. O anti-tTG também foi relatado como mais prevalente na SS e outras doenças reumáticas. Uma dieta isenta de glúten e tratamento anti--inflamatório pode ser oferecido para reduzir o risco de AER.

CONCLUSÃO

Células imunes efetoras desreguladas, citocinas, quimiocinas e outros fatores imunes desencadeiam perdas gestacionais. A identificação de etiologias imunes subjacentes para a perda gravídica é de extrema importância para evitar futuras perdas ou outras complicações obstétricas. A imunoterapia deve ser considerada com base na imunopatologia subjacente, mas não empiricamente. A imunomodulação utilizando tratamento anti-inflamatório e anticoagulante é frequentemente útil; no entanto, mais estudos são necessários.

REFERÊNCIAS BIBLIOGRÁFICAS

1. Kwak-Kim J, Bao S, Lee SK, Kim JW, Gilman-Sachs A. Immunological modes of pregnancy loss: inflammation, immune effectors, and stress. Am J Reprod Immunol. 2014;72(2):129-40.
2. Kwak-Kim J, Skariah A, Wu L, Salazar D, Sung N, Ota K. Humoral and cellular autoimmunity in women with recurrent pregnancy losses and repeated implantation failures: A possible role of vitamin D. Autoimmun Rev. 2016;15(10):943-7.
3. Gaynor LM, Colucci F. Uterine natural killer cells: Functional distinctions and influence on pregnancy in humans and mice. Front Immunol. 2017;8:467.
4. Le Bouteiller P. Human decidual NK cells: unique and tightly regulated effector functions in healthy and pathogen-infected pregnancies. Front Immunol. 2013;4:404.
5. Kwak-Kim J, Gilman-Sachs A. Clinical implication of natural killer cells and reproduction. Am J Reprod Immunol. 2008;59(5):388-400.
6. Leber A, Teles A, Zenclussen AC. Regulatory T cells and their role in pregnancy. Am J Reprod Immunol. 2010;63(6):445-59.
7. Liu S, Diao L, Huang C, Li Y, Zeng Y, Kwak-Kim JYH. The role of decidual immune cells on human pregnancy. J Reprod Immunol. 2017;124:44-53.
8. Han AR, Ahn H, Vu P, Park JC, Gilman-Sachs A, Beaman K, et al. Obstetrical outcome of anti--inflammatory and anticoagulation therapy in women with recurrent pregnancy loss or unexplained infertility. Am J Reprod Immunol. 2012;68(5):418-27.
9. Svensson J, Jenmalm MC, Matussek A, Geffers R, Berg G, Ernerudh J. Macrophages at the fetal--maternal interface express markers of alternative activation and are induced by M-CSF and IL-10. J Immunol. 2011;187(7):3671-82.
10. Rieger L, Honig A, Sutterlin M, Kapp M, Dietl J, Ruck P, et al. Antigen-presenting cells in human endometrium during the menstrual cycle compared to early pregnancy. J Soc Gynecol Investig. 2004;11(7):488-93.
11. Derbala Y, Elazzamy H, Bilal M, Reed R, Salazar Garcia MD, Skariah A, et al. Mast cell-induced immunopathology in recurrent pregnancy losses. Am J Reprod Immunol. 2019;82(1):e13128.
12. Sung N, Byeon HJ, Garcia MDS, Skariah A, Wu L, Dambaeva S, et al. Deficiency in memory B cell compartment in a patient with infertility and recurrent pregnancy losses. J Reprod Immunol. 2016;118:70-5.
13. Kwak-Kim J, Agcaoili MS, Aleta L, Liao A, Ota K, Dambaeva S, et al. Management of women with recurrent pregnancy losses and antiphospholipid antibody syndrome. Am J Reprod Immunol. 2013;69(6):596-607.
14. Negrini S, Pappalardo F, Murdaca G, Indiveri F, Puppo F. The antiphospholipid syndrome: from pathophysiology to treatment. Clin Exp Med. 2017;17(3):257-67.
15. Veglia M, D'Ippolito S, Marana R, Di Nicuolo F, Castellani R, Bruno V, et al. Human IgG Antinuclear Antibodies Induce Pregnancy Loss in Mice by Increasing Immune Complex Deposition in Placental Tissue: In Vivo Study. Am J Reprod Immunol. 2015;74(6):542-52.
16. Kim NY, Cho HJ, Kim HY, Yang KM, Ahn HK, Thornton S, et al. Thyroid autoimmunity and its association with cellular and humoral immunity in women with reproductive failures. Am J Reprod Immunol. 2011;65(1):78-87.
17. Kumar A, Meena M, Begum N, Kumar N, Gupta RK, Aggarwal S, et al. Latent celiac disease in reproductive performance of women. Fertil Steril. 2011;95(3):922-7.
18. Sonora C, Calo G, Fraccaroli L, Perez-Leiros C, Hernandez A, Ramhorst R. Tissue transglutaminase on trophoblast cells as a possible target of autoantibodies contributing to pregnancy complications in celiac patients. Am J Reprod Immunol. 2014;72(5):485-95.

8 Fatores masculinos da perda gestacional

Arnold Peter Paul Achermann
Ricardo Miyaoka

INTRODUÇÃO

De acordo com a Sociedade Europeia de Reprodução Humana e Embriologia (ESHRE), o aborto é definido como a perda do feto que tenha ocorrido antes da 24ª semana de gestação. Conhecido como a principal complicação obstétrica, o aborto ocorre em aproximadamente 15% de todas as gestações clinicamente diagnosticadas e estima-se que apenas um terço das concepções termine com nascimento. A ocorrência de 2 ou mais casos de abortos consecutivos caracteriza o quadro de aborto recorrente (AR), cuja incidência acomete de 0,5 a 3% dos casais podendo variar conforme a definição de gestação adotada (clínica, bioquímica, etc.). Em mais da metade dos casos, a causa não é identificada.

Há várias causas relacionadas a AR, dentre as quais podem ser citados: fatores genéticos ou cromossômicos, anormalidades uterinas, idade materna avançada, fatores imunológicos e infecciosos, e desordens metabólicas e trombofilias, que podem ocorrer tanto individualmente como em conjunto. No entanto, em aproximadamente 40 a 50% dos casos de AR não se pode determinar a causa de forma precisa. Diversos estudos têm pesquisado o impacto do fator masculino nas perdas gestacionais, uma vez que metade da genética do embrião é de origem paterna. Ademais, parte dos genes do embrião responsáveis pela modulação da proliferação e da capacidade de invasão das células trofoblásticas, seguido da proliferação placentária, se deve à genética paternal.

A partir do conhecimento das causas que contribuem para a infertilidade masculina, vários estudos avaliaram a participação de cada uma nos casos de AR. As alterações de espermograma, elevação da fragmentação do DNA espermático, microdeleções do cromossomo Y, presença de varicocele clínica, ação de agentes oxidantes e idade paterna elevada são os principais fatores masculinos relacionados (Tabela 1).

Este capítulo tem como objetivo analisar esses fatores e a associação com os casos de AR.

Tabela 1 Síntese das principais causas do fator masculino relacionadas a perda gestacional

Causa	Impacto clínico
Alterações dos parâmetros seminais usuais (contagem, motilidade, morfologia)	Maior risco de aborto e maior índice de formação de embriões aneuploides
Fragmentação elevada do DNA espermático	Menor chance de fertilização, pior desenvolvimento embrionário e maior risco de aborto
Varicocele	Aumento de radicais livres e fragmentação do DNA espermático
Cariótipo	Aberrações cromossômicas dos genitores aumenta risco de aborto
Microdeleção do cromossomo Y	Análise não recomendada na investigação inicial do casal com AR; fracos indícios de correlação
Idade paterna	Reduz índices de gestação a partir de 40 anos de idade
Trombofilia paterna	Análise não recomendada na investigação inicial do casal com PGR; fracos indícios de correlação

AVALIAÇÃO DO FATOR MASCULINO: ANÁLISE SEMINAL E FRAGMENTAÇÃO DO DNA ESPERMÁTICO

A avaliação clínica inicial do casal que sofre com episódios repetidos de abortos ou mesmo que nunca iniciou uma gestação deve ser feita com a participação de uma equipe multiprofissional. Assim como a mulher deve ser avaliada pelo ginecologista, a fim de excluir qualquer fator que possa comprometer a fertilização, a implantação ou a manutenção da gestação, o homem também deve ser avaliado pelo andrologista. Por meio de anamnese e exame físico, diversos fatores que reduzem a fertilidade masculina podem ser identificados ou excluídos. O espermograma é o exame laboratorial fundamental para compreender o potencial reprodutivo do homem.

As anormalidades nos parâmetros do espermograma são mais frequentes e têm sido associadas ao maior risco de abortos em casais submetidos a tratamentos de reprodução assistida (TRA). Além disso, nesses casos, o ejaculado tende a apresentar maior porcentual de embriões aneuploides.

Denomme et al. compararam 128 pacientes que apresentavam oligoastenoteratozoospermia (OAT) com um grupo-controle de 118 homens férteis quanto às taxas de nascidos vivos por meio de fertilização *in vitro* (FIV). O número de abortos ocorridos no 1º trimestre, após detecção de gravidez clínica, no grupo de pacientes com OAT, foi significativamente maior quando comparado ao grupo-controle, após equiparação da idade materna entre os grupos (14,7 *versus* 2,2%, p = 0,002).[1] De fato, homens com AR tendem a apresentar menor vitalidade, morfologia e motilidade progressiva e maior fragmentação do DNA espermático quando comparados aos valores de controles férteis.

Diante da limitação de se utilizar somente os parâmetros do sêmen como indicadores de normalidade da capacidade reprodutiva, passou-se a suspeitar que anomalias ao nível de membrana do espermatozoide ou da cromatina seriam responsáveis por essas falhas.

Em uma publicação recente, demonstrou-se que a porcentagem de espermatozoides com DNA fragmentado e a quantidade de radicais livres no grupo de pacientes com casos de AR (42 homens) apresentaram valores significativamente maiores do que no grupo-controle de 42 homens férteis (p < 0,001). A descrição de AR nesse estudo corresponde à ocorrência de 2 ou mais abortos consecutivos no 1º trimestre, e os homens férteis do grupo-controle geraram pelo menos 1 filho de gestação espontânea, com cariótipo normal, parâmetros normais no espermograma e esposas sem antecedente de abortos. Com relação aos parâmetros do espermograma, nesse mesmo estudo, apenas as motilidades total e progressiva foram significativamente maiores no grupo-controle (p = 0,001), enquanto demais parâmetros, como concentração e morfologia, foram equivalentes.[2]

Em estudo prospectivo comparando 30 casais com AR (apresentando 3 ou mais abortos espontâneos recorrentes antes da 20ª semana de gestação) com outros 30 casais férteis, 3 métodos de coloração (anilina azul, laranja de acridina e cromomicina A3) foram utilizados com o propósito de avaliar danos ao DNA do espermatozoide. Houve diferença significativa entre a quantidade de espermatozoides corados com cromomicina A3 (25,9 ± 13,1% *versus* 13 ± 5,5%; p < 0,001) e anilina azul (31,6 ± 16,6% *versus* 14,1 ± 7%; p < 0,001) entre os grupos, sendo maior nos casais com AR. Apenas o método de coloração com laranja de acridina não apresentou diferença significativa entre os grupos (3,4 ± 1,8% *versus* 3,5 ± 1,07%; p = 0,656). Nesse mesmo estudo, todos os pacientes apresentaram espermogramas com parâmetros normais de acordo com os critérios da Organização Mundial da Saúde (OMS) e colhidos com intervalo de 3 a 4 dias de abstinência sexual. Mesmo assim, a porcentagem de espermatozoides com motilidade progressiva foi significativamente menor no grupo com AR (p = 0,002).[3]

Os métodos de coloração utilizados no estudo anterior detectam a presença de protaminas deficientes, histonas excedentes e desnaturação da cromatina. O motivo para essas análises se deve ao fato de que uma das etapas mais importantes no desenvolvimento das espermátides ocorre com a troca das histonas pelas protaminas. Estas promovem a compactação de aproximadamente 85% do DNA do espermatozoide humano em estruturas toroidais unidas por regiões de anexo matricial (RAM). As histonas são as responsáveis pela compactação do DNA nessas RAM. Com o comprometimento da protaminação, ocorre a retenção de histonas periféricas e isso favorece a cromatina menos densa e mais exposta à ação de radicais livres (RL). Há de fato uma correlação positiva entre a falha na etapa de protaminação da cromatina com níveis mais elevados de RL e consequentemente fragmentação do DNA em indivíduos que apresentam parâmetros do sêmen anormais.[4]

Foram criados vários testes com o propósito de avaliar a fragilidade do DNA espermático como biomarcador de infertilidade masculina. Os métodos mais frequentemente utilizados para analisar a fragmentação do DNA espermático são: *sperm chromatin dispersion test* (SCD); *terminal deoxynucleotidyl transferase dUTP nick-end labelling* (TUNEL); *sperm chromatin structure assay* (SCSA). Ainda não há consenso sobre qual deste apresentaria melhor acurácia.[2] Por meio destes testes pode-se avaliar a porcentagem de espermatozoides que apresentam danos no DNA (índice de fragmentação do DNA [IFD]). Diferentes limiares do IFD foram determinados para os diversos testes com o propósito de avaliar chances de gravidez, mas o valor de IFD é inversamente proporcional às chances de sucesso do casal alcançar a gestação. Nos testes de SCSA, por exemplo, o IFD é considerado normal quando varia de 0 a 15%, nível alto entre 15 e 30% e muito alto quando > 30%. No entanto, recomenda-se que cada laboratório estabeleça os próprios valores de normalidade para o método escolhido. Ribas-Maynou et al. determinaram como valor limiar de normalidade 22,5% do IFD para o teste de SCD.[5] Nesse mesmo estudo, os autores sugerem que a presença do dano de apenas uma fita do DNA possa ser fator de potencial predileção de sucesso na fertilização e que nos casos de comprometimento da dupla fita do DNA os riscos de aborto e infertilidade seriam maiores.

Ao longo dos anos, diversos estudos analisaram o IFD com o risco de perda gestacional. Apesar de não ser consensual o entendimento de que danos no DNA espermático sejam fator de risco para AR,[6] as evidências são crescentes neste sentido. Carlini et al. publicaram um recente estudo caso-controle composto de um grupo com 112 homens com histórico de 2 ou mais abortos, após gestação espontânea, ocorridos antes da 14ª semana, comparando com grupos-controle compostos por 114 homens inférteis e outro com 114 homens férteis. Por meio do método TUNEL, demonstraram que os valores do IFD foram estatisticamente semelhantes entre homens com AR e inférteis (18,8 ± 7% versus 20,8 ± 8,9%, respectivamente), porém significativamente maiores do que homens férteis (p < 0,001). Além disso, houve correlação inversa entre motilidade progressiva no espermograma com o IFD (r = -0,41; p < 0,001), mas sem diferença significativa quanto ao número de espermatozoides e porcentagem de formas anormais.[7] Os autores sugerem que os mecanismos de reparo de DNA do oócito não sejam suficientes para evitar os abortos quando na presença de altos valores de IFD.

Outra via de acometimento do DNA espermático durante a espermatogênese é o comprometimento da metilação dos genes. Esse é um dos principais fenômenos epigenéticos a regular o correto desenvolvimento do espermatozoide. A metilação do DNA é necessária a fim de permitir a correta compactação da cromatina. Somado a isso, um estudo caso-controle constituído de 20 casais com AR, 147 casais inférteis e 20 casais férteis foram avaliados quanto à metilação do gene responsável pela formação da enzima metiltetra-hidrofolato redutase (MTHFR). As amostras de sêmen foram coletadas com 3 a 5 dias de abstinência sexual. Foi possível concluir não somente que a hipermetilação do gene MTHFR está frequentemente presente no espermatozoide de casais inférteis, como também que há prevalência maior em casais com AR comparado aos casais inférteis, e o acometimento afeta a todos os espermatozoides da amostra.[8] Denomme et al. também demonstraram a ação da metilação em pacientes com OAT como justificativa para maiores taxas de aborto comparado a um grupo de homens férteis.[1] A hipermetilação de genes promotores reprime o processo de transcrição, silenciando a expressão e comprometendo a fertilização ou o desenvolvimento do embrião.[1,8]

Robinson et al. publicaram revisão sistemática com metanálise avaliando 16 estudos com mais de 2.900 casais. A metanálise demonstrou aumento significativo nas taxas de aborto em homens com fragmentação aumentada (RR 2,16; IC 95% 1,54-3,03, p < 0,0001).[9] Da mesma forma, Zhao et al. publicaram revisão sistemática mais recente, envolvendo mais de 3 mil casais, confirmando piores resultados de FIV/ICSI em relação a taxas de gravidez e abortamento (OR 2,3; IC 95% 1,55-3,35, p < 0,001).[10]

Em ambas revisões, houve discrepância significativa entre os objetivos dos trabalhos analisados para tratamentos diversos (FIV/ICSI/IUI), sendo avaliados diferentes aspectos do DNA espermático por métodos também diversos e com valores de referência não uniformes. Ainda assim, em razão do elevado risco relativo encontrado, ambos os autores concluem que a avaliação do DNA espermático deva ser oferecida a qualquer casal a partir da primeira falha de qualquer tratamento de fertilidade.

AGENTES ANTIOXIDANTES

Os espermatozoides são suscetíveis aos danos provocados por RL, uma vez que a membrana plasmática é rica em gordura poli-insaturada ácida, o citoplasma contém baixas concentrações de enzimas capazes de eliminar restos metabólicos e a capacidade em reparar danos do DNA é limitada. A fim de proteger os espermatozoides dessa fragilidade, o líquido seminal contém altas concentrações de agentes antioxidantes, impedindo a peroxidação lipídica e preservando o DNA. A degradação oxidativa dos lipídios pode ser mensurada em laboratório pela concentração da substância ácido-reativa tiobarbitúrico (SARTB), enquanto a análise da fragmentação do DNA se faz por métodos já descritos. O excesso de agentes oxidativos provoca danos no material genético do espermatozoide, levando à formação de 7-hidro-8-oxo-2'-deoxi-guanosina (8-oxodG). Este é o maior produto oxidativo do DNA espermático, desestabilizando a estrutura do material genético e promovendo a fragmentação do DNA nuclear e mitocondrial. Suspeita-se que a ação oxidativa atinja regiões compactadas do DNA, além de comprometer extensivamente a membrana do espermatozoide, podendo levar, inclusive, à perda de motilidade do gameta.[5]

Com o propósito de diminuir as ações oxidativas sobre a cromatina do espermatozoide, diversos estudos analisaram variados tipos de agentes antioxidantes por meio de medicamentos e mudanças na dieta do paciente. Uma alimentação diária contendo substâncias com propriedades antioxidantes, como vitamina C, betacaroteno e vitamina E, tem sido sugerida como protetores do DNA espermático. Showell et al. demonstraram redução média de cerca de 13,8% (10,1 a 17,5%) na fragmentação do DNA espermático e aumento de 4,85 (IC 95% 1,92-12,24, p = 0,0008) nas taxas de gravidez espontânea em revisão sistemática avaliando o uso de antioxidantes.[11] Benefícios contra a ação oxidativa também têm sido apresentados em outros elementos, como flavonoides, albumina (capaz de neutralizar a peroxidação lipídica) e uso individual de ascorbato, urato e alfa-tocoferol. No entanto, alguns estudos demonstraram resultados desfavoráveis ao uso de alguns agentes antioxidantes, como o combinado de ascorbato e alfa-tocoferol, ou nenhuma resposta como glutationa e hipotaurina, seja individualmente ou combinadas.[9] Além disso, também foi demonstrado que o consumo de cafeína diário pode aumentar o IFD, impedindo a ação de enzimas reparadoras de danos no material genético como ATM quinase e Rad51.[5]

Em casos que necessitam de TRA, ainda não é claro o benefício dos agentes antioxidantes para aumentar chances de sucesso em taxas de nascidos vivos.[5] Gil-Villa et al. realizaram um estudo com 17 casais com história de 2 ou mais abortos ocorridos no 1º trimestre. Separaram os homens em 2 grupos: (1) 9 pacientes com IFD elevado (> 24%) ou SARTB elevado (> 0,13 nmoles/10 $\times 10^6$ espermatozoides) que usaram suplementos antioxidantes; (2) 8 pacientes não usaram esses suplementos. O primeiro grupo foi orientado a incluir na dieta diária alimentos ricos em vitaminas C e E, betacaroteno e zinco, sendo que alguns optaram por utilizar suplementos comerciais com multivitaminas em concentrações semelhantes aos alimentos ricos em antioxidantes. Todos os que fizeram uso dos antioxidantes conseguiram engravidar, enquanto dentre os 8 pacientes com baixos níveis de IFD ou de SARTB que não fizeram uso de antioxidantes houve apenas 3 gestações.[12] O mesmo grupo demonstrou altas taxas SARTB e baixa capacidade antioxidante do plasma seminal de pacientes com AR.[6]

Apesar de haver estudos contraditórios quanto aos benefícios de antioxidantes, a maioria tem demonstrado maiores taxas de sucesso gestacional por meio da ação de alimentos ricos em vitaminas C e E, betacaroteno ou por meio de suplementos vitamínicos comercializados.

VARICOCELE

A elevação da temperatura escrotal em razão da existência de varicocele é de cerca de 2 a 4°C acima da temperatura corpórea, o que pode comprometer a qualidade na produção dos espermatozoides. A estase venosa aumenta o tempo de exposição aos RL, assim como as taxas de apoptose e danos ao DNA espermático. Como já explicado neste capítulo, a ação dos RL leva à formação de 8-oxodG no material genético nuclear. Chen et al. publicaram um estudo comprovando taxas elevadas de 8-oxodG em pacientes com varicocele.[13] A melhora dos parâmetros do espermograma e a queda na produção de RL, com consequente aumento do potencial reprodutivo, após a varicocelectomia, têm sido alvos de muitos estudos.

Em 2012, Ghanaie et al. avaliaram os efeitos da varicocelectomia em casais que sofrem com AR. Foram selecionados 136 homens randomizados em 2 grupos. O diagnóstico de varicocele foi obtido por meio de exame físico e confirmado com ultrassonografia escrotal, classificando em graus de 1 a 3, mas não distinguindo os casos em uni ou bilaterais. Em apenas 1 dos grupos, os homens foram submetidos à varicocelectomia. Em 6 meses de acompanhamento, houve crescimento na concentração espermática significativamente maior no grupo submetido à correção cirúrgica de varicocele comparado ao grupo sem cirurgia (75 *versus* 12,5%, p = 0,001). Houve melhora também nos parâmetros de motilidade e no número total de espermatozoides (p = 0,01). Somado a isso, 43 dos 138 pacientes operados conseguiram engravidar espontaneamente, sendo 30 homens (44,1%) após varicocelectomia e 13 (19,1%) homens do grupo-controle expectante (p = 0,003). Ao fim, resultaram em 30 nascidos vivos, sendo 26 (86,7%) e 4 (30,8%) dos respectivos grupos (p = 0,002). Da mesma forma, o número de abortos foi significativamente maior no grupo-controle (69,2 *versus* 13,3%, p = 0,003), ocorrendo a perda do feto em dois terços das gestações deste grupo.[14]

A correção cirúrgica da varicocele clínica leva à diminuição inequívoca dos índices de fragmentação do DNA espermático com seguimento médio de 3 a 12 meses, conforme demonstrado por Roque e Esteves, em revisão de 21 estudos compreendendo mais de 1.200 pacientes. Além disso, pôde ser constatada redução concomitante de marcadores de estresse oxidativo pós-cirurgia. Em casais que alcançaram a gravidez, o IFD foi significativamente menor dos que os que não engravidaram.[15]

REPRODUÇÃO ASSISTIDA: O USO DE ESPERMATOZOIDE TESTICULAR AUMENTA A TAXA DE SUCESSO DE GESTAÇÃO?

Tem sido confirmado que a fragmentação do DNA espermático no testículo é 4 a 5 vezes menor do que no epidídimo ou no ejaculado. Da mesma forma, estudos têm comparado as taxas de fertilização e nascidos vivos entre pacientes submetidos ao procedimento de ICSI, quando utilizados espermatozoides coletados do testículo comparado ao ejaculado. Apesar das potenciais complicações cirúrgicas na captação dos espermatozoides intratesticulares, como sangramento, infecção e fibrose de parte do parênquima testicular, em algumas situações os benefícios superam os riscos.

Esteves et al. recentemente demonstraram resultados favoráveis ao uso de espermatozoides testiculares para procedimento de ICSI em casais com falha de tratamento. A metanálise envolveu 5 estudos e 143 pacientes apresentando IFD elevado no ejaculado. Os pacientes foram os próprios controles ao avaliar o IFD dos espermatozoides testiculares. Demonstrou-se que a taxa de fragmentação do DNA foi significativamente menor na amostra testicular (IC 95%, média de diferença de 24,6%; p < 0,00001). Em 507 ciclos de ICSI, a ocorrência de gestação clínica (OR 2,4, IC 95% 1,57-3,73; p < 0,0001) e nascidos vivos (OR 2,6, IC 95% 1,54-4,35; p = 0,0003) foi maior em casais que utilizaram espermatozoides testiculares do que aqueles que optaram pelos gametas do ejaculado. Além disso, o número de abortos foi 67% menor com o uso de espermatozoides testiculares (OR 0,28, IC 95% 0,11-0,68; p = 0,005).[16]

Em 2018, Kawwass et al. não demonstraram diferença significativa no número de gestações, nascidos vivos, abortos e peso normal ao nascimento entre pacientes submetidos ao procedimento de ICSI por meio de espermatozoides do ejaculado, capturados do epidídimo ou do testículo (n = 166.171 ciclos). Uma importante limitação neste estudo se deve à não distinção dos pacientes conforme o diagnóstico (azoospermia não obstrutiva, azoospermia obstrutiva, alterações nos parâmetros do espermograma, normozoospermia).[17]

MICRODELEÇÃO DO CROMOSSOMO Y

A microdeleção do cromossomo Y foi inicialmente reportada em 1976 por Tiepolo e Zuffardi. A prevalência da microdeleção em homens inférteis encontra-se entre 5 e 35% e acomete geralmente o braço longo do cromossomo Y na banda q11.23, correspondente ao *locus* do fator azoospérmico (*azoospermic factor* [AZF]). Homens que apresentam oligozoospermia grave e azoospermia no espermograma devem ser pesquisados. Da porção proximal para distal desse *loci* espermatogênico, é possível encontrar 3 regiões: AZFa, AZFb e AZFc. Uma quarta região tem sido proposta (AZFd) entre as AZFb e AZFc. Cada uma, quando lesadas, apresenta falhas espermatogênicas diferentes.

Em um estudo clínico controlado, 17 homens de casais com história de 3 ou mais abortos consecutivos, 18 homens férteis de casais com pelo menos 1 filho e sem história de aborto, e 10 homens com diagnóstico de infertilidade masculina foram avaliados por meio de *swab* bucal quanto à lesão da região AZFc e subáreas (*sequence tagged sites* [STS]) no cromossomo Y. Entre os homens com história de AR, 82,4% apresentavam pelo menos uma STS com deleção, enquanto em 65% deles era possível encontrar 3 ou mais microdeleções no *locus* espermatogênico. Apenas 20% dos inférteis apresentaram microdeleções na mesma região, enquanto em nenhum dos férteis havia acometimento do cromossomo Y.[18] Houve, dessa forma, uma diferença significativa da presença de microdeleção do cromossomo Y como fator de risco para AR (p < 0,001), porém não nos homens com infertilidade masculina (p = 0,119). As STS que foram encontradas com maior frequência no grupo de AR foram DYS235 e DYS236 em 13 dos 17 pacientes.

Contudo, diversos outros estudos mais recentes têm reportado resultados contrários aos de Dewan et al. Em 2018, Dai et al. publicaram um estudo com 1.072 homens de casais com história de 2 ou mais abortos consecutivos e 200 homens férteis, analisando a relação entre a microdeleção do cromossomo Y com o risco de aborto. Apenas 15 pacientes dentre os 1.072 com AR (1,40%) apresentaram estruturas cromossômicas anormais e 37 (3,45%) com heteromorfismo cromossomal. Como no grupo-controle de férteis a incidência de heteromorfismo cromossomal foi de 8,5% (17/200), não houve diferença significativa entre os grupos (p > 0,05). Mesmo analisando os 6 STS recomendados pela Academia Europeia de Andrologia e diretrizes da Rede Europeia de Qualidade Genética (sY84, sY86, sY127, sY134, sY254, sY255) que correspondem a mais de 95% das microdeleções do cromossomo Y, somados a outras STS também analisadas neste estudo, não houve diferença significativa entre os grupos com AR e férteis.[19]

A maior parte dos estudos tem corroborado essa falta de correlação entre microdeleção do cromossomo Y e risco de AR e, portanto, a execução não é

Fatores masculinos da perda gestacional **119**

preconizada na investigação inicial. Por outro lado, alterações no cariótipo de um dos pais está presente em 3 a 6% dos casais que sofrem com AR, sendo que as aberrações cromossômicas estruturais são as mais frequentes. Dessa forma, há benefícios em investigar o cariótipo paterno na averiguação de causas para perdas gestacionais.

IDADE PATERNA É FATOR DE RISCO?

O envelhecimento reduz a espermatogênese e pode comprometer a qualidade genética do gameta, tanto em homens como em mulheres. Kaarouch et al., em um estudo recente, comparam resultados de espermogramas de pacientes com idade acima ou igual a 40 anos com outros com idade inferior. Apesar de haver diferença significativa entre os grupos com maiores taxas de fragmentação do DNA, descondensação da cromatina e número de espermatozoides aneuploides nos pacientes com idade superior a 40 anos (41, 43 e 14% *versus* 25, 23 e 4%, respectivamente; p < 0,05), não houve diferença na avaliação dos parâmetros dos espermogramas. Foram feitas análises entre os mesmos grupos com relação aos resultados dos procedimentos de ICSI. As taxas de fertilização, clivagem, blastulação e gestação foram significativamente maiores para pacientes com idade inferior a 40 anos (56, 94, 24 e 9% *versus* 65, 97, 33 e 16%, respectivamente; p < 0,05), assim como a taxa de aborto foi significativamente maior no grupo com idade igual ou acima de 40 anos (60 *versus* 42%; p = 0,04). O mesmo estudo encontrou como valor de corte 38 anos para a qualidade do genoma do espermatozoide e 40 anos para chance de sucesso na ICSI. As alterações nos parâmetros do espermograma começam a aparecer mais tardiamente, entre 43 e 44 anos de idade.[20]

Gil-Villa et al. associam o aumento nas taxas de RL no sêmen com a idade do homem a fim de justificar a ação negativa do fator idade.[6] Já Carlini et al. encontraram diferença significativa quanto à idade paterna nos grupos analisados (37,7 ± 4,5 *versus* 39,2 ± 4,7; p < 0,05) e correlação entre idade dos pacientes com AR e IFD (r = 0,28; p < 0,01).[7] Quanto mais idoso, maiores são as taxas de fragmentação do DNA nas amostras analisadas de sêmen e também maior foi o número de abortos (r = 0,20; p < 0,05).

Curiosamente, alguns estudos demonstraram não haver relação entre a taxa de sucesso dos ciclos de ICSI com a idade paterna. Mazzilli et al. publicaram um estudo de coorte observacional longitudinal com 1.219 ciclos de ICSI e não houve correlação entre idade paterna e anormalidades do blastocisto, em oposição à idade materna em que houve correlação negativa.[21]

Apesar da impossibilidade de interferir no fator idade, é importante esclarecer ao casal que não apenas o envelhecimento da mulher compromete as taxas

120 Perda gestacional

de sucesso na gestação, mas também a idade masculina acima de 40 anos pode ter impacto negativo.

TROMBOFILIA PATERNA TEM ASSOCIAÇÃO COM ABORTOS RECORRENTES?

A pesquisa de fatores trombogênicos de mulheres que apresentam AR é habitual. O estado de hipercoagulabilidade e consequente formação de trombos no espaço uteroplacentário e vasos fetais, além de infarto placentário são fatores de risco para a perda gestacional. Sabendo-se que o genoma masculino é o responsável pela maior parte da formação da placenta, estudos foram realizados com o propósito de avaliar se genes trombofílicos de origem paterna também podem resultar em maiores taxas de abortos.

Jivraj et al. publicaram um estudo com casais caucasianos que tinham história de PGR e analisaram a presença de alelos trombofílicos (fator V de Leiden, protrombina GG20210A e MTHFR) com essas perdas gestacionais. Com a presença de múltiplos (mais de um) genes trombofílicos no genoma de qualquer um dos parceiros do casal, o risco relativo para a ocorrência de abortos foi de 1,9 (IC 95% 1,3-2,8; p = 0,02) quando comparado a pacientes sem esses genes. A taxa de nascidos vivos foi de 17 *versus* 56% quando nenhum dos cônjuges possuíam mutações (p < 0,03). Contudo, nesse mesmo estudo, a prevalência de múltiplas mutações trombogênicas foi semelhante entre casais com e sem história de AR.[22]

Dois anos mais tarde, Toth et al. publicaram um estudo caso-controle com 151 casais com história de 2 ou mais abortos consecutivos e 157 casais férteis com pelo menos 1 filho, sem história de aborto ou outras complicações gestacionais. Assim como no estudo de Jivraj et al., não houve diferença na prevalência das mutações trombogênicas analisadas entre grupo-controle e pacientes com AR. Ademais, não houve influência paterna com mutações analisadas quanto ao risco de aborto.[23]

Apesar de não consensual, atualmente não há embasamento científico suficiente para incluir a trombofilia de origem paterna como causa de AR e a análise não compõe a investigação inicial do casal com esta história.

CONSIDERAÇÕES FINAIS

É fundamental a análise de pelo menos 2 espermogramas, com intervalo de 2 semanas entre eles, para compreender melhor o potencial reprodutivo do homem. Na presença de alterações nos parâmetros clássicos, como na OAT, o risco de aborto é maior.

Índices elevados da fragmentação do DNA espermático correlacionam-se a menores taxas de gravidez e, aproximadamente, dobra o risco de ocorrência de aborto; em alguns casos pode ser reversível.

A elevação de agentes oxidantes no sêmen pode aumentar a fragmentação do DNA espermático; os agentes antioxidantes podem atenuar os efeitos negativos e aumentar os índices de gestação.

A correção cirúrgica de varicocele clínica quando associada a alterações dos parâmetros seminais e/ou elevação da fragmentação do DNA espermático diminui os riscos de perda gestacional.

A opção em utilizar espermatozoide testicular para procedimento de ICSI deve ser oferecido a casais que necessitam de TRA e com história de falha ao utilizar espermatozoides do ejaculado, a fim de diminuir as chances de aborto e aumentar a chance de nascimento.

As pesquisas genéticas com análise de microdeleção do cromossomo Y e de mutações trombogênicas de origem paterna não se relacionam de forma significativa com risco de abortos; dessa forma, não devem ser incorporadas à pesquisa inicial de casais que sofrem com PGR. O cariótipo do casal deve ser investigado.

Homens com idade maior que 40 anos apresentam risco significativamente maior de aborto, apresentando taxas de RL e IFD superiores a homens com idade inferior a 40 anos.

REFERÊNCIAS BIBLIOGRÁFICAS

1. Denomme MM, McCallie BR, Parks JC, Booher K, Schoolcraft WB, Katz-Jaffe MG. Inheritance of epigenetic dysregulation froom male factor infertility has a direct impact on reproductive potential. Fertil Steril. 2018;110(3):419-28.
2. Kamkar N, Ramezanali F, Sabbaghian M. The relationship between sperm DNA fragmentation, free radicals and antioxidant capacity with idiopathic repeated pregnancy loss. Reprod Biol. 2018;18(4):330-5.
3. Kazerooni T, Asadi N, Jadid L, Kazerooni M, Ghanadi A, Ghaffarpasand F, et al. Evaluation of sperm's chromatin quality with acredine orange test, chromomycin A3 and aniline blue staining in couples with unexplained recurrent abortion. J Assist Reprod Genet. 2009;26(11-12):591-6.
4. Kiani-Esfahani A, Bahrami S, Tavalaee M, Deemeh MR, Mahjour AA, Nasr-Esfahani MH. Cystosolic and mitochondrial ROS: which one is associated with poor chromatin remodeling? Syst Biol Reprod Med. 2013;59(6):352-9.
5. Ribas-Maynou J, García-Peiró A, Fernandez-Encinas A, Amengual MJ, Prada E, Cortés P, et al. Double stranded sperm DNA breaks, measured by Comet Assay, are associated with unexplained recurrent miscarriage in couples without a female fator. PLoS One. 2012;7(9)1-9.
6. Gil-Villa AM, Cardona-Maya W, Agarwal A, Sharma R, Cadavid A. Assessment of sperm factors possibly involved in early recurrent pregnancy loss. Fertil Steril. 2010;94(4):1465-72.
7. Carlini T, Paoli D, Pelloni M, Faja F, Lago A, Lombardo F, et al. Sperm DNA fragmentation in Italian couples with recurent pregnancy loss. Reprod Biomed Online. 2017;34(1):58-65.

8. Rotondo JC, Bosi S, Bazzan E, Di Domenico M, De Mattei M, Selvatici R, et al. Methylenetetrahydrofolate redutactase gene promoter hypermethylation in sêmen samples of infertile couples correlates with recurrent spontaneous abortion. Hum Reprod. 2012;27(12)3632-8.
9. Robinson L, Gallos ID, Conner SJ, Rajkhowa M, Miller D, Lewis S, et al. The effect of DNA sperm fragmentation on miscarriage rates: a systematic review and meta-analysis. Hum Reprod. 2012;27:2908-17.
10. Zhao J, Zhang Q, Wang Y, Li Y. Whether sperm deoxyribonucleic acid fragmentation has an effect on pregnancy and miscarriage after in vitro fertilization/intracystoplasmic sperm injection: a sytematic review and meta-analysis. Fertil Steril. 2014;102:998-1005.
11. Showell MG, Bronw J, Yazdani A, Stankiewicz MT, Hart RJ. Antioxidants for male subfertility. Cochrane Database Syst Rev. 2011;19(1):CD007411.
12. Gil-Villa AM, Cardona-Maya W, Agarwal A, Sharma R, Cadavid A. Role of male factor in early recurrent embryo loss: do antioxidants have any effect? Fertil Steril. 2009;92(2):565-71.
13. Chen SS, Huang WJ, Chang LS, Wei YH. 8-hydroxy-2'-deoxyguanosine in leukocyte DNA of spermatic vein as a biomarker of oxidative stress in patients with varicocele. J Urol 2004;172(4 Pt 1):1418-21.
14. Mansour Ghanaie M, Asgari SA, Dadrass N, Allahkhah A, Iran-Pour E, Safarinejad MR. Effects of varicocele repair on sponteneous first trimester miscarriage. Uro J. 2012;9(2):505-13.
15. Roque M, Esteves S. Effect of varicocele repair on sperm DNA fragmentation: review. Int Urol Nephrol. 2018;50:583-603.
16. Esteves SC. Should a couple with failed in vitro fertilization or intracytoplasmic sperm injection and elevated sperm DNA fragmentation use testicular sperm for the next cycle? Eur Urol Focus. 2018;;4(3):296-8.
17. Kawwass JF, Chang J, Boulet SL, Nangia A, Mehta A, Kissin DM. Surgically acquired sperm use for assisted reproductive technology: trends and perinatal outcomes, USA, 2004-2015. J Assist Reprod Genet. 2018;35(7):1229-37.
18. Dewan S, Puscheck EE, Coulam CB, Wilcox AJ, Jeyendran RS. Y-chromosome microdeletions and recurrent pregnancy loss. Fertil Steril. 2006;85(2):441-5.
19. Dai R, Pan Y, Fu Y, Liu Q, Han W, Liu R. Role of male genetic factors in recurrent pregnancy loss in Northeast China. Eur J Obstet Gynecol Reprod Biol. 2018;224:6-11.
20. Kaarouch I, Bouamoud N, Madkour A, Louanjli N, Saadani B, Assou S, et al. Paternal age: Negative impact on sperm genome decays and IVF outcomes after 40 years. Mol Reprod Dev. 2018;85(3):271-80.
21. Mazzilli R, Cimadomo D, Vaiarelli A, Capalbo A, Dovere L, Alviggi E, et al. Effect of the male factor on the clinical outcome of intracytoplasmic sperm injection combined with preimplantition aneuploidy testing: observational longitudinal cohort study of 1219 consecutive cycles. Fertil Steril. 2017;108(6):961-72.
22. Jivraj S, Rai R, Underwood J, Regan L. Genetic thrombophilic mutations among couples with recurrent miscarriage. Hum Reprod. 2006;21(5):1161-5.
23. Toth B, Vocke F, Rogenhofer N, Friese K, Thaler CJ, Lhose P. Paternal thrombophilic gene mutations are not associated with recurrent miscarriage. Am J Reprod Immunol. 2008;60(4):325-32.

Obesidade e outros fatores de risco modificáveis na perda gestacional

9

Marcelo Cavalcante

INTRODUÇÃO

Perda gestacional, incluindo abortamento espontâneo, aborto espontâneo recorrente (AER) e óbito fetal, é a intercorrência mais prevalente durante todo o período gestacional. A etiologia de todas as formas de perda gestacional é multifatorial, com fatores de risco podendo ser classificados em modificáveis ou não modificáveis. A identificação e o controle dos modificáveis é uma boa estratégia para redução no número de casos de perdas gestacionais. Obesidade, tabagismo, etilismo, consumo de café, estresse e medicações são alguns exemplos de fatores de risco modificáveis que apresentam relação com perdas gestacionais.[1]

O número de obesos em todo o mundo quase triplicou desde 1975. Em 2016, mais de 1,9 bilhão de adultos no mundo, com 18 anos de idade, tinham excesso de peso. Estatísticas recentes revelam que dois terços das mulheres americanas, com mais de 20 anos, têm índice de massa corporal (IMC) $\geq 25\,kg/m^2$, significando que estão com sobrepeso ou obesidade, sendo que 36% das americanas são classificadas como obesas (IMC $\geq 30\ kg/m^2$). Estima-se que, até o ano de 2030, 38% da população adulta mundial estará com sobrepeso e 20% será obesa, e nos Estados Unidos cerca de 85% da população adulta estará com sobrepeso ou obesidade no mesmo ano. Esse alarmante aumento do número de casos de sobrepeso e obesidade, nas últimas décadas, tornou-se um grande desafio para a saúde pública em todo o planeta, pelo risco elevado de morte e a associação com inúmeros agravos à saúde.[2]

O aumento global da prevalência de sobrepeso e obesidade é assustador também em cifras econômicas. O Instituto Milken americano estimou que os custos diretos com obesidade em 2014, nos EUA, foi de 427 bilhões de dólares. Somado com os custos indiretos, o custo da obesidade para a economia americana, naquele ano, foi de 1,4 trilhão de dólares, mais que o dobro que os EUA gastam com defesa e 8,2% de todo o produto interno bruto. A obesidade está relacionada a inúmeras doenças crônicas, também tendo impacto na capacidade reprodutiva feminina e masculina.[3,4]

A obesidade está associada ao maior risco de infertilidade, abortamento, óbitos fetais, natimortos, óbitos neonatais, malformações congênitas, complicações na gravidez (pré-eclâmpsia, diabete gestacional, alterações no crescimento fetal), maior risco de parto cesáreo, infecções puerperais e maior dificuldade e menor tempo de amamentação. Essas complicações maternas, fetais e neonatais da obesidade têm implicações adversas de longo prazo para a saúde da mãe e do filho (doenças crônicas na vida adulta) (Quadro 1).[5]

Quadro 1   Risco reprodutivo em casos de mulheres obesas[5]
Complicações relacionadas com obesidade pré-gestacional
Irregularidade menstrual Infertilidade
Complicações relacionadas com obesidade gestacional
Aborto espontâneo Malformações congênitas Limitações para exame ultrassonográfico Parto prematuro Diabete gestacional Doenças hipertensivas Óbito fetal Alterações no crescimento fetal
Complicações relacionadas com obesidade no momento do parto
Dificuldades de monitoração da vitalidade fetal Maior taxa de cesariana Dificuldades de anestesia
Complicações relacionadas com obesidade no pós-parto
Hemorragia pós-parto Dificuldades de amamentação Infecção de ferida cirúrgica Obesidade e outras doenças crônicas nos filhos

O conceito mais aceito para sobrepeso/obesidade na idade adulta é baseado no IMC, a relação entre o peso (P) e estatura (E) do indivíduo ($IMC = P/E^2$). Conforme a Organização Mundial da Saúde (OMS), o IMC pode definir o indivíduo como baixo peso ($< 18,5 \ kg/m^2$), peso normal ($18,5$ a $24,9 \ kg/m^2$), sobrepeso (25 a $29,9 \ kg/m^2$) e obeso ($\geq 30 \ kg/m^2$).[6]

OBESIDADE E PERDA GESTACIONAL (ABORTO ESPONTÂNEO, ABORTO RECORRENTE E ÓBITO FETAL)

Atualmente, está bem estabelecida a relação entre obesidade e abortamento espontâneo. Metwally et al. observaram aumento de 67% no risco de abortamento espontâneo entre as mulheres com quadro de sobrepeso/obesidade (IMC > 25 kg/m²).[7] Balsells et al., avaliando o risco de abortamento espontâneo em um grupo de pacientes, com gestações espontâneas ou após técnicas de reprodução assistida ou com história de AER, observaram a relação em "J" do risco de aborto espontâneo e o peso pré-gestacional: (1) mulheres com baixo peso pré-gestacional: RR 1,08 (IC 95% 1,05-1,11); (2) sobrepeso: RR 1,09 (IC 95% 1,04-1,13); e (3) obesidade: RR 1,21 (IC 95% 1,15-1,27). O risco para mulheres com obesidade foi ainda maior quando o IMC foi maior que 35 kg/m² (RR 1,51, IC 95% 1,37-1,67)[8] (Tabela 1).

Tabela 1 Risco de aborto espontâneo conforme o IMC[8]

Classificação do peso	IMC	Risco relativo para aborto
Baixo peso	< 18,5 kg/m²	1,08 (1,05-1,11)
Peso normal	18,5-24,9 kg/m²	1 (referência)
Sobrepeso	25-29,9 kg/m²	1,09 (1,04-1,13)
Obesidade	≥ 30 kg/m²	1,21 (1,15-1,27)

A incidência de AER descrita na literatura é bastante variável, 0,5 a 2,3%, talvez por diferentes definições e metodologias para o cálculo estatístico. No entanto, tem-se observado aumento na incidência dos casos de aborto recorrente. Roepke et al., avaliando suecas que engravidaram entre os anos de 2003 a 2012, encontraram aumento de 58% no número de novos casos de AER (≥ 3 abortos anteriores). Os autores sugeriram que essa relevante elevação na incidência se deve à decisão do casal para engravidar mais tarde e ao crescimento significativo dos casos de obesidade.[9]

AER é uma complicação gestacional de etiologia multifatorial, com causas bem consolidadas na literatura e outras ainda merecendo maiores evidências. Aberrações genéticas do casal, distúrbios hormonais, alterações anatômicas uterinas, congênitas ou não, e síndrome antifosfolípide são as causas mais relacionadas com casos de AER. Os fatores relacionados às perdas gestacionais de repetição, na maioria, são atribuídos à mulher. Em mais da metade dos casos, pelo menos um fator associado ao AER é encontrado, ainda permanecendo um número considerado de casais sem uma causa definida. Algumas condições são associadas aos casos de AER idiopáticos, entre elas destacam-se alterações do sistema imunológico, condições comportamentais e ambientais, como a obesidade.[10]

Os mecanismos responsáveis pelas perdas gestacionais de mulheres com sobrepeso e obesidade, com história de aborto espontâneo recorrente, são pouco conhecidos. Entre as possíveis vias fisiopatológicas mais estudadas, destacam-se: (1) efeito direto da obesidade na qualidade oocitária; (2) alteração na resposta imunológica e na receptividade endometrial durante o processo de implantação embrionária, obesidade é caracterizada por um processo inflamatório crônico; e (3) possível mecanismo tromboembólico, mais frequente na gestante obesa.[11]

A relação entre a obesidade e casos de óbito fetal foi descrita pela primeira vez em 1998, por Cnattingius et al., e também parece bem consolidada na literatura. O risco de óbito fetal de obesas parece ser 2 a 5 vezes maior quando comparado a grávidas com IMC normal. Recentemente, Merc et al., avaliando mais de 240 mil gestações, observaram risco de óbito fetal bem mais elevado entre as gestante com IMC $\geq$ 30 kg/m^2 (RR 2,0 IC 95% 1,2-3,3), sendo a taxa de óbito fetal 0,24 óbitos por 1.000 nascimentos no grupo de pacientes com IMC > 30 kg/m^2, comparado a 0,15 óbitos por 1.000 nascimentos no grupo com IMC abaixo de 30 kg/m^2. Redução em 10% do IMC pré-gestacional pode reduzir em até 10% o risco de óbito fetal.[12]

Os mecanismos fisiopatológicos responsáveis pelo óbito fetal de obesas também são pouco conhecidos. Alterações placentárias, distúrbios metabólicos maternos e fetais, alterações vasculares placentárias, alterações imunológicas (obesidade como processo inflamatório crônico) e eventos tromboembólicos são algumas ocorrências provavelmente envolvidas.[13]

Outra forma de avaliação de obesidade é pelo estudo da composição corporal (percentual de gordura corporal, gordura abdominal, percentual de água intra e extracelular), por diferentes metodologias. No entanto, em razão das dificuldades técnicas dessa abordagem, os estudos ainda são incipientes, mas abre grande campo para pesquisa, de possíveis preditores de resultados gestacionais nas pacientes com sobrepeso e obesidade.[14]

Os resultados dos estudos de intervenção para redução de peso pré-gestacional, pela mãe e/ou pai, por meio de mudanças no estilo de vida (dieta restritiva e atividade física), ainda não demonstraram redução no percentual de perdas gestacionais, mas revelaram melhora nas taxas de gravidez, especialmente entre as mulheres com antecedente de ovários micropolicísticos.[15] Estudos recentes têm observado melhora nos resultados gestacionais com intervenções medicamentosas (metformina e análogos do GLP-1 [*glucagon-like peptide-1*]), associadas à redução do peso.[16] O impacto da perda de peso pela cirurgia bariátrica pré-gestacional na redução do risco de perda gestacional também ainda é pouco conhecido.[17]

Vahid et al. observaram que o tipo de dieta parece interferir no risco de perda gestacional. Mulheres com uma ingesta de alimentos com maior índice inflamatório apresentaram risco elevado de aborto espontâneo. Portanto, a orientação de uma dieta com alimentos com características, predominantemente, anti-inflamatórias pode ser uma abordagem nutricional para redução do risco de abortamento.[18]

ESTRESSE E PERDA GESTACIONAL

A relação entre o estresse e os resultados gestacionais é discutida na literatura ao longo de décadas. Estudos populacionais, avaliando a exposição aguda ao estresse, pré-gestacional e/ou durante a gravidez, revelaram possível associação entre o estresse e algumas complicações obstétricas, como pré-eclâmpsia, parto prematuro, baixo peso ao nascer e malformações congênitas. A relação entre o estresse materno e a perda gestacional (esporádica e/ou de repetição) ainda não é consenso na literatura. Pouco se conhece sobre os mecanismos fisiopatológicos envolvidos, podendo ter alguma participação de níveis elevados e persistentes de cortisol, refletindo em funções vasculares, imunológicas, metabólicas e neuroendócrinas. Alguns autores debatem se o estresse é realmente causa de perdas gestacionais de repetição ou consequência. Casais com história de perdas gestacionais devem ser alertados sobre essa possível relação.[19,20]

Em uma metanálise publicada em 2017, por Qu et al., foi observado que mulheres expostas a algum tipo de estresse (psicológico, laboral ou eventos do cotidiano) apresentam maior risco de abortamento. O risco de abortamento foi mais elevado quando a paciente foi submetida a estresse psicológico (OR 1,42; IC95% 1,19-1,70), seguido pelo estresse no trabalho (OR 1,27, IC 95% 1,1-1,47).[21]

O estresse também parece ter relação com a ocorrência de óbito fetal. Wisborg et al. observaram que risco de óbito fetal é 80% maior para gestantes com alto nível de estresse, quando comparado com as que foram expostas a baixo risco.[22] Hogue et al., em um grande estudo populacional americano, observaram o dobro de risco de óbito fetal (OR 2,22, IC 95% 1,43-3,46) para gestante com experiência de pelo menos 4 eventos de vida (evento financeiro, emocional, traumático e relacionado ao parceiro) significativos nos últimos 12 meses.[23]

A história de perda gestacional gera estresse psicológico para o casal, podendo ter relação com o risco elevado de abortamento espontâneo na gravidez seguinte. Uma revisão sistemática recente mostrou, apesar do baixo nível de evidência, que intervenções não farmacológicas (psicoterapia, por exemplo) podem diminuir o estresse em uma gestação, após um antecedente de perda gravídica, e consequentemente reduzir o risco de abortamento.[24]

ÁLCOOL E PERDA GESTACIONAL

As consequências do etilismo crônico para o resultado gestacional já são bem conhecidas na literatura médica, sendo a síndrome fetal alcoólica o quadro clássico. O efeito do consumo moderado de álcool, durante a gestação, sobre o resultado gestacional, incluindo quadro de abortamento, ainda é pouco conhecido.[25]

Oostingh et al., em uma grande revisão sistemática, encontraram 7 estudos relatando conclusões diferentes entre a associação do consumo materno de álcool e aborto espontâneo. O estudo com a mais alta qualidade não relatou associação entre o etilismo durante o 1º trimestre de gravidez e o risco de aborto espontâneo. Por outro lado, outro estudo descreveu associação significativa entre a ingesta de 3 ou mais doses de bebida alcoólica por semana e o risco de aborto espontâneo.[26]

Portanto, apesar de a relação entre o consumo de álcool e o risco de abortamento não ser bem definida, os casais devem ser alertados sobre uma possível associação com perda gestacional e sobre os riscos comprovados de malformações fetais e outras complicações obstétricas.

CAFÉ E PERDA GESTACIONAL

O café é uma das bebidas mais consumidas e populares em todo o mundo, composto por cafeína e mais de 800 outras substâncias, algumas com atividade antioxidante. Diversos estudos procuram identificar os efeitos do café na prevenção de doenças crônicas, nas doenças do sistema nervoso central, na capacidade reprodutiva e em outros órgãos e sistemas. Acredita-se que os benefícios e malefícios podem ser observados até mesmo nas formulações dos descafeinados, demonstrando o impacto das outras substâncias presentes no café. A relação entre a ingestão do café na capacidade reprodutiva feminina e perda gestacional é muito debatida na literatura.[26]

Alguns mecanismos fisiopatológicos parecem ser responsáveis por complicações obstétricas em mulheres com alta ingesta de café, entre eles destacam-se: (1) elevação na produção de estrógenos, com comprometimento na ovulação e na função do corpo lúteo; e (2) vasoconstrição na circulação útero-placentária, comprometendo o desenvolvimento placentário e embrionário.[26]

Uma metanálise recente, com mais de 130 mil participantes, observou o risco de perda gestacional (abortamento espontâneo e óbito fetal) em mulheres que consomem café durante a gestação. Esse risco foi significativo e crescente a partir do consumo moderado de café. Os riscos relativos para perda gestacional, conforme a quantidade de cafeína ingerida, foram: RR 1,02 (IC 95% 0,85-1,24) para baixa ingestão de cafeína (50 a 149 mg/dia), RR 1,16 (IC 95% 0,94-1,41) para ingestão moderada (150 a 349 mg/dia), RR 1,40 (IC 95% 1,16-1,68) para alta ingestão (350 a 699 mg/dia) e RR 1,72 (IC 95% 1,4-2,13) para ingestão muito alta (≥ 700 mg/dia). O aumento de cada 100 mg/dia na ingestão materna de cafeína (aproximadamente 1 xícara de café) foi associado a 7% (95% CI 3-12%) maior risco de perda gestacional.[27]

O Nurses' Health Study, estudo que avaliou os hábitos de mais de 116 mil enfermeiras, observou risco de aborto espontâneo 20% maior em mulheres que consumiram 4 ou mais xícaras de café, no período pré-gestacional, quando comparadas às não consumidoras. Nesse estudo, a maior fonte de ingestão de cafeína foi o cafeinado (71%), seguido de chá com cafeína (14%), bebidas com cafeína (12%) e chocolate (3%).[28] Portanto, casais devem ser informados sobre a possível associação da ingesta exagerada de bebidas que contenham cafeína e o risco de perda gestacional (incluindo aborto e óbito fetal) (Figura 1).

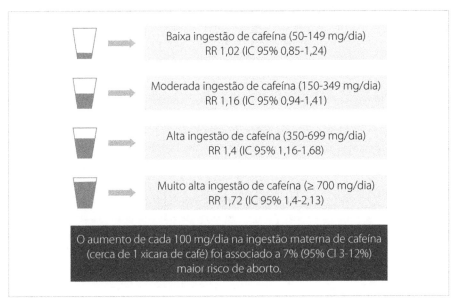

Figura 1   Risco de abortamento conforme a ingesta diária de cafeína.[27]

TABAGISMO E PERDA GESTACIONAL

O tabagismo possui forte associação com maus desfechos obstétricos (gravidez ectópica, natimorto, placenta prévia) e neonatais (prematuridade, baixo peso ao nascer e anomalias congênitas). No entanto, a relação entre o tabagismo e o aborto recorrente ainda não está bem clara na atualidade.

Uma grande metanálise, de estudos disponíveis na literatura desde a década de 1950, revelou aumento no risco de abortamento espontâneo de 23% entre as mulheres tabagistas (RR = 1,23, 95% CI 1,16-1,30; n = 50 estudos), estando diretamente relacionado com o número de cigarros fumados ao dia (risco eleva em 1% a cada cigarro fumado ao dia). O risco de abortamento é ainda maior quando o uso do tabaco é continuado na gestação (RR = 1,32, 95% CI: 1,21-1.44; n = 25 estudos). O risco de abortamento também foi observado entre as não fumantes com parceiros fumantes ("fumantes passivas"), tanto no período pré-gestacional, quanto durante a gestação. Portanto, a cessação do tabagismo é recomendada para todas as grávidas e, se possível, para os tabagistas em contato com gestantes não fumantes.[29]

Outra metanálise recente também observou a associação entre o tabagismo e o risco de óbito fetal. O tabagismo durante a gravidez elevou o risco de óbito fetal em 47%. Fumar 1 a 9 cigarros ao dia elevou o risco de natimorto em 9% e fumar 10 ou mais cigarros ao dia elevou o risco de óbito fetal em 52%. A associação entre o tabagismo e o risco elevado de natimorto ocorreu independentemente da idade gestacional de referência para a definição de óbito fetal, se ≥ 20 semanas, ≥ 24 semanas ou ≥ 28 semanas.[30]

CONTAMINANTES AMBIENTAIS E POLUIÇÃO ATMOSFÉRICA

O aumento evidente do número de casos de perdas gestacionais ao longo das últimas décadas também alertou para a possível relação entre a poluição ambiental e os resultados gestacionais. Diversos produtos químicos utilizados na indústria possuem capacidade de desregulação endócrina, podendo afetar a fertilidade e a manutenção de uma gravidez saudável. Contaminantes ambientais parecem ter relação com perdas gestacionais e incluem: radiação, metais pesados, produtos utilizados na agricultura e solventes industriais. Krieg et al. demonstraram as evidências na literatura da associação de diclorodifeniltricloroetano (DDT), bisfenol A (BPA), dioxinas e fitalatos com o risco elevado de abortamento.[31]

A poluição atmosférica também tem grande impacto na reprodução masculina e feminina. Vários estudos têm demonstrado essa relação nas diferentes etapas do ciclo reprodutivo, desde o desenvolvimento embrionário (observado nos tratamentos de reprodução assistida) até as taxas de nascidos vivos. Os poluentes mais relevantes a exercer efeito prejudicial sobre fertilidade são dióxido de nitrogênio (NO_2), dióxido de enxofre (SO_2) e partículas inaláveis de matéria menores que 10 micrômetros (*particulate matter* 10 [PM10]). Evidências recentes demonstram que o aumento do risco de aborto está associado à exposição a altas concentrações de NO_2, SO_2, PM10 e outros produtos de combustão.[32,33]

MEDICAMENTO E PERDA GESTACIONAL

O uso de medicação sem orientação médica apropriada é muito comum no Brasil. Essa prática pode colocar em risco a gestação. Recentemente, a Food and Drug Administration (FDA) passou a adotar uma nova metodologia de informação na embalagem e na bula dos medicamentos. Antes, as informações estavam em 3 grupos: (1) gravidez; (2) trabalho de parto e parto; e (3) amamentação. Desde 2015, as orientações estão destinadas a 3 novos grupos: (1) gravidez (passando a incluir trabalho de parto e parto); (2) amamentação; e (3) homens e mulheres com potencial reprodutivo. Isso demonstra a preocupação da FDA em fornecer informação sobre o risco de determinadas medicações no resultado gestacional.[34]

Diferentes grupos de medicações têm associação com perda gestacional. Um grande estudo publicado em 2017, em base de dados canadense com mais de 200 mil pacientes, revelou a associação de antibióticos no início da gestação com o risco de abortamento, entre eles: macrolídeos (excluindo eritromicina), quinolonas, tetraciclinas, sulfonamidas e metronidazol.[35]

CONSIDERAÇÕES FINAIS

Diversos fatores relacionados à perda gestacional, ocasional ou de forma repetida, são de risco modificáveis. Alguns deles podem ser facilmente controlados, necessitando uma simples orientação do médico assistente. Outros fatores merecem maior atenção, com difícil controle, como a poluição atmosférica.

Diante das evidências demonstradas nesse capítulo, a consulta pré-concepcional se torna de extrema importância para a detecção e o controle precoce de fatores modificáveis, podendo reduzir consideravelmente o risco de perda gestacional. Avaliação da composição corporal do casal, aconselhamento dietético, incentivo à prática de atividade física, atenção na ingestão de café e bebidas alcoólicas, evitar o tabagismo ativo ou passivo e uso de medicamento somente com prescrição médica deve fazer parte da orientação rotineira de casais em idade reprodutiva.

REFERÊNCIAS BIBLIOGRÁFICAS

1. Feodor Nilsson S, Andersen PK, Strandberg-Larsen K, Nybo Andersen AM. Risk factors for miscarriage from a prevention perspective: a nationwide follow-up study. BJOG: An International J Obstetr Gynaecol. 2014;121(11):1375-85.
2. Stang J, Huffman LG. Position of the Academy of Nutrition and Dietetics: Obesity, Reproduction, and Pregnancy Outcomes. J Acad Nutrit Dietet. 2016;116(4):677-91.

3. Hruby A, Hu FB. The Epidemiology of Obesity: A Big Picture. PharmacoEconomics. 2014;33(7):673-89.

4. Meldrum DR. Introduction. Fertil Steril. 2017;107(4):831-2.

5. Luke B. Adverse effects of female obesity and interaction with race on reproductive potential. Fertil Steril. 2017;107(4):868-77.

6. Apovian CM. Obesity: definition, comorbidities, causes, and burden. Am J Manag Care. 2016;22(7 Suppl):s176-85.

7. Metwally M, Ong KJ, Ledger WL, Li TC. Does high body mass index increase the risk of miscarriage after spontaneous and assisted conception? A meta-analysis of the evidence. Fertil Steril. 2008;90(3):714-26.

8. Balsells M, García-Patterson A, Corcoy R. Systematic review and meta-analysis on the association of prepregnancy underweight and miscarriage. Eur J Obstetr Gynecol Reprod Biol. 2016;207:73-9.

9. Rasmark Roepke E, Matthiesen L, Rylance R, Christiansen OB. Is the incidence of recurrent pregnancy loss increasing? A retrospective register-based study in Sweden. Acta Obstet Gynecol Scand. 2017;96(11):1365-72.

10. El Hachem H, Crepaux V, May-Panloup P, Descamps P, Legendre G, Bouet PE. Recurrent pregnancy loss: current perspectives. Int J Womens Health. 2017;9:331-45.

11. Broughton DE, Moley KH. Obesity and female infertility: potential mediators of obesity's impact. Fertil Steril. 2017;107(4):840-7.

12. Merc MD, Lucovnik M, Bregar AT, Verdenik I, Tul N, Blickstein I. Stillbirths in women with pre-gravid obesity. J Perinat Med. 2019;47(3):319-22.

13. Cruz-Martinez R, Monari F, Pedrielli G, Vergani P, Pozzi E, Mecacci F, et al. Adverse Perinatal Outcome in Subsequent Pregnancy after Stillbirth by Placental Vascular Disorders. Plos One. 2016;11(5):e0155761.

14. Widen EM, Gallagher D. Body composition changes in pregnancy: measurement, predictors and outcomes. Eur J Clin Nutr. 2014;68(6):643-52.

15. Best D, Avenell A, Bhattacharya S. How effective are weight-loss interventions for improving fertility in women and men who are overweight or obese? A systematic review and meta-analysis of the evidence. Hum Reprod Update. 2017;23(6):681-705.

16. Salamun V, Jensterle M, Janez A, Vrtacnik Bokal E. Liraglutide increases IVF pregnancy rates in obese PCOS women with poor response to first-line reproductive treatments: a pilot randomized study. Eur J Endocrinol. 2018;179(1):1-11.

17. Costa MM, Belo S, Souteiro P, Neves JS, Magalhaes D, Silva RB, et al. Pregnancy after bariatric surgery: Maternal and fetal outcomes of 39 pregnancies and a literature review. J Obstet Gynaecol Res. 2018;44(4):681-90.

18. Vahid F, Shivappa N, Hekmatdoost A, Hebert JR, Davoodi SH, Sadeghi M. Association between Maternal Dietary Inflammatory Index (DII) and abortion in Iranian women and validation of DII with serum concentration of inflammatory factors: case-control study. Appl Physiol Nutr Metab. 2017;42(5):511-6.

19. O'Hare T, Creed F. Life events and miscarriage. Br J Psychiatry. 1995;167(6):799-805.

20. Nelson DB, Grisso JA, Joffe MM, Brensinger C, Shaw L, Datner E. Does stress influence early pregnancy loss? Ann Epidemiol. 2003;13(4):223-9.

21. Qu F, Wu Y, Zhu Y-H, Barry J, Ding T, Baio G, et al. The association between psychological stress and miscarriage: A systematic review and meta-analysis. Scientific Reports. 2017;7(1):1731.

22. Wisborg K, Barklin A, Hedegaard M, Henriksen TB. Psychological stress during pregnancy and stillbirth: prospective study. BJOG. 2008;115(7):882-5.

23. Hogue CJ, Parker CB, Willinger M, Temple JR, Bann CM, Silver RM, et al. A population-based case-control study of stillbirth: the relationship of significant life events to the racial disparity for African Americans. Am J Epidemiol. 2013;177(8):755-67.
24. San Lazaro Campillo I, Meaney S, McNamara K, O'Donoghue K. Psychological and support interventions to reduce levels of stress, anxiety or depression on women's subsequent pregnancy with a history of miscarriage: an empty systematic review. BMJ Open. 2017;7(9):e017802.
25. Gupta KK, Gupta VK, Shirasaka T. An Update on Fetal Alcohol Syndrome-Pathogenesis, Risks, and Treatment. Alcohol Clin Exp Res. 2016;40(8):1594-602.
26. Oostingh EC, Hall J, Koster MPH, Grace B, Jauniaux E, Steegers-Theunissen RPM. The impact of maternal lifestyle factors on periconception outcomes: a systematic review of observational studies. Reprod Biomed Online. 2019;38(1):77-94.
27. Chen LW, Wu Y, Neelakantan N, Chong MF, Pan A, van Dam RM. Maternal caffeine intake during pregnancy and risk of pregnancy loss: a categorical and dose-response meta-analysis of prospective studies. Public Health Nutr. 2016;19(7):1233-44.
28. Gaskins AJ, Rich-Edwards JW, Williams PL, Toth TL, Missmer SA, Chavarro JE. Pre-pregnancy caffeine and caffeinated beverage intake and risk of spontaneous abortion. Eur J Nutr. 2018;57(1):107-17.
29. Pineles BL, Park E, Samet JM. Systematic review and meta-analysis of miscarriage and maternal exposure to tobacco smoke during pregnancy. Am J Epidemiol. 2014;179(7):807-23.
30. Marufu TC, Ahankari A, Coleman T, Lewis S. Maternal smoking and the risk of still birth: systematic review and meta-analysis. BMC Public Health. 2015;15:239.
31. Krieg SA, Shahine LK, Lathi RB. Environmental exposure to endocrine-disrupting chemicals and miscarriage. Fertil Steril. 2016;106(4):941-7.
32. Ha S, Sundaram R, Buck Louis GM, Nobles C, Seeni I, Sherman S, et al. Ambient air pollution and the risk of pregnancy loss: a prospective cohort study. Fertil Steril. 2018;109(1):148-53.
33. Leiser CL, Hanson HA, Sawyer K, Steenblik J, Al-Dulaimi R, Madsen T, et al. Acute effects of air pollutants on spontaneous pregnancy loss: a case-crossover study. Fertil Steril. 2019;111(2):341-7.
34. Brucker MC, King TL. The 2015 US Food and Drug Administration Pregnancy and Lactation Labeling Rule. J Midwifery Women Health. 2017;62(3):308-16.
35. Muanda FT, Sheehy O, Berard A. Use of antibiotics during pregnancy and risk of spontaneous abortion. CMAJ. 2017;189(17):E625-E33.

10 Protocolos de investigação em casos de aborto recorrente

Marcelo Cavalcante
Manoel Sarno
Ricardo Barini

INTRODUÇÃO

Historicamente, a avaliação de casais com quadro de aborto espontâneo recorrente (AER) era iniciada somente após o terceiro abortamento espontâneo consecutivo. Contudo, recentemente os protocolos internacionais passaram a recomendar o início da investigação após o segundo aborto. Essa mudança foi baseada na prevalência dos testes de diagnósticos alterados que se mostraram semelhantes quando comparados grupos de casais com história de 2 abortos (41% de teste alterado), com história de 3 abortos (40%) e 4 ou mais (42%) das alterações encontradas. O prognóstico de uma próxima gravidez bem-sucedida também foi levado em consideração. O número de abortos espontâneos anterior apresenta relação direta com o risco de nova perda gestacional.[1]

Essa é apenas umas das inúmeras controvérsias quando se discute aborto recorrente. Os fatores envolvidos com diagnósticos e condutas já foram expostos em capítulos anteriores. Ao longo deste capítulo, serão expostas as controvérsias existentes entre as diretrizes da Sociedade Americana de Medicina Reprodutiva (American Society for Reproductive Medicine [ASRM]), Sociedade Europeia de Reprodução Humana e Embriologia (European Society of Human Reproduction and Embryology [ESHRE]) e da Federação Brasileira das Associações de Ginecologia e Obstetrícia (Febrasgo) para a avaliação (Tabela 1) e o tratamento (Tabela 2) de casais com AER. Também serão abordadas as novas evidências da literatura de fatores relacionados com AER e novas propostas de protocolos de investigação de casais com antecedente de perdas gestacionais.[2-4]

Tabela 1 Análise crítica da investigação de casais com AER conforme protocolos da ASRM, ESHRE e Febrasgo[2-4]

Protocolos de investigação de casais com aborto recorrente espontâneo				
Etiologia	Recomendação	ASRM	ESHRE	Febrasgo
Genética	Investigação genética do produto do aborto	Recomenda a partir do 2º aborto	Recomenda a partir do 2º aborto	Recomenda a partir do 2º aborto
	Cariótipo de sangue periférico para casal	Recomenda para todos os casos	Recomenda de acordo com o risco	Recomenda para todos os casos
	Investigação de gênica e polimorfismos[a]	Não recomendada	Não recomendada	Não recomendada
Anatômico	Investigação de fator anatômico	Recomenda para todos os casos	Recomenda para todos os casos	Recomenda para todos os casos
	Método de escolha deve ser US3D	Não define o método de escolha	Recomenda a US3D	Recomenda a US3D
Infecciosa	Investigação de endometrite crônica	Não recomenda	Não cita essa condição	Não cita essa condição
	Investigação de outras infecções sistêmicas	Não recomenda	Não cita essa condição	Não cita essa condição
Hormonal	Investigação de insuficiência da fase lútea	Não recomenda	Não recomenda	Não recomenda
	Avaliação da função tireoidiana	Dosar TSH para todos os casos[b]	Dosar TSH e anti-TPO[b]	Dosar TSH e anti-TPO[b]
	Dosagem de prolactina sérica	Recomenda para todos os casos	Não recomenda para todos os casos[b]	Não recomenda para todos os casos[c]
	Dosagem de LH	Não cita essa condição	Não recomenda para todos os casos[b]	Não recomenda para todos os casos[c]
	Avaliação de resistência insulínica	Não cita essa condição	Não recomenda para todos os casos[b]	Não recomenda para todos os casos[c]
	Avaliação de reserva ovariana	Não cita essa condição	Não recomenda para todos os casos[b]	Não recomenda para todos os casos[c]
	Avaliação de hormônios androgênicos	Não cita essa condição	Não recomenda para todos os casos[b]	Não recomenda para todos os casos[c]

(continua)

Tabela 1 Análise crítica da investigação de casais com AER conforme protocolos da ASRM, ESHRE e Febrasgo[2-4] *(continuação)*

Protocolos de investigação de casais com aborto recorrente espontâneo				
Etiologia	Recomendação	ASRM	ESHRE	Febrasgo
Trombofilias	Rastreamento de síndrome antifosfolípide	Recomenda para todos os casos	Recomenda para todos os casos	Recomenda para todos os casos
	Rastreamento de trombofilias hereditárias	Não recomenda para todos os casos[d]	Não recomenda para todos os casos[d]	Não recomenda para todos os casos[d]
Imunológicas	Rastreamento de fatores autoimunes	Não recomenda	Recomenda para fins explanatórios[e]	Recomenda para fins explanatórios[d]
	Rastreamento de fatores aloimunes	Não recomenda	Não recomenda	Não recomenda
Fator masculino	Fragmentação de DNA espermático	Não recomenda	Recomenda para fins explanatórios	Recomenda para fins explanatórios

US3D: ultrassonografia transvaginal 3D; anti-TPO: anticorpo antitireoperoxidase.
[a] Genes envolvidos em processos inflamatórios, coagulação sanguínea, função placentária e na resposta imunológica. [b] Se TSH alterado, continuar a investigação para tireoideopatias. [c] Recomenda a avaliação na presença de sinais e sintomas dessa condição clínica. [d] Recomenda a avaliação de acordo com as histórias pessoal e familiar. [e] Sugere a pesquisa de fator antinúcleo (FAN) com finalidade explanatória.

Tabela 2 Análise crítica do tratamento de casais com AER, conforme protocolos da ASRM, ESHRE e Febrasgo[2-4]

Protocolos de tratamento de casais com aborto recorrente espontâneo				
Etiologia	Recomendação	ASRM	ESHRE	Febrasgo
Genética	Aconselhamento genético do casal	Recomenda para todos os casos	Recomenda para todos os casos	Recomenda para todos os casos
	Reprodução assistida para investigação embrionária	Não recomendada	Não recomendada	Não recomendada
Anatômica	Ressecção histeroscópica de septo uterino	Recomenda para todos os casos	Recomenda para todos os casos	Recomenda para todos os casos
	Cirurgia para outras malformações congênitas	Não recomenda	Não recomenda	Não recomenda
	Ressecção histeroscópica de pólipos e miomas	Indica quando distorce cavidade	Não indica remoção	Indica quando distorce cavidade
	Cerclagem para casos de IIC	Não cita essa condição	Controle com USTV na gestação	Controle com USTV na gestação
Hormonal	Suplementação de progesterona	Sugere após 3 ou mais abortos	Não recomenda	Não recomenda
	Suplementação de hCG	Não cita essa condição	Não recomenda	Não cita essa condição
	Uso de metformina	Não cita essa condição	Não recomenda	Não cita essa condição
	Tratamento para hiperprolactinemia	Recomenda tratar	Não cita essa condição	Não cita essa condição
	Uso de hormônio tireoidiano	Diagnóstico de hipotireoidismo	Diagnóstico de hipotireoidismo	Diagnóstico de hipotireoidismo
Trombofilia	Tratamento da SAF	Recomenda tratar	Recomenda tratar	Recomenda tratar
	Tratamento de trombofilias hereditárias	Tratar em condição de risco	Tratar em condição de risco	Tratar em condição de risco

IIC: incompetência istmo-cervical; hCG: gonadotrofina coriônica humana; USTV: ultrassonografia transvaginal.
Tratamento recomendado para SAF é feito com ácido acetilsalicílico infantil, iniciado no período pré-concepcional, e heparina (não fracionada ou de baixo peso molecular). ASRM sugere que os resultados sejam melhores com a heparina não fracionada, se comparada à de baixo peso molecular. Uso de heparina nos casos de trombofilias hereditárias é restrito às condições de risco ou durante um evento tromboembólico.

FATORES GENÉTICOS

A principal causa de aborto espontâneo, isoladamente, é a alteração genética do embrião, que ocorre em cerca de 50% das vezes, aumentando a frequência de acordo com a idade da mulher. Os estudos que analisaram os produtos de abortos espontâneos revelaram que as cromossomopatias numéricas são as alterações genéticas embrionárias mais frequentes. No entanto, a avaliação genética rotineira do produto de abortamento não é recomendada em todos os casos de aborto espontâneo. Algumas diretrizes orientam a realização dessa avaliação nos casos de aborto recorrente, ou seja, a partir da segunda perda espontânea consecutiva. Estudos revelaram que esses embriões apresentavam um percentual de cromossomopatias semelhante ou pouco menor, quando comparado aos embriões abortados de casais sem antecedente de AER.[2-4]

Casais com história de AER apresentam alguma anormalidade genética em cerca de 2 a 10% dos casos, em pelo menos um dos parceiros, o homem ou a mulher. As alterações genéticas mais comum são as translocações recíprocas balanceadas, translocações robertsonianas, inversões e mosaicos. Esses defeitos genéticos podem ser herdados ou surgir de *novo* nas células germinativas. Os protocolos da ASRM e da Febrasgo recomendam a realização de cariótipo em sangue periférico do casal com história de 2 ou mais abortos consecutivos. A ESHRE não indica a realização rotineira do cariótipo do casal, deve ser solicitado de acordo com avaliação do risco da paciente.[2-4]

Os estudos genéticos atuais procuram identificar genes envolvidos em processos inflamatórios, no processo de coagulação sanguínea, na função placentária e na resposta imunológica embrionária, que estejam relacionados com o risco elevado para perdas gestacionais. Contudo, até o momento, polimorfismos de mais de 90 genes já avaliados não demonstraram associação com quadros de AER. Portanto, não há nenhuma recomendação, até o momento, para investigação de condições monogênicas relacionada a AER.[5]

Alguns autores sugerem que casais com história de AER, com ou sem alteração genética, sejam submetidos a ciclos de reprodução assistida para realizar investigação genética embrionária pré-implantacional. No entanto, as evidências atuais não demonstram que os casais submetidos a essa abordagem apresentem taxa de bebês nascidos vivos maior que os casais que engravidaram espontaneamente.[2-4]

FATORES ANATÔMICOS

A exata participação das alterações anatômicas uterinas na etiopatogenia do AER ainda não foi bem esclarecida. As malformações uterinas congênitas são encontradas em 4,3% (variando de 2,7 a 16,7%) de todas as mulheres com fertilidade comprovada e cerca de 12,6% (1,8 a 37,6%) das mulheres com história de AER. Essa grande variedade na prevalência se deve a diferentes técnicas de investigação e o perfil da população estudada. Malformações müllerianas, como útero septado e bicorno, apresentam risco de aborto espontâneo de 44,3 e 25,7%, respectivamente. Outras malformações, como útero didelfo, arqueado ou unicorno, não estão claramente relacionadas à AER.[6] A intervenção cirúrgica é recomendada somente para ressecção do septo endometrial, as demais malformações müllerianas não devem ser submetidas a tratamento cirúrgico.[2-4]

A incompetência istmo-cervical (IIC), congênita ou adquirida, é caracterizada clinicamente com uma perda gestacional tardia (aborto tardio ou parto prematuro), geralmente de forma rápida e indolor, com consequente expulsão de um feto viável. É responsável por 2 a 13% das situações de AER. O diagnóstico de IIC fora da gravidez pode ser realizado pela história clínica e exame ginecológico, mas é bastante duvidoso. Os protocolos da ESHRE e Febrasgo recomendam acompanhamento, por ultrassonografia transvaginal, da anatomia do colo uterino (medidas, formato e dilatação) durante a gestação, considerando a realização da cerclagem com a modificação do padrão anatômico do colo uterino. Não existe um consenso sobre a conduta nos casos de IIC, podendo ser conservadora (repouso), medicamentosa (progesterona) ou cirúrgica (pessário, cerclagem).[6] Não há evidência se a cerclagem eleva a taxa de sobrevida perinatal. O protocolo da ASRM não deixa claro a avaliação e a conduta dessa condição.[2-4]

Outras anormalidades anatômicas que podem deformar a cavidade endometrial, como pólipos e miomas submucosos, são estudadas como causas de AER, mas não existem evidências favoráveis à associação. Por outro lado, a síndrome de Asherman, uma condição adquirida, causada por aderências intrauterinas, tem sido descrita em mulheres com AER. Não existe consenso entre os protocolos quanto ao tratamento. A tendência é tratar, caso esteja comprometendo a cavidade uterina.[2-4]

Todas as diretrizes são unânimes em recomendar a investigação do fator anatômico como responsável pelas perdas gestacionais. Segundo protocolo da ESHRE e da Febrasgo, a ultrassonografia 3D (US3D) parece ser o método mais apropriado para iniciar a investigação anatômica. A ASRM não define qual é o método de avaliação anatômica mais apropriado. A ressonância magnética não deve ser o método de primeira escolha para investigação anatômica.[2-4]

FATORES INFECCIOSOS

Quadros infecciosos por *Ureaplasma urealyticum, Mycoplasma hominis,* clamídia, *Listeria monocytogenes, Toxoplasma gondii,* rubéola, citomegalovírus e herpes vírus foram classicamente implicados na etiologia das perdas gestacionais. Contudo, se por um lado é fácil compreender que uma infecção aguda materna possa levar ao aborto ocasional, por outro lado, na ausência de um quadro agudo, é muito difícil estabelecer um mecanismo para as perdas recorrentes. Sendo assim, toxoplasma, rubéola, citomegalovírus, herpes e *Listeria* causam infecções agudas pontuais, que não preenchem critérios para recorrência das perdas gestacionais.[3]

Estudos têm relacionado a presença de vaginose bacteriana com perdas gestacionais precoces, tardias (segundo trimestre) e parto prematuro.[7,8] Llahi-Camp et al. constataram prevalência de vaginose bacteriana em 21% de mulheres com história de perdas recorrentes do 2º trimestre comparado com apenas 8% das mulheres com abortos precoces.[8] Outras publicações, que avaliaram a presença de endometrite crônica por meio do marcador imuno-histoquímico CD138 positivo em amostras de endométrio, encontraram associação com casos de AER e falhas de implantação em ciclos de fertilização *in vitro* (FIV), com a prevalência de 27 e 14%, respectivamente.[9] Pacientes com diagnóstico de endometrite crônica (CD138 positivo) apresentam melhores resultados gestacionais quando tratadas no período pré-concepção.[10]

A ASRM cita essas possíveis associações de infecções com AER, porém não recomenda o rastreamento de rotina. Os protocolos da ESHRE e Febrasgo nem mesmo incluem o fator infeccioso no rol das possíveis etiologias de AER.[2-4]

FATORES HORMONAIS

Estima-se que aproximadamente 8 a 12% dos casos de AER aconteçam em razão de alteração hormonal. Deficiência de progesterona, tireoideopatias, hiperprolactinemia, *diabetes mellitus* e síndrome dos ovários micropolicísticos (SOMP) são exemplos de possíveis distúrbios hormonais relacionados com AER.[3,11]

O diagnóstico da deficiência de progesterona ou deficiência de corpo lúteo é muito discutido na literatura. Avaliação histológica do endométrio e determinação dos níveis séricos de progesterona na segunda fase do ciclo são alguns dos métodos de diagnóstico que buscam definir a associação da baixa produção de progesterona pelo corpo lúteo e abortamento espontâneo. Entretanto, os protocolos das ASRM, ESHRE e Febrasgo não recomendam a investigação de insuficiência de corpo lúteo nos casos de AER.[2-4]

Hipotireoidismo é a alteração da tireoide mais observada em pacientes com AER, diagnosticada em até 8% dos casos, muitos com quadro de tireoidite de Hashimoto. A investigação da função tireoidiana, baseada nas 3 diretrizes, é pela dosagem rotineira do hormônio tireoestimulante (TSH). Os protocolos da ESHRE e da Febrasgo também recomendam, como rotina, a pesquisa de anticorpo antitireoperoxidase (anti-TPO), um anticorpo antitireoidiano.[2-4]

Não há consenso entre os protocolos no rastreamento de outras condições hormonais. A ASRM recomenda a dosagem sérica rotineira de prolactina, mas não cita nada sobre a investigação rotineira de outros fatores hormonais, como: resistência insulínica (dosagem de LH, insulinemia, glicemia de jejum e teste de tolerância à glicose oral) em pacientes com SOMP, avaliação da reserva ovariana e de estados hiperandrogênicos. Os protocolos da ESHRE e da Febrasgo recomendam somente a investigação, de todas essas condições anteriores, na presença de sinais e sintomas de condições clínicas que justifiquem.[2-4]

TROMBOFILIAS ADQUIRIDAS E HEREDITÁRIAS

O principal quadro trombofílico associado à perda gestacional, incluindo os casos de AER, é a síndrome antifosfolípide (SAF), abordada detalhadamente no Capítulo 6. A SAF é um dos poucos fatores envolvidos na etiologia da AER com consenso entre os diferentes protocolos de avaliação e conduta.[2-4]

As trombofilias hereditárias, apesar de terem mecanismos fisiopatológicos (eventos tromboembólicos) comuns à SAF, têm associação com perdas gestacionais contestada pelas evidências. Diversos estudos caso-controles conseguiram demonstrar risco elevado de perdas gestacionais em portadoras de alguma das trombofilias hereditárias. Contudo, estudos de intervenção não conseguiram deixar claro o benefício da tromboprofilaxia nos casos de AER.[12,13] Diante das evidências atuais, nenhum protocolo internacional recomenda a investigação rotineira de trombofilias hereditárias, exceto em pacientes com risco pessoal ou familiar de tromboembolismo.[2-4]

FATORES IMUNOLÓGICOS

A possível associação entre distúrbios imunológicos e perdas gestacionais é discutida há décadas na literatura, sem um consenso até os dias de hoje. A etiologia imunológica para casos de AER pode ser dividida em causas aloimunes e autoimunes.[14]

Em 1953, Medawar postulou que o feto é considerado como um aloenxerto pela mãe, e a ausência de resposta imune permitiria a adequada implantação embrionária. Em 1966, Clark e Kirby sugeriram que a disparidade antigênica entre o embrião e a mãe é benéfica para a gestação. Desde então, a base teórica para o papel do sistema imunológico no processo gestacional, da implantação ao nascimento, foi bem estabelecida.[15]

O primeiro mecanismo aloimune proposto como causa de AER sugeriu que a semelhança dos antígenos de histocompatibilidade (*human leukocyte antigen* [HLA]) entre pai e mãe causaria falha na produção de anticorpos bloqueadores, levando à perda da gravidez. Mais tarde, outros mecanismos imunológicos foram descritos como responsáveis por quadros de AER, incluindo: (1) hiperatividade de células *natural killer* (NK) sanguíneas e endometriais; (2) desequilíbrio da resposta T-*helper* 1 (Th1) e Th2, com resposta Th1 predominando; e (3) mais recentemente, baixa concentração de células T reguladoras (células Treg), CD4+CD25+FoxP3+.[16]

Alguns marcadores autoimunes estão relacionados a casos de AER e à menor resposta aos tratamentos convencionais. A fisiopatologia da perda gestacional em mulheres com níveis séricos elevados de autoanticorpos, com ou sem o diagnóstico de alguma doença autoimune, ainda é desconhecida. Contudo, comparando grupos de mulheres com história de AER com mulheres férteis, observou-se maior prevalência de autoanticorpos (anticorpos antifosfolipídios, antitireoidianos, anti-DNA e fator antinúcleo [FAN]) no primeiro grupo.[15,17,18] Ogasawara et al., estudando mulheres com 2 ou mais abortos espontâneos consecutivos, observaram maior prevalência de anticorpos anti-beta-2 glicoproteína, anticoagulante lúpico e FAN, na prevalência de 3,3, 10 e 25,2%, respectivamente.[19] A presença de anticorpos antitireoidianos eleva consideravelmente o risco de perdas gestacionais, mesmo para pacientes com a função tireoidiana normal. Autoanticorpos, como FAN, também foram associados ao pior prognóstico gestacional, mesmo em pacientes tratadas adequadamente para outras causas de abortamento.[15,16]

No entanto, mesmo diante de algumas evidências que sugiram a inclusão do rastreamento de alguns fatores imunes nos protocolos de investigação de casais com AER, as diretrizes atuais (ASRM, ESHRE e Febrasgo) não recomendam a investigação e nem o tratamento de qualquer fator imunológico, exceto a SAF.[2-4]

FATOR MASCULINO

A evolução das técnicas de reprodução assistida permitiu maior compreensão do papel do espermatozoide no processo gestacional. Nas últimas décadas, estudos que avaliam alterações na morfologia e na estrutura do DNA espermático têm sugerido uma relação de alterações espermáticas com perdas gestacionais. Kamkar et al. observaram que casais em que o homem apresentava menor motilidade espermática, maior fragmentação do DNA do espermatozoide e maior quantidade de radicais livres seminal tiveram risco elevado de abortamento espontâneo.[20]

Os resultados na literatura ainda são bastante controversos, provavelmente por dificuldades e variações nas técnicas de avaliação da fragmentação do DNA espermático, bem como a comprovação dos benefícios gestacionais do tratamento desse fator.[20,21] Portanto, diante das atuais evidências, a ASRM não recomenda a pesquisa rotineira de fator masculino espermático, enquanto a ESHRE e Febrasgo sugerem a pesquisa de fragmentação do DNA espermático para fins explanatórios.[2-4]

ABORTO ESPONTÂNEO RECORRENTE DE CAUSA DESCONHECIDA E CONTROVÉRSIAS

A avalição dos casais com quadro de AER, seguindo as diretrizes dos principais protocolos internacionais (ASRM e ESHRE) e do protocolo brasileiro (Febrasgo), limita o diagnóstico de pelo menos um fator etiológico a pouco menos de 50% dos casos. Metade desses casais fica sem diagnóstico e, consequentemente, sem nenhuma proposta terapêutica, o que é muito frustrante.[2-4]

Inúmeros autores defendem uma revisão dos protocolos atuais, diante de novas evidências na literatura. Apesar de não existir um consenso sobre a investigação da deficiência de progesterona (ASRM, ESHRE e Febrasgo não recomendam) e da suplementação rotineira desse hormônio (ESHRE e Febrasgo não recomendam) nos casos de AER, revisões sistemáticas recentes, avaliando casais com AER de causa idiopática, comprovam a redução no risco de abortamento com o uso rotineiro de progesterona no 1º trimestre da gravidez, mais evidente depois da 3ª perda gestacional (RR 0,58, 95% IC 0,38-0,89). Wang, Luo e Bai, em metanálise publicada em 2019, demonstraram que didrogesterona (uma progesterona sintética) apresenta menor risco de aborto espontâneo (RR = 0,49, IC 95% 0,33-0,75) do que a progesterona natural (RR = 0,69, CI 95% 0,40-1,19). Um dos possíveis mecanismos discutidos pelos autores, para justificar essa superioridade, seria a maior ação imunomoduladora da didrogesterona.[22,23] A suplementação de progesterona em mulheres com história de AER é realizada na prática diária dos consultórios dos ginecologistas, apesar de não ser validada pelas recentes diretrizes.

Os protocolos internacionais são unânimes na pesquisa e no tratamento dos distúrbios da tireoide. No entanto, diversas publicações sugerem mudar o valor de referência do TSH para o diagnóstico e tratamento do hipotireoidismo subclínico (limite superior de TSH mais utilizado hoje é 4,5 mU/L) nas mulheres que desejam engravidar. Zhao et al., em uma metanálise com mais de 14 mil pacientes, observaram maior taxa de abortamento quando utilizou um limite superior de TSH ≥ 3,5mU/L.[24] Henandez et al. observaram que mulheres com TSH 2,5 a 5,1 mU/L tiveram risco maior de perda perinatal (OR 1,59, 95%CI 1,08-2,33), abortamento (OR 1,7, 95%CI 1,13-2,57) e parto prematuro (OR 1,39, 1,01-1,88).[25] Um ajuste nos parâmetros de referência de normalidade do TSH pré-concepcional parece ser necessário para reduzir o risco de perda gestacional.

Contudo, ainda faltam evidências contundentes do benefício da reposição de hormônio tireoidiano nesse grupo de pacientes.

A inclusão da pesquisa dos fatores imunológicos nos protocolos de investigação dos casais com AER já é proposta por diversos autores há décadas. No entanto, o maior obstáculo é a determinação de um método diagnóstico que selecione os casais que possam se beneficiar das imunoterapias disponíveis. A maioria dos testes possui pouca especificidade, o que dificulta a visualização estatística das evidências. Os protocolos imunes mais recentes sugerem a estratificação dos casais em diferentes perfis imunológicos endometriais, baseada na expressão de interleucinas endometriais (IL-18, TWEAK, IL-15 e Fn-14) e avaliação de células *natural killer* uterinas (NKu). Essa análise inicial classifica as pacientes em 3 grupos, com propostas terapêuticas diferentes: (1) perfil imunológico endometrial normal; (2) ativação imunológica endometrial baixa; e (3) ativação imunológica endometrial elevada. Estudos de intervenção estão sendo realizados para avaliar as evidências dessa nova abordagem.[26,27]

Recentemente, a vitamina D tem despertado a atenção dos pesquisadores pela descrição da participação em outros mecanismos fisiológicos, diferentes do metabolismo ósseo. Vários estudos demonstraram a relação entre a deficiência de vitamina D com complicações obstétricas, em especial a perda gestacional. A vitamina D parece ter participação importante nos mecanismos imunológicos de implantação embrionária.[28,29] O uso da vitamina D vem sendo proposto como um importante imunomodulador em casos de falha de implantação e aborto recorrente, bem como em outras complicações obstétricas.[30,31]

Além da imunoterapias tradicionalmente avaliadas e indicadas para os casos de distúrbios aloimunes, Marrom, Kennedy e Harrity observaram melhora no perfil de interleucinas inflamatórias, no sangue periférico, de pacientes com história de AER e falhas de implantação que fizeram uso de ômega 3, vitaminas D e do complexo B, sendo uma alternativa de menores risco e custo para um grupo específico de pacientes.[30]

CONSIDERAÇÕES FINAIS

Uma avaliação crítica das duas diretrizes internacionais de maior impacto (ASRM e ESHRE) e do protocolo da Febrasgo revela grandes divergências das recomendações e limitação do diagnóstico de casais com história de AER. Recentes publicações revelam novas associações de condições hormonais, imunológicas, relacionadas ao espermatozoide e outras que merecem destaque na investigação dessa população. É necessária a realização de estudos de intervenção para controle desses novos fatores de risco, para que possam ser ampliadas as possibilidades de diagnóstico e tratamento.

Protocolos de investigação em casos de aborto recorrente **145**

Na Tabela 3, é apresentado um resumo das etiologias com evidências já consolidadas (rastreamento de rotina) ou não (rastreamento nos casos de AER de causa desconhecida) na literatura, com proposta de investigação e tratamento de casais com AER. Vale lembrar que a orientação dos casais em relação aos fatores de risco modificáveis já foram abordadas no Capítulo 9, mas serão incluídas nessa proposta de investigação e tratamento.

Tabela 3 Proposta de protocolo de investigação de casais com abortamento recorrente[23,26,27]

Investigação de rotina		
Etiologia	Investigação	Tratamento
Hábitos ambientais	Avaliação nutricional Avaliação da exposição a agentes de risco	Orientação nutricional, atividade física Aconselhamento
Genética	Cariótipo banda G do casal	Aconselhamento genético Considerar ciclo de FIV/ICSI com biopsia pré--implantacional
Anatômica	Ultrassonografia 3D Considerar outros métodos de diagnóstico: histeroscopia, histerossalpingografia, ressonância magnética	Cirurgia nos casos indicados
SAF	Investigação dos critérios de Sidney	Ácido acetilsalicílico + heparina
Hormonal	Dosagem de progesterona (explanatória) TSH (limite de 2,5 mU/L), T4L, anti-TPO Glicemia de jejum Hemoglobina glicada Prolactina Investigação de SOMP (resistência insulínica)	Suplementação de progesterona Controle das endocrinopatias Controle da prolactina Considerar metformina na SOMP com resistência insulínica
Investigação em casos de AER de causa desconhecida		
Causas	Investigação	Tratamento
Nutricional	Vitamina D	Suplementação de vitamina D
Genéticas	Teste de fragmentação de DNA espermático	Aconselhamento, antioxidantes Considerar FIV/ICSI
Trombofilias hereditárias	Pesquisa de mutações/condições específicas	Discutir risco/benefício da heparina (?)

(continua)

Tabela 3 Proposta de protocolo de investigação de casais com abortamento recorrente[23,26,27] *(continuação)*

Investigação em casos de AER de causa desconhecida		
Causas	Investigação	Tratamento
Infeccioso	Biópsia de endométrio Imuno-histoquímica para CD138	Antibioticoterapia
Autoimune	Pesquisa de autoanticorpos	Corticosteroides (?)
Aloimune	Teste de células NK Perfil de interleucinas sanguínea e endometrial	Emulsões lipídicas Ômega 3, complexo B e outros imunomoduladores

REFERÊNCIAS BIBLIOGRÁFICAS

1. Zegers-Hochschild F, Adamson GD, Dyer S, Racowsky C, de Mouzon J, Sokol R, et al. The International Glossary on Infertility and Fertility Care, 2017. Fertil Steril. 2017;108(3):393-406.
2. Bender Atik R, Christiansen OB, Elson J, Kolte AM, Lewis S, Middeldorp S, et al. ESHRE guideline: recurrent pregnancy loss. Human Reproduction Open. 2018;2018(2).
3. Practice Committee of the American Society for Reproductive Medicine; Practice Committee of the Society for Assisted Reproductive Technology. Evaluation and treatment of recurrent pregnancy loss: a committee opinion. Fertil Steril. 2012;98(5):1103-11.
4. Ferriani RA RR, Navarro PA. Perda gestacional recorrente. Protocolos Febrasgo. 2018;50.
5. Tur-Torres MH, Garrido-Gimenez C, Alijotas-Reig J. Genetics of recurrent miscarriage and fetal loss. Best Pract Res Clin Obstet Gynaecol. 2017;42:11-25.
6. Propst AM, Hill JA, 3rd. Anatomic factors associated with recurrent pregnancy loss. Semin Reprod Med. 2000;18(4):341-50.
7. Isik G, Demirezen S, Donmez HG, Beksac MS. Bacterial vaginosis in association with spontaneous abortion and recurrent pregnancy losses. J Cytol. 2016;33(3):135-40.
8. Llahi-Camp JM, Rai R, Ison C, Regan L, Taylor-Robinson D. Association of bacterial vaginosis with a history of second trimester miscarriage. Hum Reprod. 1996;11(7):1575-8.
9. Bouet PE, El Hachem H, Monceau E, Gariepy G, Kadoch IJ, Sylvestre C. Chronic endometritis in women with recurrent pregnancy loss and recurrent implantation failure: prevalence and role of office hysteroscopy and immunohistochemistry in diagnosis. Fertil Steril. 2016;105(1):106-10.
10. McQueen DB, Perfetto CO, Hazard FK, Lathi RB. Pregnancy outcomes in women with chronic endometritis and recurrent pregnancy loss. Fertil Steril. 2015;104(4):927-31.
11. Smith ML, Schust DJ. Endocrinology and recurrent early pregnancy loss. Semin Reprod Med. 2011;29(6):482-90.
12. Patil R, Ghosh K, Vora S, Shetty S. Inherited and acquired thrombophilia in Indian women experiencing unexplained recurrent pregnancy loss. Blood Cells Mol Dis. 2015;55(3):200-5.
13. Skeith L, Carrier M, Kaaja R, Martinelli I, Petroff D, Schleussner E, et al. A meta-analysis of low-molecular-weight heparin to prevent pregnancy loss in women with inherited thrombophilia. Blood. 2016;127(13):1650-5.
14. Krieg S, Westphal L. Immune Function and Recurrent Pregnancy Loss. Semin Reprod Med. 2015;33(4):305-12.

15. Cavalcante MB, Costa Fda S, Araujo Junior E, Barini R. Risk factors associated with a new pregnancy loss and perinatal outcomes in cases of recurrent miscarriage treated with lymphocyte immunotherapy. J Matern Fetal Neonatal Med. 2015;28(9):1082-6.
16. Cavalcante MB, Sarno M, Niag M, Pimentel K, Luz I, Figueiredo B, et al. Lymphocyte immunotherapy for recurrent miscarriages: Predictors of therapeutic success. Am J Reprod Immunol. 2018;79(6):e12833.
17. Beaman KD, Ntrivalas E, Mallers TM, Jaiswal MK, Kwak-Kim J, Gilman-Sachs A. Immune etiology of recurrent pregnancy loss and its diagnosis. Am J Reprod Immunol. 2012 Apr;67(4):319-25.
18. Caetano MR, Couto E, Passini R, Jr., Simoni RZ, Barini R. Gestational prognostic factors in women with recurrent spontaneous abortion. Sao Paulo Med J. 2006;124(4):181-5.
19. Ogasawara M, Aoki K, Katano K, Aoyama T, Kajiura S, Suzumori K. Prevalence of autoantibodies in patients with recurrent miscarriages. Am J Reprod Immunol. 1999;41(1):86-90.
20. Kamkar N, Ramezanali F, Sabbaghian M. The relationship between sperm DNA fragmentation, free radicals and antioxidant capacity with idiopathic repeated pregnancy loss. Reprod Biol. 2018;18(4):330-5.
21. Kirkman-Brown JC, De Jonge C. Sperm DNA fragmentation in miscarriage - a promising diagnostic, or a test too far? Reprod Biomed Online. 2017;34(1):3-4.
22. Wang XX, Luo Q, Bai WP. Efficacy of progesterone on threatened miscarriage: Difference in drug types. J Obstet Gynaecol Res. 2019;45(4):794-802.
23. El Hachem H, Crepaux V, May-Panloup P, Descamps P, Legendre G, Bouet PE. Recurrent pregnancy loss: current perspectives. Int J Womens Health. 2017;9:331-45.
24. Zhao T, Chen BM, Zhao XM, Shan ZY. Meta-analysis of ART outcomes in women with different preconception TSH levels. Reprod Biol Endocrinol. 2018;16(1):111.
25. Hernandez M, Lopez C, Soldevila B, Cecenarro L, Martinez-Barahona M, Palomera E, et al. Impact of TSH during the first trimester of pregnancy on obstetric and foetal complications: Usefulness of 2.5 mIU/L cut-off value. Clin Endocrinol (Oxf). 2018;88(5):728-34.
26. Ledee N, Petitbarat M, Chevrier L, Vitoux D, Vezmar K, Rahmati M, et al. The Uterine Immune Profile May Help Women With Repeated Unexplained Embryo Implantation Failure After In Vitro Fertilization. Am J Reprod Immunol. 2016;75(3):388-401.
27. Ledee N, Prat-Ellenberg L, Chevrier L, Balet R, Simon C, Lenoble C, et al. Uterine immune profiling for increasing live birth rate: A one-to-one matched cohort study. J Reprod Immunol. 2017;119:23-30.
28. Goncalves DR, Braga A, Braga J, Marinho A. Recurrent pregnancy loss and vitamin D: A review of the literature. Am J Reprod Immunol. 2018;80(5):e13022.
29. Ota K, Dambaeva S, Han AR, Beaman K, Gilman-Sachs A, Kwak-Kim J. Vitamin D deficiency may be a risk factor for recurrent pregnancy losses by increasing cellular immunity and autoimmunity. Hum Reprod. 2014;29(2):208-19.
30. Marron K, Kennedy JF, Harrity C. Anti-oxidant mediated normalisation of raised intracellular cytokines in patients with reproductive failure. Fertil Res Pract. 2018;4:1.
31. Ali AM, Alobaid A, Malhis TN, Khattab AF. Effect of vitamin D3 supplementation in pregnancy on risk of pre-eclampsia - Randomized controlled trial. Clin Nutr. 2019;38(2):557-63.

11 Reprodução assistida e perda gestacional

Marcelo Cavalcante
Marcelo Gondim
Luciana Dib
Marcelo Rocha

INTRODUÇÃO

Recentemente, a medicina reprodutiva comemorou os 40 anos do nascimento do primeiro bebê pela técnica de fertilização *in vitro* (FIV), Louise Brown, nascida em 25 de julho de 1978. Ao longo dessas últimas décadas, as diversas técnicas de reprodução assistida, incluindo injeção intracitoplasmática de espermatozoide (*intracytoplasmic sperm injection* [ICSI]) descrita por Palermo et al., em 1992, foram responsáveis pelo nascimento de milhões de crianças por todo o mundo. Estima-se que já nasceram, por meio dessas técnicas (FIV e ICSI), cerca de 8 milhões de crianças desde 1978. Nos Estados Unidos, aproximadamente 1,5% de todos os nascimentos e 20% de todos os nascimentos múltiplos são o resultados de tratamentos com técnicas de reprodução assistida de alta complexidade.[1]

Os dados do último relatório mundial e anual sobre as técnicas de reprodução assistida, referente ao ano de 2011, estimou que em todo o mundo foram realizados mais de 1,6 milhões de ciclos de FIV, com o nascimento de mais de 390 mil bebês. Os números da reprodução assistida na América Latina são impressionantes. Uma análise dos dados retrospectivos, de 1990 a 2014, de todas as clínicas credenciadas à Rede Latinoamericana de Reprodução Assistida (Redlara), revela que nesse período foram iniciados 587.754 ciclos de FIV/ICSI (incluindo as diferentes técnicas), com nascimento de 162.448 bebês. O Brasil foi responsável pelo nascimento de 70.193 (43,2%) desses bebês.[2]

Todos esses anos de experiência e os milhões de nascimentos já ocorridos revelaram que os resultados perinatais de gestações decorrentes de tratamentos por técnicas de reprodução assistida são diferentes das gestações obtidas naturalmente. Uma gestação concebida por FIV/ICSI está associada ao aumento da incidência de várias complicações obstétricas (prematuridade, hipertensão na gravidez e diabete gestacional) e perinatais (malformações congênitas, baixo peso ao nascer, alterações no desenvolvimento neuropsicomotor, distúrbios cardiometabólicos de longo prazo), principalmente a prematuridade decorrente de gestações múltiplas. No entanto, mesmo as gestações únicas após uma FIV/ICSI estão associadas à maior morbimortalidade obstétrica.[3,4]

REPRODUÇÃO ASSISTIDA E PERDA GESTACIONAL

A discussão sobre o impacto das técnicas de reprodução assistida no risco de abortamento e óbito fetal ainda permanece aquecida na literatura. Alguns autores acreditam que gestações obtidas por FIV/ICSI apresentam risco elevado de perda gestacional, enquanto outros defendem que o risco é semelhante a uma gestação concebida naturalmente e que essas técnicas poderiam ser utilizadas para redução de casos de perda gestacional. Wang et al., no início dos anos 2000, observaram risco elevado (20 a 34% maior) de abortamento espontâneo em gestações obtidas por técnicas de reprodução assistida quando comparado com gestações espontâneas. Contudo, outros autores acreditam que o risco de aborto espontâneo seja semelhante entre as gestações espontâneas e as concebidas por FIV/ICSI.[5]

Estudo populacional dinamarquês, publicado em 2018, avaliou o risco de óbito fetal em mais de 400 mil gestações (410.976 gestações espontâneas, 10.235 gestações concebidas por FIV/ICSI e 4.521 gestações concebidas por inseminação artificial). O risco de óbito fetal foi maior entre as gestações concebidas por FIV/ICSI (OR 2,1, 95% CI 1,4-3,1). No entanto, quando as técnicas foram analisadas separadamente, o risco foi significativamente maior para a ICSI (OR 2,2, 95% CI 1,2-3,1), mas não para FIV (OR 1,7, 95% CI 0,9-3,1).[6]

Tamhankar et al., em 2015, compararam a taxa de abortamento de gestações geradas por FIV, de casais com história de infertilidade, com gestações espontâneas de casais com história de aborto recorrente. A taxa de perda gestacional foi significativamente menor nas gestações de casais inférteis submetidos à FIV, 14,3 *versus* 25,8% (p < 0,001). Com isso, a discussão permanece. O risco elevado de perda gestacional está relacionado à técnica de reprodução assistida (FIV ou ICSI ou ambas) ou às características específicas do casal tratado por elas?[7]

Durante todo o processo de FIV/ICSI, os óvulos, espermatozoides e embriões são expostos a níveis hormonais suprafisiológicos (estradiol). Os protocolos de estimulação ovariana alteram os níveis de interleucinas envolvidas na implantação embrionária (por exemplo, fator de crescimento endotelial [VEGF]) que podem ter impacto negativo na formação da placenta. A manipulação dos gametas e embriões no ambiente do laboratório pode provocar mudanças que levam a resultados perinatais adversos. Os mecanismos responsáveis por essas alterações são pouco conhecidos, mas uma possível modificação epigenética de genes responsáveis pelo crescimento e desenvolvimento embrionário pode estar envolvida. Alguns autores defendem que o mau desfecho obstétrico deve-se às características dos casais submetidos aos tratamentos de infertilidade, que não conseguiriam engravidar espontaneamente sem o auxílio das técnicas. Contudo, estudos com animais demonstraram que, mesmo na ausência de infertilidade, procedimentos e técnicas utilizadas durante a FIV/ICSI podem resultar em alterações epigenéticas com impacto em curto (resultados gestacionais) e longo prazos (neurodesenvolvimento, crescimento e metabolismo da prole).[3]

Portanto, a melhor compreensão das características do casal, particularidades sobre o tratamento e intervenções apropriadas em cada etapa podem reduzir o risco de complicações obstétricas. Didaticamente pode-se avaliar cada uma dessas etapas e as relações com as perdas gestacionais: (1) características maternas e paternas; (2) condições médicas associadas à subfertilidade e à infertilidade; (3) medicações utilizadas durante o tratamento; e (4) intervenções laboratoriais durante o cultivo embrionário (meio de cultura, criopreservação e descongelamento, investigação genética embrionária)[3] (Quadro 1).

Quadro 1 Fatores de risco relacionados a perda gestacional em ciclos de FIV
1. Fatores femininos
a. Idade avançada*
b. Tempo de infertilidade conjugal
c. Causa da infertilidade
d. Baixa reserva ovariana
e. Espessura endometrial fina no dia da aspiração oocitária
2. Fatores masculinos
a. Idade avançada*
b. Alterações na qualidade espermática
c. Elevada fragmentação de DNA espermático
d. Polimorfismos genéticos
3. Fatores relacionados ao esquema de indução de ovulação
a. Baixo número de oócitos coletados
b. Níveis baixos de LH durante a indução
c. Uso de antagonista de GnRH (?)
d. Elevação da progesterona sérica (?)

(continua)

Quadro 1 Fatores de risco relacionados a perda gestacional em ciclos de FIV *(continuação)*
4. Fatores relacionados à manipulação dos gametas e embriões
a. Técnica ICSI (*intracytoplasmic sperm injection*) (?)
b. Técnica *assisted hatching* (?)
c. Vitrificação embrionária (casos mal selecionados)
*Principal fator de risco em gestações espontâneas ou por reprodução assistida. Casais submetidos à FIV/ICSI apresentam idade média mais elevada, quando comparada os que engravidam espontaneamente.

CARACTERÍSTICAS MATERNAS E PATERNAS

O principal fator relacionado à perda gestacional é a idade materna. É conhecido que as mulheres submetidas a tratamento de infertilidade por técnicas de reprodução assistida apresentam idade média mais elevada do que aquelas que engravidam naturalmente. Os dados compilados dos ciclos de FIV/ICSI realizados no mundo em 2011 mostraram que 24% das mulheres submetidas a tratamento com próprios óvulos tinham 40 anos de idade ou mais.[2] A taxa de abortamento geral (de todos os casos), independentemente da faixa etária da paciente, vem se mantendo constante ao longo das últimas décadas. Contudo, a avaliação dos resultados americanos de 1999 a 2002 revelou a taxa de perda gestacional nos ciclos de transferência de embriões frescos variando de 22,3% em pacientes com menos de 33 anos a 63,3% nas pacientes com mais de 42 anos.[8]

A indicação para a realização de FIV/ICSI também parece influenciar no risco de abortamento. Sunkara et al., em 2014, observaram menor taxa de abortamento nas gestações obtidas por FIV, de casais com infertilidade primária, sem a presença de fator feminino.[9] Yi et al. alertaram que o tempo de infertilidade conjugal é um importante fator de risco de perda gestacional em ciclos de FIV.[10]

Fatores masculinos também estão relacionados ao risco de perda gestacional em casais submetidos a ciclos de reprodução assistida. Idade paterna avançada, alteração na qualidade espermática, maior fragmentação do DNA espermático e polimorfismos genéticos masculinos são algumas características masculinas relacionadas ao risco elevado de perda gestacional.[11,12]

Outras condições maternas durante terapia refletem no resultado gestacional. A espessura endometrial no dia da aspiração oocitária, durante o ciclo de FIV, parece interferir no sucesso do tratamento (taxa de gravidez e abortamento espontâneo). Kumbak et al. observaram que as taxas de gravidez clínica e as taxas de aborto foram reduzidas no grupo de mulheres com espessura endometrial menor que 7 mm no dia da aspiração oocitária. Os resultados foram 26 e 51% para gravidez clínica ($p < 0,0001$) e 31 e 17% para taxas de aborto espontâneo (p = 0,02), de pacientes com endométrio fino e com endométrio ≥ 7 mm, respectivamente.[13] Gallos et al., em análise recente de mais de 25 mil ciclos de FIV, observaram forte associação da espessura endometrial e perda gestacional, sendo 10 mm a espessura endometrial ideal (RR ajustado 0,86; 95% CI 0,8-0,92). A taxa global de perda gestacional (perdas de gravidez bioquímicas e clínicas) foi de 26,5%, sendo 41,7% com espessura endometrial de 5 mm e 26,5% com uma espessura endometrial de 10 mm.[14]

Condições médicas associadas à subfertilidade e à infertilidade

Diversas condições clínicas (doenças sistêmicas ou do trato reprodutivo feminino) presentes em casais com gestações decorrentes de tratamentos de reprodução assistida ou mesmo espontaneamente são responsáveis por quadro de perdas gestacionais (aborto espontâneo, aborto recorrente e óbito fetal). Uma baixa reserva ovariana, doenças autoimunes, tireoideopatias, *diabetes mellitus* e síndrome de ovários policísticos são algumas dessas condições comumente observadas.[15]

Além das doenças crônicas terem relação com risco elevado de perda gestacional, o estilo de vida do casal interfere fortemente no resultado gestacional. Obesidade, uso de bebidas com cafeína, tabagismo, etilismo e estresse são exemplos de hábitos não saudáveis que elevam o risco de abortamento e óbito fetal em qualquer gestação.[16]

Medicações utilizadas durante o tratamento

A indução de ovulação é uma etapa importante no tratamento de casais inférteis, tanto nas técnicas de baixa (inseminação artificial) como nas de alta complexidades (FIV/ICSI). A droga indutora de ovulação mais antiga é o citrato de clomifeno, que aumenta a secreção de FSH endógeno pelo efeito antiestrogênico central, mas também exerce efeito antiestrogênico ao nível endometrial. Alguns estudos sugerem maior risco de abortamento com o citrato de clomifeno, em razão do efeito colateral endometrial. O citrato de clomifeno foi, por muito tempo, a droga de escolha para indução de ovulação nos tratamentos de baixa complexidade (coito programado e inseminação artificial). Atualmente, a droga recomendada, principalmente nas pacientes com anovulação crônica por síndrome de ovário policístico, é o letrozol.[17]

A maioria dos protocolos de indução de ovulação realizados durante os ciclos de FIV/ICSI é composta por uma droga indutora de ovulação e outra para o bloqueio hipofisário. A medicação mais utilizada para o estímulo ovariano é o FSH injetável, que pode ter origem de urina de mulheres menopausadas (FSH urinário) ou por engenharia genética (FSH recombinante). Metanálise recente da Biblioteca Cochrane não evidenciou diferença na taxa de abortamento entre os diferentes protocolos de indução de ovulação, quando comparada à origem do FSH. O bloqueio hipofisário é realizado pelos análogos de GnRH (agonistas ou antagonistas) e parece não haver evidência de diferença significativa na taxa de aborto espontâneo entre os protocolos com antagonista de GnRH, quando comparado com os que utilizam agonista de GnRH (OR 1,03, IC95% 0,82-1,29; 34 estudos, n = 7.082, I^2 = 0%, evidência de qualidade moderada). Alguns autores defendem que os esquemas de indução com antagonistas de GnRH elevam o risco de perda gestacional espontânea.[18]

A utilização de LH nos esquemas de indução de ovulação para ciclos de FIV é muito debatida na literatura, com possível benefício para má respondedoras e com mais de 35 anos de idade. Recentemente, Yang et al. observaram menor taxa de abortamento quando o LH recombinante foi acrescentado ao esquema de indução de ovulação, quando os níveis séricos de LH eram iguais ou menores que 0,8 mIU/mL (26,7 *versus* 11,5%, p = 0,045).[19]

A suplementação de progesterona para a transferência embrionária e durante as primeiras semanas de gestação está relacionada com melhores resultados nos ciclos de FIV/ICSI e menor taxa de abortamento, quando comparada ao placebo. No entanto, estudos mostram taxas de abortamento semelhantes entre os diversos tipos de apresentação (progesterona natural ou sintética) e vias de administração (oral, vaginal, retal ou intramuscular) de suplementação de progesterona nos ciclos de reprodução assistida.[20] Alguns autores acreditam que a suplementação da fase lútea com progesterona oral sintética (didrogesterona) possa reduzir o risco de perda gestacional em razão de efeitos imunológicos favoráveis à melhor implantação embrionária, mas ainda não há consenso na literatura.[21,22]

Diante da variedade de esquemas disponíveis para indução de ovulação em ciclos de FIV/ICSI, é importante uma abordagem individualizada para cada casal, no intuito de melhorar os resultados, a taxa de gravidez, os nascidos vivos e a redução das perdas. A individualização no tratamento de casais inférteis é um consenso atual entre os especialistas em reprodução assistida.

Intervenções laboratoriais durante o cultivo embrionário

O cultivo e a seleção embrionários são etapas de extrema importância para o sucesso de FIV/ICSI. A transferência embrionária é realizada no estágio inicial do desenvolvimento, com 2 ou 3 dias de cultivo (clivagem) ou em estágio de blastocisto (5 ou 6 dias de cultivo). Não existe consenso na literatura sobre qual estágio de transferência poderia melhorar os resultados gestacionais. Contudo, em relação à taxa de aborto, as evidências sugerem não haver diferença entre os dois momentos para a transferência.[23]

A síndrome de hiperestímulo ovariano (SHO) é a complicação mais temida nos ciclos de reprodução assistida. Uma das estratégias para reduzir o risco da SHO é evitar a transferência de embriões no mesmo ciclo da indução, para pacientes com alta resposta ao esquema de indução de ovulação. Realiza-se a vitrificação dos embriões e programa-se a transferência para um ciclo posterior. Ao longo das últimas décadas, os protocolos de vitrificação-desvitrificação embrionária tiveram grande evolução, com taxas de gravidez de transferências de embriões desvitrificados semelhantes ou até melhores que de embriões frescos.[24]

Recentemente, a literatura tem discutido muito a indicação do *freeze all* (sempre vitrificar os embriões formados após um estímulo ovariano e programar a transferência embrionária em um ciclo não induzido), acreditando que a transferência embrionária em condições mais próximas à fisiológica poderia melhorar os resultados gestacionais. Uma metanálise da Cochrane mostrou não haver diferença em taxa de gravidez, mas houve redução significativa na taxa de abortamento no grupo *freeze all* (OR 0,67, 95%CI 0,52-0,86; 4 estudos; 1.892 mulheres; $I^2 = 0\%$; baixa qualidade de evidência).[25] Uma análise de mais de 80 mil casos nos Estados Unidos mostrou benefício do *freeze all* somente para pacientes com hiperestímulo ovariano (15 ou mais oócitos aspirados). O risco de aborto foi maior no grupo *freeze all* quando comparado à transferência de embriões frescos, tanto no grupo de baixa resposta (1 a 5 óvulos captados, taxa de aborto no grupo a fresco 20,5% *versus* no grupo *freeze all* 26,8%, p < 0,001) quanto no grupo de alta resposta (≥ 15 óvulos, taxa de aborto no grupo a fresco 13,8% *versus* no grupo *freeze all* 15%, p < 0,001).[24]

Em uma análise retrospectiva das taxas de abortamento observadas nos casos de transferência de embriões (frescos e desvitrificados) nos ciclos de FIV/ICSI do mundo e do Brasil, reportados no período de 2005 a 2011, o risco de perda gestacional foi sempre mais elevado nos casos de transferências de embriões desvitrificados do que nos casos de embriões a fresco[2] (Figura 1).

O diagnóstico genético pré-implantacional (*preimplantation genetic diagnosis* [PGD]) surgiu na década de 1990, com o objetivo de detecção de anomalias genéticas embrionárias. A expectativa era que o uso dessa nova técnica reduzisse o número de abortamentos nos ciclos de FIV com PGD, já que as aneuploidias são causas importantes de perda gestacional precoce. No entanto, essa expectativa ainda não está clara na literatura.[26]

Uma pesquisa com 386 clínicas de medicina reprodutiva em 70 países (realizando mais de 300 mil ciclos de FIV ao ano) encontrou as indicações mais frequentes para PGD: idade materna avançada (27%), falha de implantação recorrente (32%) e perda de gravidez recorrente (31%). O rastreamento genético de aneuploidias embrionárias em mulheres com mais de 35 anos, submetidas à FIV, parece reduzir as taxas de abortamento. Contudo, ainda não existe um con-

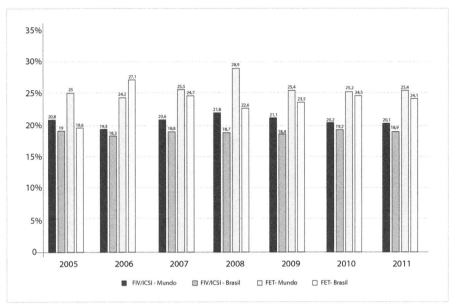

Figura 1   Taxa de abortamento em ciclos com transferência embrionária a fresco (FIV/ICSI) e desvitrificado (*frozen embryotransfer* – FET), no mundo e no Brasil.[2]

senso na literatura sobre o impacto do rastreamento genético embrionário na redução das taxas de abortamento nos casos de falhas repetidas de implantação e aborto recorrente.[26]

Recentemente, uma revisão sistemática e metanálise, avaliando casais com história de aborto recorrente de causa genética (translocação balanceada em um ou ambos os parceiros), não observou redução das taxas de aborto quando casais submetidos ao tratamento por reprodução assistida para a investigação genética pré-implantacional foram comparados com casais que engravidaram espontaneamente. Os autores concluíram que casais com história de aborto recorrente com alterações genéticas estruturais devem ser aconselhados que bons resultados reprodutivos podem ser alcançados pela concepção natural e que a FIV/ICSI com PGD não deve ser oferecida como primeira opção de tratamento, em razão dos benefícios não comprovados, custo adicional e potenciais complicações associadas à tecnologia de reprodução assistida.[27]

Outra técnica bastante utilizada durante o cultivo embrionário, com o intuito de melhorar as taxas de implantação, é o *assisted hatching* (AH – afinamento da zona pelúcida do embrião para facilitar a eclosão). A maioria dos estudos sugere que o AH (melhor técnica a *laser*) está associado à melhora na taxa de implantação embrionária. No entanto, os resultados são controversos em rela-

156 Perda gestacional

ção ao risco de perda gestacional. Kissin et al. observaram maior taxa de aborto para as pacientes que transferiram embriões submetidos ao AH. Esses resultados não foram corroborados por Li et al., que não observaram diferenças entre os grupos que utilizaram ou não o AH.[28,29]

Alguns autores têm proposto realizar uma lesão endometrial no ciclo menstrual prévio à transferência embrionária, com o objetivo de melhorar as taxas de implantação, taxas de gravidez e nascidos vivos em ciclos de reprodução assistida. Esse procedimento induziria uma resposta imunológica local, melhorando a receptividade endometrial. As evidências atuais ainda não são conclusivas em relação à melhora nos resultados dos tratamentos de FIV/ICSI, parece ser uma intervenção benéfica em alguns grupos selecionados. A maioria das revisões sistemáticas não observou alteração na taxa de abortamento nas mulheres submetidas a esse procedimento, porém Sar-Shalom Nahshon et al. observaram redução na taxa de aborto (RR 0,56 95%CI 0,32-0,97, p = 0,04).[30]

CONSIDERAÇÕES FINAIS

As técnicas de reprodução assistida representaram grande avanço na área reprodutiva. Contudo, as observações de milhões de gestações ao longo dessas 4 décadas permitiram concluir que os casais submetidos à FIV/ICSI estão expostos a maiores riscos obstétricos, neonatais e na prole (em longo prazo), incluindo a perda gestacional. Resta saber se essa morbidade elevada está relacionada à técnica propriamente dita (medicamentos, manipulação de gametas e embriões no laboratório) ou às características dessa população que necessita ser tratada.

A individualização de cada caso (protocolo de indução e técnicas laboratoriais) pode ajudar a reduzir o risco de perda gestacional. Não esquecer que, da mesma forma que os casais que engravidam espontaneamente, homens e mulheres que serão submetidos a ciclos de FIV/ICSI devem ser avaliados e aconselhados no período pré-concepção, no intuito de detectar doenças (sistêmicas e do trato reprodutivo) e hábitos relacionados com o risco elevado de perda gestacional.

REFERÊNCIAS BIBLIOGRÁFICAS

1. Crawford GE, Ledger WL. In vitro fertilisation/intracytoplasmic sperm injection beyond 2020. BJOG. 2019;126(2):237-43.
2. Adamson GD, de Mouzon J, Chambers GM, Zegers-Hochschild F, Mansour R, Ishihara O, et al. International Committee for Monitoring Assisted Reproductive Technology: world report on assisted reproductive technology, 2011. Fertil Steril. 2018;110(6):1067-80.

3. Sullivan-Pyke CS, Senapati S, Mainigi MA, Barnhart KT. In Vitro fertilization and adverse obstetric and perinatal outcomes. Semin Perinatol. 2017;41(6):345-53.
4. Sumners J, Ecker JL, Hearns-Stokes R. Committee Opinion No 671: Perinatal Risks Associated With Assisted Reproductive Technology. Obstet Gynecol. 2016;128(3):e61-8.
5. Wang JX, Norman RJ, Wilcox AJ. Incidence of spontaneous abortion among pregnancies produced by assisted reproductive technology. Hum Reprod. 2004;19(2):272-7.
6. Bay B, Boie S, Kesmodel US. Risk of stillbirth in low-risk singleton term pregnancies following fertility treatment: a national cohort study. BJOG. 2019;126(2):253-60.
7. Tamhankar VA, Liu B, Yan J, Li TC. A comparison of pattern of pregnancy loss in women with infertility undergoing ivf and women with unexplained recurrent miscarriages who conceive spontaneously. Obstet Gynecol Int. 2015;2015:989454.
8. Farr SL, Schieve LA, Jamieson DJ. Pregnancy loss among pregnancies conceived through assisted reproductive technology, United States, 1999-2002. Am J Epidemiol. 2007;165(12):1380-8.
9. Sunkara SK, Khalaf Y, Maheshwari A, Seed P, Coomarasamy A. Association between response to ovarian stimulation and miscarriage following IVF: an analysis of 124 351 IVF pregnancies. Hum Reprod. 2014;29(6):1218-24.
10. Yi Y, Lu G, Ouyang Y, lin G, Gong F, Li X. A logistic model to predict early pregnancy loss following in vitro fertilization based on 2601 infertility patients. Reprod Biol Endocrinol. 2016;14:15.
11. Mazzilli R, Cimadomo D, Vaiarelli A, Capalbo A, Dovere L, Alviggi E, et al. Effect of the male factor on the clinical outcome of intracytoplasmic sperm injection combined with preimplantation aneuploidy testing: observational longitudinal cohort study of 1,219 consecutive cycles. Fertil Steril. 2017;108(6):961-72 e3.
12. Cissen M, Wely MV, Scholten I, Mansell S, Bruin JP, Mol BW, et al. Measuring sperm DNA fragmentation and clinical outcomes of medically assisted reproduction: a systematic review and meta-analysis. Plos One. 2016;11(11):e0165125.
13. Kumbak B, Erden HF, Tosun S, Akbas H, Ulug U, Bahceci M. Outcome of assisted reproduction treatment in patients with endometrial thickness less than 7 mm. Reprod Biomed Online. 2009;18(1):79-84.
14. Gallos ID, Khairy M, Chu J, Rajkhowa M, Tobias A, Campbell A, et al. Optimal endometrial thickness to maximize live births and minimize pregnancy losses: Analysis of 25,767 fresh embryo transfers. Reprod Biomed Online. 2018;37(5):542-8.
15. Zargar M, Razmkhah N, Nikbakht R. Evaluating the factors associated with pregnancy loss in pregnant women undergoing assisted reproductive techniques. Middle East Fertil Soc J. 2018;23(4):342-5.
16. Oostingh EC, Hall J, Koster MPH, Grace B, Jauniaux E, Steegers-Theunissen RPM. The impact of maternal lifestyle factors on periconception outcomes: a systematic review of observational studies. Reprod Biomed Online. 2019;38(1):77-94.
17. Roque M, Tostes AC, Valle M, Sampaio M, Geber S. Letrozole versus clomiphene citrate in polycystic ovary syndrome: systematic review and meta-analysis. Gynecol Endocrinol. 2015;31(12):917-21.
18. Al-Inany HG, Youssef MA, Ayeleke RO, Brown J, Lam WS, Broekmans FJ. Gonadotrophin-releasing hormone antagonists for assisted reproductive technology. Cochrane Database Syst Rev. 2016 Apr 29;4:CD001750.
19. Yang PK, Wu MY, Chao KH, Chang CH, Chen MJ, Chen SU. Lower rate of early pregnancy loss in patients experiencing early-onset low LH in GnRH antagonist cycles supplemented with menotropin. J Formos Med Assoc. 2019;118(1 Pt 1):92-8.

20. van der Linden M, Buckingham K, Farquhar C, Kremer JAM, Metwally M. Luteal phase support for assisted reproduction cycles. Cochrane Database Syst Rev. 2015 Jul 7;(7):CD009154.

21. Mirza FG, Patki A, Pexman-Fieth C. Dydrogesterone use in early pregnancy. Gynecol Endocrinol. 2016;32(2):97-106.

22. Barbosa MWP, Valadares NPB, Barbosa ACP, Amaral AS, Iglesias JR, Nastri CO, et al. Oral dydrogesterone vs. vaginal progesterone capsules for luteal-phase support in women undergoing embryo transfer: a systematic review and meta-analysis. JBRA Assist Reprod. 2018;22(2):148-56.

23. Glujovsky D, Farquhar C, Quinteiro Retamar AM, Alvarez Sedo CR, Blake D. Cleavage stage versus blastocyst stage embryo transfer in assisted reproductive technology. Cochrane Database Syst Rev. 2016 Jun 30;(6):CD002118.

24. Roque M, Valle M, Kostolias A, Sampaio M, Geber S. Freeze-all cycle in reproductive medicine: current perspectives. JBRA Assist Reprod. 2017;21(1):49-53.

25. Wong KM, van Wely M, Mol F, Repping S, Mastenbroek S. Fresh versus frozen embryo transfers in assisted reproduction. Cochrane Database Syst Rev. 2017 Mar 28;3:CD011184.

26. Weissman A, Shoham G, Shoham Z, Fishel S, Leong M, Yaron Y. Preimplantation genetic screening: results of a worldwide web-based survey. Reprod Biomed Online. 2017;35(6):693-700.

27. Iews M, Tan J, Taskin O, Alfaraj S, AbdelHafez FF, Abdellah AH, et al. Does preimplantation genetic diagnosis improve reproductive outcome in couples with recurrent pregnancy loss owing to structural chromosomal rearrangement? A systematic review. Reprod Biomed Online. 2018;36(6):677-85.

28. Kissin DM, Kawwass JF, Monsour M, Boulet SL, Session DR, Jamieson DJ. Assisted hatching: trends and pregnancy outcomes, United States, 2000-2010. Fertil Steril. 2014;102(3):795-801.

29. Li D, Yang DL, An J, Jiao J, Zhou YM, Wu QJ, et al. Effect of assisted hatching on pregnancy outcomes: a systematic review and meta-analysis of randomized controlled trials. Sci Rep. 2016;6:31228.

30. Sar-Shalom Nahshon C, Sagi-Dain L, Wiener-Megnazi Z, Dirnfeld M. The impact of intentional endometrial injury on reproductive outcomes: a systematic review and meta-analysis. Hum Reprod Update. 2019;25(1):95-113

Falhas repetidas de implantação embrionária – uma visão geral

12

Veronika Günther
Ibrahim Alkatout
Tradução: Marcelo Cavalcante (texto original em inglês)

INTRODUÇÃO/DEFINIÇÃO

A falha repetida de implantação embrionária (RIF) é um problema social e econômico importante porque hoje em dia muitos casais decidem sobre planejamento familiar mais tarde na vida do que, por exemplo, há três décadas. Com o aumento da idade, as mulheres têm menos chance de engravidar naturalmente e manter a gestação. Consequentemente, muitos desses casais precisam de técnicas de reprodução assistida (TRA), mas, infelizmente, muitas das mulheres submetidas à fertilização *in vitro* (FIV) sofrem de falhas recorrentes na implantação do embrião.[1]

A falha na implantação do embrião pode ocorrer em pacientes que estão tentando engravidar naturalmente ou naquelas submetidas à TRA. No entanto, o termo "falha repetida de implantação" (*recurrent implantation failure* [RIF]) é aplicável somente aos casos de pacientes submetidas à TRA. Recentemente, durante o processo de FIV, o maior progresso tem sido observado na melhora dos protocolos de estimulação ovariana e procedimentos laboratoriais, o que resulta na transferência de embriões de alta qualidade. Infelizmente, nesse mesmo período, houve apenas uma melhora marginal nas taxas de implantação e gravidez por transferência.[2] Apesar da transferência de embriões com boa qualidade, a falha na implantação é um evento relativamente comum, promovendo um sentimento de frustação nos casais e equipe de profissionais. A falha da implantação embrionária tem vários fatores envolvidos, mas, na maioria dos casos, nenhuma causa específica é encontrada. A reprodução humana é um processo ineficiente, porque apenas cerca de 30% das concepções resultam em um nascimento de um bebê vivo. Embora os percentuais exatos sejam desconhecidos, estima-se que aproximadamente 30% dos embriões sejam "perdidos" no estágio pré-implantacional, outros 30% são "perdidos" após o início da implantação (detectados somente com testes de gravidez sanguíneo positivo, sem nenhum achado ultrassonográfico). Cerca de 10% dos embriões gerados evoluem para perda gestacional, incluindo aborto e natimorto (Figura 1).[3] A maioria das perdas gestacionais é decorrente de uma causa embrionária, cerca de 70% dos abortos esporádicos são por anormalidades cromossômicas do embrião. As TRA permitiram entender melhor sobre o aborto precoce, pois o dia da transferência do embrião e a data esperada para a implantação são conhecidas. Assim, a RIF tornou-se um fenômeno clinicamente identificável.

A definição de RIF ainda é discutida, sendo atualmente aceita como a falta de gravidez após pelo menos 3 transferências embrionárias em ciclos de TRA, com embriões de boa qualidade.[4,5] Essa definição descreve somente o insucesso de 3 ciclos de FIV e não aborda a questão das taxas de implantação. Então, de acordo com algumas opiniões, a RIF deve ser definida como a falha em engravidar, se mais de 12 embriões tiverem sido transferidos.[6] No entanto, a maioria dos centros de medicina reprodutiva tem boas taxas de implantação, em parte em razão da melhora da qualidade dos meios de cultura utilizados. Assim, alguns centros definem RIF como a falta de gravidez clínica após a transferência de 4 ou mais embriões de boa qualidade, em um mínimo de 3 ciclos de TRA, com transferência de embriões frescos ou desvitrificados, em mulheres com idade inferior a 40 anos.[4] Apesar de muitas publicações sobre esse tópico, ainda não existe uma definição universalmente aceita para RIF.[4,7]

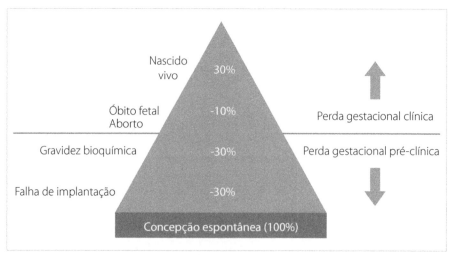

Figura 1 Reprodução humana é um processo ineficiente. Apenas 30% das concepções (100%) resultam em nascidos vivos.[3]

O desenvolvimento de uma gravidez é um processo com múltiplas variáveis, influenciado e prejudicado por fatores sistêmicos e locais, como idade materna, qualidade de oócitos e espermatozoides, anomalias cromossômicas dos pais, anormalidades genéticas ou metabólicas do embrião, baixa receptividade endometrial e distúrbios imunológicos. Outras condições ginecológicas, como endometriose, miomas uterinos, hidrossalpinges e pólipos endometriais, podem influenciar negativamente a implantação embrionária. Finalmente, outros fatores como o estilo de vida, tabagismo, etilismo, uso de drogas e obesidade com resistência à insulina podem prejudicar o sucesso reprodutivo.[4,8,9]

Implantação é um processo pelo qual o embrião se liga à superfície endometrial, seguido de migração através do epitélio luminal e invasão na camada profunda do endométrio, envolvendo uma sequência complexa de alterações celulares e moleculares. A implantação começa com um ponto de partida bem definido, prossegue relativamente devagar por várias semanas e termina, sem previsão de duração. Clinicamente, a implantação é considerada bem-sucedida quando há evidência ultrassonográfica de um saco gestacional intrauterino, geralmente cerca de 5 semanas de gestação. Por sua vez, considera-se que houve falha na implantação quando não é observado saco gestacional intrauterino na avaliação ultrassonográfica. A falha de implantação pode ocorrer muito cedo, ainda durante os estágios de aposição ou adesão, sendo o teste de gravidez negativo. A falha na implantação também pode ocorrer mais tarde, após a invasão bem-sucedida do embrião através da superfície luminal do endométrio. Nesse último caso, a gonadotrofina coriônica humana (hCG) pode ser detectada em teste laboratorial sanguíneo ou urinário, mas o processo pode ser interrompido antes que um saco gestacional intrauterino possa ser visto. Esse caso é chamado gravidez bioquímica.

Resumido, a falha de implantação descreve a deficiência do embrião para chegar a um estágio em que um saco gestacional possa ser detectado por ultrassonografia. Dois tipos diferentes podem ser distinguidos do ponto de vista clínico: (1) absolutamente nenhuma evidência de implantação pode ser observada (hCG negativo); (2) há evidência de implantação na forma de um teste de hCG positivo, mas sem qualquer achado ultrassonográfico. A falha na implantação pode ser causada pelo embrião, pelo endométrio ou por ambos.[4]

A seguir, as etiologias mais comuns de RIF, as opções de investigação e tratamento serão discutidas. Em razão do grande número de opções, é possível que nem todos os pontos estejam totalmente elaborados.

162 Perda gestacional

DADOS EPIDEMIOLÓGICOS

Existem dados escassos que representam com precisão a incidência ou a prevalência de RIF. A gravidez bioquímica não é incomum, com a incidência variando de 8 a 33% na população geral, incluindo as gestações espontâneas.[10] No entanto, não está clara a acurácia dessa informações, já que a maioria das gestações bioquímicas é detectada em pacientes submetidas à TRA. Portanto, é provável que as pacientes em tratamento para infertilidade estejam avaliando os níveis de hCG mais cedo do que aquelas que estão concebendo naturalmente, não aguardando um atraso menstrual para realizar um teste de gravidez.[11] Na concepção espontânea, estima-se que 30% das gestações sejam perdidas antes da implantação e 10% são perdas clínicas. Também é importante notar que a gravidez espontânea é alcançada somente por cerca de 30% dos casais férteis normais na primeira tentativa, e muitos conseguem nos ciclos seguintes.[3]

ETIOLOGIA/FISIOLOGIA

Idade materna – qualidade dos oócitos

A idade materna é determinante na qualidade embrionária e na taxa de gravidez em ciclos de FIV. Há muito se sabe que à medida que aumenta a idade materna também aumenta a frequência de aneuploidias. As taxas de gravidez também diminuem com o aumento da idade materna.[12] O risco de aborto espontâneo entre 6 e 12 semanas de gestação, em mulheres com menos de 35 anos, é de 9 a 12%. Esse risco aumenta para mulheres com mais de 35 anos em razão da incidência elevada de gestações trissômicas. Em mulheres com mais de 40 anos de idade, a taxa de aborto esporádico aproxima-se de 50%.[13]

A baixa qualidade oocitária é uma importante causa de RIF quando existe baixa resposta à estimulação da ovulação, com menor número de oócitos recuperados, elevado percentual de oócitos imaturos, taxa de fertilização reduzida e baixa taxa de utilização dos embriões.[14] Quando essas características estão associadas à baixa contagem de folículos antrais (CFA), FSH elevado e baixo hormônio antimülleriano, suspeita-se que a causa da RIF seja má qualidade do oócito. O declínio da qualidade oocitária, relacionado com a idade, está associado com a elevação na não disjunção cromossômica, resultando em embriões aneuploides, diminuição do potencial de membrana mitocondrial e aumento de danos no DNA mitocondrial.[15]

Sabe-se agora que não apenas o oócito, mas as células do *cumulus* desempenham um papel importante no processo de implantação. O *cumulus oophorus* é uma massa de células da granulosa associada ao oócito desde o estágio do folículo antral, fertilização e até o desenvolvimento inicial do embrião. Células do *cumulus* são uma fonte de prostaglandinas e expressam fatores angiogênicos (fator de crescimento endotelial vascular [VEGF]) que podem desempenhar um papel na angiogênese no local da implantação. A expressão gênica de células do *cumulus* parece correlacionar-se com a qualidade do ovócito, a competência embrionária e o resultado gestacional. Um estudo prospectivo randomizado recente mostrou que cocultura de embriões com células do *cumulus* elevou as taxas de implantação e gravidez em mulheres com RIF em comparação com a cultura convencional, sem células do *cumulus*.[16]

Qualidade espermática

Por analogia com oócitos de baixa qualidade que resultam em embriões de baixa qualidade, os espermatozoides de baixa qualidade também podem levar à produção de embriões de baixa qualidade. Características seminais avaliadas no espermograma, incluindo a morfologia espermática, não parecem ser preditivos de RIF e perda recorrente de gravidez. A aneuploidia espermática e a fragmentação do DNA são estudadas em casais com RIF. Existem muitos fatores que podem levar a danos no DNA espermático, incluindo tabagismo, infecção do trato genital e químio ou radioterapia. Tem sido demonstrado que o tabagismo leva à diminuição da contagem de espermatozoides, maior porcentagem de morfologia anormal e menor motilidade.[17] O dano ao DNA do esperma está associado ao desenvolvimento inadequado do embrião e, posteriormente, à menor taxa de gravidez, tanto em uma gestação espontânea ou por TRA.[18]

Anomalias cromossômicas no casal

Anormalidades cromossômicas, incluindo translocações, mosaicismo, inversões e deleções, são mais frequentes em pacientes com RIF do que na população geral. Indivíduos com translocações equilibradas, muitas vezes, produzem gametas com aberrações cromossômicas que podem resultar em diferentes formas de falhas reprodutivas, que vão desde defeitos na gametogênese até abortos de repetição. Casais com história de falha de FIV, semelhante aos com história de aborto recorrente, tem a possibilidade de 2,5% de carregar, no cariótipo, uma translocação balanceada.[19] No entanto, há frequência muito alta de anormalidades cariotípicas esporádicas nos produtos da concepção, enquanto a incidência de anormalidades cariotípicas no casal é baixa. Dos produtos de concepção examinados, aproximadamente 60% das perdas gestacionais precoces estão associadas a anomalias cromossômicas esporádicas, principalmente trissomias que são, em parte, relacionados com a idade.[20]

Fatores uterinos

Anomalias uterinas congênitas

Anomalias uterinas congênitas (AUC) são mais comuns do que se reconhecia anteriormente. Embora muitas mulheres sejam assintomáticas, outras mulheres com AUC têm risco aumentado de RIF, aborto recorrente e complicações gestacionais. AUC surgem em razão do desenvolvimento anormal dos ductos müllerianos durante a embriogênese. A prevalência de AUC é variável, dependendo da população avaliada e do método diagnóstico utilizado, variando de 4,3 a 6,7% da população geral, 3,4 a 8% na população infértil e 12,6 a 18,2% em mulheres com aborto recorrente.[21] O útero septado é a AUC mais comum, associada a resultados reprodutivos adversos, como aborto recorrente ou infertilidade. O septo é caracterizado pela superfície diferente em comparação com o endométrio da cavidade uterina. A espessura menor e o suprimento de sangue inadequado resultam em menores taxas de implantação. Lavergne et al. analisaram mulheres com um útero septado em tratamento de FIV. Os casos de útero septado não tratados tiveram pior resultado após a FIV em comparação com as mulheres submetidas à ressecção histeroscópica antes da FIV.[22]

Condições intracavitárias adquiridas

Miomas uterinos

Miomas uterinos são os tumores mais comuns em mulheres e a prevalência é maior naquelas com infertilidade. A classificação mais comum descreve a localização anatômica, como submucosa, intramural, subserosa, *stalked* ou intraligamentar. Existem vários mecanismos pelos quais os miomas podem prejudicar a implantação embrionária, incluindo o aumento da contratilidade uterina, perfil de citocinas, vascularização anormal e inflamação crônica.[23] Miomas submucosos e intramurais que distorcem a cavidade endometrial estão associados à diminuição das taxas de gravidez e de implantação em mulheres que tentam engravidar espontaneamente ou que se submetem ao tratamento com FIV. Existem muitos estudos que recomendam a ressecção histeroscópica de miomas submucosos, a fim de melhorar a taxa de gravidez.

Há controvérsias se os miomas intramurais, que não distorcem a cavidade, afetam o resultado da FIV. Alguns estudos sugerem que miomas maiores de 4 cm, mesmo sem distorcer a cavidade uterina, podem reduzir as taxas de implantação e gravidez em mulheres submetidas à FIV, apesar de outros pesquisadores não conseguirem demonstrar tal associação. Existem três metanálises recentes publicadas sobre essa controvérsia.[24-26] Todas as três concordam que as mulheres com miomas intramurais parecem ter taxas de implantação reduzidas em comparação com mulheres sem miomas intramurais.

Pólipos endometriais

Pólipos endometriais são frequentemente observados em mulheres subférteis e há algumas evidências sugerindo efeito prejudicial sobre a fertilidade. Os pólipos são crescimentos focais da mucosa uterina, formados por glândulas endometriais, estroma e vasos sanguíneos. Os mecanismos exatos não são completamente compreendidos, mas há evidências da interferência mecânica no transporte de espermatozoides, na implantação embrionária ou por mecanismos inflamatórios, causando a produção alterada de fatores de receptividade endometrial. Verificou-se que a remoção de pólipos endometriais resulta em melhores taxas de gravidez espontânea.

Aderências intrauterinas

Aderências intrauterinas pós-traumáticas (AIU) foram descritas pela primeira vez por Heinrich Fritsch em 1894.[27] AIU podem ser observadas especialmente após a cirurgia intrauterina, como curetagem ou histeroscopia. Acredita-se que as aderências se desenvolvam após a destruição da camada basal do endométrio. Fatores específicos, como trauma intrauterino, técnica de curetagem, infecção, inflamação e retenção de tecido trofoblástico após aborto espontâneo, também podem desempenhar um papel na patogênese. Durante o processo de cicatrização, paredes opostas do útero aderem, causando a obliteração total ou parcial da cavidade uterina. As AIU podem ser assintomáticas e permanecer desconhecidas, mas frequentemente resultam em distúrbios menstruais e de fertilidade, impedindo que o embrião se prenda à superfície luminal do endométrio. A histeroscopia é considerada a técnica mais confiável para a detecção e o tratamento da AIU. A visão direta da cavidade uterina permite identificação, localização e extensão exatas e oferece a possibilidade de remoção.

Síndrome de Asherman

A síndrome de Asherman (SA) foi descrita pelo ginecologista israelense Joseph Asherman, 54 anos após Heinrich Fritsch ter descrito as AIU.[28] Ele identificou essa doença em 29 mulheres que apresentaram amenorreia com estenose do óstio cervical interno. O autor especulou que essa manifestação poderia ser consequência do trauma do endométrio. Dois anos depois, ele publicou outra série de casos de aderências intrauterinas, desta vez envolvendo a cavidade uterina e caracterizada por defeitos de preenchimento evidentes durante a histerossalpingografia.[29] A adesão intrauterina pode levar à disfunção parcial ou completa do endométrio com comprometimento da fertilidade e padrão menstrual (amenorreia e hipomenorreia). A SA também pode causar dor pélvica grave e menstruação retrógrada quando as aderências estão localizadas exclusivamente no trato uterino inferior e o endométrio funcional persiste. O impacto do SA na gravidez está bem documentado com alta taxa de infertilidade, aborto espontâneo, má implantação após FIV e placentação anormal. Embora os termos SA e AIU sejam confundidos, a síndrome requer a presença de sinais e sintomas clínicos, além da existência de AIU. Quando os sinais e sintomas estão presentes em mulheres com AIU, o termo SA deve ser aplicado, apesar de estar fora da descrição original. Assim, como deve ser definido pela presença de aderências no interior da cavidade uterina e/ou endocérvix, sendo responsável por uma ou mais manifestações clínicas, como alterações menstruais, perda gestacional recorrente, infertilidade e história da placentação anormal.[30,31]

Endometriose

A endometriose é considerada a segunda doença genital feminina benigna mais comum após o mioma uterino. A endometriose é definida como a presença de glândulas endometriais e estroma fora do revestimento epitelial interno da cavidade uterina. As pacientes sofrem de dor pélvica crônica, dismenorreia, dispareunia profunda, sintomas intestinais e urinários, subfertilidade, sangramento menstrual anormal, fadiga crônica e dor lombar.[32] A prevalência de endometriose na população geral permanece incerta porque os sintomas são heterogêneos e variam em intensidade e gravidade. A porcentagem de mulheres tratadas por infertilidade com endometriose confirmada varia de 9 a 50%.[32] Tem sido demonstrado que as pacientes com endometriose apresentam redução na qualidade e na quantidade de oócitos e embriões, reduzidas taxas de implantação e gravidez e elevadas taxas de aborto espontâneo.[33]

Adenomiose

A adenomiose é uma forma especial de endometriose, caracterizada pela presença de glândulas endometriais e estroma no miométrio. A invasão glandular leva à hiperplasia miometrial local, que resulta no aumento difuso ou localizado do útero. A adenomiose pode ser detectada por ressonância magnética ou pela ultrassonografia transvaginal. Estudos demonstram associação de adenomiose e infertilidade[34] e diminuição da taxa de gravidez na TRA, bem como aumento na falha de implantação e abortos espontâneos.[35] A prevalência de adenomiose varia de 8 a 27% e é ainda maior em mulheres com RIF e perda gestacional recorrente.[36] O motivo da falha de implantação em mulheres com adenomiose pode ser atribuído à atividade peristáltica uterina alterada, comprometimento da receptividade endometrial, alterações na "comunicação" entre embrião-endométrio e alteração na decidualização.[37] Em relação ao envolvimento do sistema imunológico, a densidade aumentada de macrófagos e células *natural killer* (NK) pode ser encontrada no estroma endometrial de mulheres com adenomiose em comparação com mulheres com adenomiose focal leve ou sem a doença.[38] Em comparação com os miomas, a adenomiose é ainda mais difícil de tratar. Na maioria dos casos, especialmente nas mulheres que desejam engravidar, o tratamento cirúrgico não é recomendado.

Hidrossalpinge

O efeito negativo das hidrossalpinges unilaterais ou bilaterais sobre os resultados de gravidez nas TRA tem sido demonstrado. A hidrossalpinge afeta a cavidade do útero, por causa da oclusão da trompa de Falópio, o fluido tubário não pode drenar para a cavidade peritoneal. O escoamento desse líquido na cavidade uterina pode atuar como uma barreira mecânica entre o embrião e o endométrio e aumentar a contratilidade uterina. O fluido tubário pode expulsar o embrião da cavidade uterina e reduzir a receptividade endometrial. A hidrossalpinge uni ou bilateral reduz a taxa de nascidos vivos de mulheres inférteis submetidas à TRA em 50%, se comparado com outros fatores tubários, resultado tanto da implantação reduzida como do aumento da perda gestacional precoce.[39] A salpingectomia laparoscópica ou a oclusão tubária proximal demonstraram melhorar os resultados gestacionais. Uma metanálise descobriu que a taxa média de gravidez em curso, no grupo com intervenção cirúrgica, foi de 31%, em comparação com 17,6% no grupo-controle. A oclusão tubária também demonstrou melhorar as chances de gravidez clínica.[40]

Infecção

Muitas mulheres com histórico de RIF apresentam quadro de endometrite crônica (EC), muitas vezes com mínimo ou nenhum sinal clínico de infecção.[41] EC é uma condição uterina que pode ser diagnosticada por exame histopatológico, visualização com histeroscopia ou cultura bacteriana. Estudos recentes apontam que a prevalência de EC foi de 14% em pacientes com RIF após FIV. Mulheres com EC apresentam menores taxas de implantação (11,5%) no ciclo de FIV do que aquelas sem EC (32,7%).[42] Os estudos sugerem que a presença de EC pode alterar a receptividade endometrial e afetar negativamente os resultados da fertilidade. O diagnóstico de EC baseia-se na detecção de infiltração anormal de plasmócitos no estroma endometrial. O proteoglicano de sulfato de heparino (*syndecan*-1) (CD138) é um sindecan, marcador específico de plasmócitos. Portanto, na prática clínica atual, a imuno-histoquímica com CD138, usada para a detecção de endometrite crônica, melhora a taxa de diagnóstico.[43,44] Bouet et al. mostraram a prevalência de 14% de EC utilizando avaliação histológica em pacientes com RIF. A histeroscopia teve 40% de sensibilidade para a detecção de EC, visualizando o edema da mucosa, hiperemia do endométrio e a presença de micropólipos (critérios para diagnóstico de EC).[42] Cicinelli et al. observaram, em um grupo de pacientes com RIF, que 66% das mulheres foram diagnosticadas com EC por histeroscopia, 57,5% com histologia e 45% também tinham cultura positiva.[41] O endométrio não é um ambiente estéril, como já foi pensado, mas colonizado por *Lactobacillus* oriundos da vagina. Elevadas taxas de implantação (60,7 *versus* 23,1%) e natalidade (58,8 *versus* 6,75%) podem ser observadas em mulheres submetidas a FIV, com predomínio endometrial de *Lactobacillus*, em comparação com aquelas com endométrio sem predomínio de *Lactobacillus* (por exemplo, *Gardnerella*, *Streptococcus* ou outras bactérias).[45]

FATORES IMUNOLÓGICOS

Apesar do grande número de mecanismos imunopatológicos propostos para explicar a falha na implantação embrionária, os mecanismos exatos ainda são desconhecidos. Desequilíbrios no sistema imunológico e incapacidade de alcançar tolerância imunológica ao feto têm sido implicados como causas potencialmente modificáveis em casos de RIF idiopáticos. O desequilíbrio da resposta imune materno-embrionária/fetal na gestação pode levar à insuficiência reprodutiva, como falha na implantação, perda gestacional recorrente, nascimento prematuro, restrição do crescimento fetal intrauterino e pré-eclâmpsia.

Vários tipos de células imunes, particularmente subtipos de células T, têm funções diferentes nos casos de gestações bem-sucedidas e falhas reprodutivas. As células reguladoras T (Treg) com propriedades supressoras são cruciais na implantação e no desenvolvimento dos embriões. As células Treg estão ativamente envolvidas na adaptação imunológica materna, suprimindo a geração e a função dos linfócitos T *helper* 1 (Th1), o principal mediador das respostas inflamatórias do tipo I. A regulação negativa da imunidade do tipo Th1 é um requisito essencial para gravidezes clinicamente normais, uma vez que a imunidade celular induzida por esses efetores e/ou suas citocinas demonstrou ser deletéria para o crescimento do concepto. Em contraste, a resposta imune mediada por linfócitos T *helper* 2 (Th2) tende a predominar durante a gravidez saudável. Em comparação com a gravidez normal, abortos recorrentes e falha de implantação recorrente em humanos estão associados a níveis significativos e mais altos de citocinas Th1, como interferon gama (IFN-gama) e baixo nível sérico de citocinas Th2 como IL-6 e IL-10.[46,47] As células Th17 são um subconjunto inflamatório de células T que produzem, como o nome sugere, IL-17. Essa citocina parece desempenhar um papel importante na indução da inflamação crônica. A contribuição na reprodução humana é relatada em mulheres com aborto recorrente e RIF, cujo sangue periférico apresenta nível aumentado de células T IL-17 quando comparado aos controles férteis.[48]

As células NK podem ser divididas em células de sangue periférico (NKp) e uterinas (NKu). As células NKp correspondem a cerca de 5 a 10% dos linfócitos do sangue periférico, enquanto as células NKu representam 70 a 90% dos linfócitos encontrados no endométrio. No sangue periférico, as células NK são consideradas citotóxicas e representam a primeira linha de defesa contra vírus, tumores e células danificadas. Em contraste, as células NKu são significativamente menos citotóxicas. No início da gravidez, as células NKu controlam a invasão do trofoblasto, remodelando as artérias espiraladas, o que aumenta a área de contato entre o sangue materno e as células trofoblásticas, o principal processo para o desenvolvimento saudável da placenta. Assim, o aumento do número de células NKu na fase secretora do ciclo menstrual e gravidez (90% das células imunes locais no primeiro trimestre da gravidez) é um processo fisiológico focado em apoiar a implantação do embrião e não é um marcador de "rejeição embrionária". O número e a função das células NKp e NKu mostram grande variabilidade de acordo com a condição clínica do paciente, por exemplo, infecções, autoimunidade ou tumor, dia do ciclo menstrual, condição de tratamento (estimulação do ovário), o estresse, a hora do dia e a atividade física.[49] Embora as células NKu pareçam proteger o embrião e promover a implantação, elevadas concentrações de células NKu têm sido encontradas em pacientes com abortos recorrentes e RIF.[50]

A maioria das células NKu é do fenótipo CD56, podem expressar receptores semelhantes a imunoglobulinas (KIR), os quais, mediante o reconhecimento de moléculas de HLA classe I (HLA-C e HLA-G), podem estimular ou inibir células NK para produzir fatores solúveis e exibir baixa citotoxicidade necessária para a manutenção de um aloenxerto – o embrião.[1,51] Os receptores KIR são membros da superfamília das imunoglobulinas. Eles são expressos na superfície das células NK e alguns linfócitos. KIR desempenham papel importante na regulação da atividade das células NK pela ativação ou inibição de isoformas. Como existe uma variação considerável e geneticamente determinada no repertório de receptores KIR entre diferentes indivíduos, um repertório KIR materno específico pode predispor a abortos recorrentes.[52]

Condições trombofílicas

O termo trombofilia define qualquer condição associada ao risco aumentado de trombose. As mutações predominantes da trombofilia incluem mutação do fator V Leiden (FVL), mutação do gene da protrombina (MGP), mutação da metileno tetra-hidrolato redutase (MTHFR) e deficiências das proteínas anti-coagulantes naturais C e S e antitrombina (AT). Quase todas essas trombofilias congênitas são herdadas de maneira autossômica dominante. A oclusão micro-vascular na decídua, em razão da trombofilia, tem sido sugerida como uma causa potencial de falha na implantação nos ciclos de TRA. A forma mais comumente observada de trombofilia adquirida é a síndrome antifosfolípide (SAF), geral-mente diagnosticada em uma paciente após uma trombose arterial ou venosa ou alguma complicação gestacional. Os critérios diagnósticos para essa condição são rigorosos (Quadro 1) e as pacientes devem apresentar anticorpos antifosfolípi-des (anticorpos anticardiolipina [aCL] e/ou anticoagulante lúpico [AL] e/ou an-ticorpos anti-beta-2-glicoproteína I [a-beta-2-GPI]), persistindo por 2 ou mais ocasiões distintas, com pelo menos 12 semanas de intervalo.[53] A presença de anticorpos antifosfolípides (AAF) pode ocorrer em 3 a 5% de mulheres sem antecedente de trombose ou morbidade obstétrica, frequentemente transitória, associados a infecções ou drogas. Entre pacientes com aborto recorrente, AAF está positivo em 10 a 20% dos casos. Complicações na gravidez tardia relacio-nam-se a complicações vasculares na placenta causadas por AAF, resultando em insuficiência placentária, como pré-eclâmpsia, restrição do crescimento fetal, parto prematuro e óbito fetal.[54]

Quadro 1 Critérios para diagnóstico da SAF
1. Critérios clínicos Trombose vascular: • Arterial, venosa ou de pequenos vasos Morbidade gestacional: • Um ou mais óbitos de feto morfologicamente normais com 10 ou mais semanas de idade gestacional • Um ou mais partos prematuros de feto morfologicamente normais até 34 semanas de idade gestacional, por pré-eclâmpsia grave, eclâmpsia ou insuficiência placentária • Três ou mais abortos espontâneos consecutivos até 10 semanas de idade gestacional, excluídas causas anatômicas, hormonais e cromossômicas)
2. Critérios laboratoriais Presença de um ou mais anticorpos antifosfolípides em duas ocasiões, com pelo menos 12 semanas de intervalo entre os exames, e com menos de 5 anos da ocorrência clínica, como se segue: • Presença do anticoagulante lúpico • Títulos médios ou altos do anticorpo anticardiolipina IgG ou IgM • Presença do anti-β2-glicoproteína 1
Para diagnóstico, devem ser preenchidos pelo menos um critério clínico e um critério laboratorial

Fonte: Diretrizes da Sociedade Alemã de Ginecologia e Obstetrícia, Sociedade Austríaca de Ginecologia e Obstetrícia e da Sociedade Suíça de Ginecologia e Obstetrícia.

A relação entre trombofilias congênitas e adquiridas com falha de implantação em TRA ainda não está definida. Portanto, o rastreamento e o tratamento de trombofilia em casais submetidos à TRA é controverso. Há muitas hipóteses de que as condições trombofílicas sejam responsáveis por RIF, principalmente porque a SAF é uma importante causa consolidada de perda gravídica recorrente e que o tratamento com ácido acetilsalicílico e heparina melhora significativamente o resultado gestacional. No entanto, existem muitos estudos que confirmam e outros que refutam a influência da SAF na falha recorrente de implantação.[4]

Estilo de vida e fatores ambientais

Tem sido demonstrado que mulheres tabagistas, submetidas à TRA, apresentam risco significativamente aumentado de aborto espontâneo, em comparação com não fumantes.[55] Em mulheres submetidas à FIV, fumantes apresentam níveis mais baixos de estradiol durante a estimulação ovariana. As toxinas do cigarro podem desempenhar um papel na interrupção da formação do corpo lúteo e na implantação do embrião.[56] Além disso, as fumantes têm diminuição na taxa de nascidos vivos, sugerindo que o tabagismo tenha um impacto global negativo sobre o resultado da gravidez.[55] O tabagismo materno foi mais comumente associado ao aborto espontâneo com cariótipo fetal normal, sugerindo que os efeitos tóxicos do monóxido de carbono e da nicotina podem ser os principais fatores que causam danos. O monóxido de carbono pode causar depleção de oxigênio ao feto, e a nicotina pode levar à vasoconstrição e à diminuição de nutrientes ao feto pela supressão do apetite materno de nutrientes para o feto.[11]

O índice de massa corporal elevado (IMC $\geq$ 25 kg/m^2) parece influenciar negativamente a taxa de implantação embrionária em TRA.[57] Um IMC $\geq$ 30 kg/m^2 está associado ao maior número de falhas de implantação em comparação com mulheres com um IMC normal (18,5 a 24,99 kg/m^2).

Níveis elevados de cortisol, também conhecidos como "hormônio do estresse", estão associados ao aumento na taxa de aborto espontâneo (OR: 2,7, 95%IC 1,2-6,2) nas primeiras 3 semanas após a concepção em comparação com mulheres com níveis mais baixos de cortisol. Níveis mais altos de cortisol são uma reação física do corpo a estressores psicológicos, imunológicos ou outros, sinalizando ao corpo feminino que ele não é o melhor estado para a reprodução.[58] Isso leva à conclusão de que o controle do estresse materno possa ter um resultado positivo na gravidez.

DIAGNÓSTICO E TRATAMENTO

Genética

Diagnóstico genético pré-implantação

O diagnóstico genético pré-implantacional (PGS) é um procedimento que envolve a remoção de um ou mais núcleos de oócitos (corpúsculo polar) ou fragmentos de embriões (blastômeros ou células de trofoderma) para investigar alterações genéticas (gênicas ou cromossômicas) antes da transferência embrionária. Fornece a possibilidade de gerar filhos não portadores de algumas alterações genéticas, oriundas de pais que carregam um gene afetado ou têm *status* cromossômico equilibrado. As técnicas moleculares baseadas na reação em cadeia da polimerase são os métodos usados para detectar defeitos genéticos com sequência conhecida e doenças ligadas ao X. A indicação para usar esta abordagem se expandiu para casais impedidos de ter bebês porque carregam uma doença genética grave, como genes de predisposição de câncer ou doença de Huntington. Além disso, a hibridação fluorescente *in situ* (FISH) tem sido amplamente aplicada para a detecção de anormalidades cromossômicas. FISH permite a avaliação de muitos cromossomos ao mesmo tempo, em uma única célula.[59]

Rastreio genético pré-implantação

A triagem PGS é um teste que rastreia aneuploidias, tem sido mais comumente usada em situações de idade materna avançada, história de abortos recorrentes, história de falha repetida de implantação ou fator masculino grave. A PGS foi desenvolvida em resposta ao aumento do número de anomalias cromossômicas observadas em doentes com abortos espontâneos, relacionado à idade materna. Embora inicialmente tenha sido formulada a hipótese de que a PGS possa ser útil para melhorar os resultados da gravidez em pacientes com RIF, estudos recentes, como os realizados por Rubio et al., demonstraram que não houve diferença significativa na taxa de implantação (36,6 *versus* 21,4%), taxa de gravidez clínica (53,5 versus 33,3%) ou taxa de nascidos vivos (47 *versus* 27,9%) entre os avaliados e não avaliados com PGS.[11,60] Hatirnaz et al. publicaram um estudo, em 2017, que também observou resultados não significativos nas taxas de gravidez clínica e de nascidos vivos em pacientes com RIF que realizaram PGS. Foi sugerido que isso pode ser em razão do mosaicismo em embriões anormais. É possível que a biópsia do trofoderma desses embriões não seja representativa da estrutura cromossômica de todas as células do embrião.[61] Além disso, apesar das comprovadas estruturas em mosaico na triagem pré-implantação, os embriões podem realmente se transformar em recém-nascidos saudáveis, com constituição genética normal após a implantação. Isto sugere que os PGS podem confundir os casais sobre os possíveis resultados das gestações.[11]

O útero (miomas, pólipos, septos, aderências)

A ultrassonografia via vaginal é a maneira mais fácil, barata e indolor para investigar a cavidade uterina. Podem ser diagnosticadas doenças anatômicas, como septo, miomas, pólipos ou adenomiose do útero. Como complemento a uma ultrassonografia transvaginal "normal", uma ultrassonografia 3D-vaginal pode ser realizada para a melhor visualização e para detectar septos uterinos (Figura 2), a localização de miomas (Figura 3) ou a presença de adenomiose.

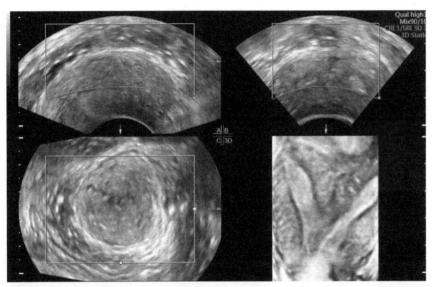

Figura 2 Septo uterino em ultrassonografia 3D.

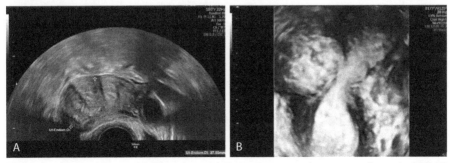

Figura 3 Mioma intramural afetando cavidade uterina, com ultrassonografia vaginal 2D (A) e com ultrassonografia vaginal 3D (B).

Para uma investigação ainda mais detalhada e para confirmar as aderências intrauterinas, a histeroscopia deve ser usada, inclusive ambulatorialmente, utilizando instrumento óptico, medindo apenas 3 mm de diâmetro (Figura 4). Pólipos, miomas, aderências e septos podem afetar a implantação, e o padrão-ouro para avaliação é a histeroscopia. Uma metanálise de 2009 mostrou que miomas submucosos reduziram significativamente a taxa de implantação, a taxa de gravidez clínica e a taxa de nascidos vivos e aumentaram significativamente a taxa de aborto espontâneo.[25] Um mioma submucoso em mulheres com RIF, independentemente do tamanho, deve ser removido, pois foi demonstrado que a remoção de miomas submucosos melhora as taxas de gravidez clínica.[25] Em contraste com os miomas submucosos, não existe consenso sobre a remoção de miomas intramurais que não estão distorcendo a cavidade uterina, em pacientes com RIF. Muitos médicos recomendam a remoção de miomas intramurais se tiverem mais de 4 cm de diâmetro. O procedimento deve ser discutido individualmente com cada paciente, devido a morbidade do tratamento. A embolização da artéria uterina não é uma opção terapêutica, pois o risco de abortos na gravidez seguinte é aumentado.

Pólipo endometrial e aderências intrauterinas estão associados com taxa de gravidez diminuída em mulheres com RIF. Demirol et al. descobriram que a taxa de gravidez clínica foi significativamente mais elevada naquelas que avaliaram e trataram pólipos e aderências, em comparação com aquelas que não realizaram avaliação histeroscópica (30,4 *versus* 21,6%, p < 0,05).[62] Septos uterinos, independentemente do tamanho, influenciam a taxa de gravidez e devem ser removidos também em mulheres com RIF.[63]

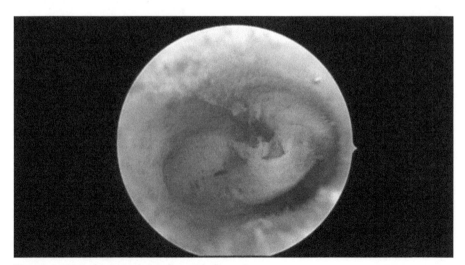

Figura 4 Visão histeroscópica da cavidade uterina.

Endometriose

Basicamente, existem 3 opções de tratamento para endometriose, dependendo dos sintomas, como dor ou infertilidade (Figura 5). Tratamento medicamentoso com análogos do hormônio liberador de gonadotropina (GnRH) ou progesterona pode ser oferecido a pacientes que sofrem de dor ou outros sintomas típicos da endometriose específicos que não desejam engravidar. É importante prescrever o agonista de GnRH em combinação com uma adição de estrogênio, a fim de prevenir os efeitos adversos dos agonistas da GnRH, como a desmineralização óssea, os sintomas vasomotores e a oscilação do humor. Concentração sérica de estradiol em torno de 60 pg/mL é necessária.[32] A laparoscopia é, no caso de infertilidade, o método de escolha para detectar e, se possível, remover a endometriose.

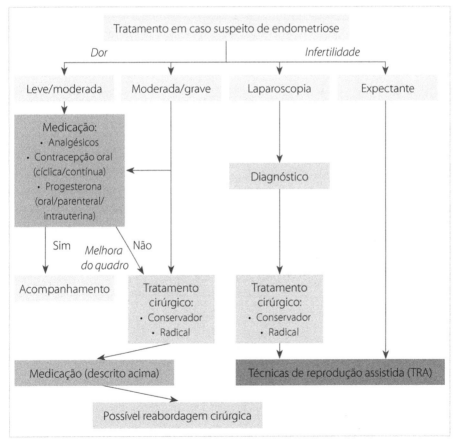

Figura 5 Tratamento da endometriose.

A endometriose é uma doença progressiva que pode causar destruição anatômica dos órgãos reprodutivos, tendo a terapia cirúrgica um papel importante. Em estágios avançados, a dor e a infertilidade são predominantemente causadas por danos aos órgãos, fibrose e aderências, constituindo clara indicação de intervenção cirúrgica. A laparoscopia precoce pode prevenir qualquer atraso no diagnóstico da doença ou na progressão dos sintomas. O alívio dos sintomas é obtido na maioria das pacientes após ablação/ressecção bem-sucedida da endometriose e lise de aderências. No entanto, a taxa de recorrência é alta, 40% aos 10 anos de seguimento.[64] Como uma possibilidade adicional, uma terapia combinada pode ser discutida: envolve a laparoscopia diagnóstica, removendo todos os focos visíveis de endometriose, tanto quanto possível, uma terapia endócrina de 3 a 6 meses e uma segunda laparoscopia com ressecção de focos residuais, adesiólise e reconstrução de órgãos.[32]

Em contraste com miomas, pólipos e septos uterinos, a adenomiose é difícil de tratar e não é cirurgicamente acessível. Tremellen e Russell[65] relataram 4 casos de RIF associados à adenomiose, todos tratados com sucesso com um protocolo de regulação negativa hipofisária de longa duração.[4]

Salpingectomia

Nos casos de hidrossalpinges, os procedimentos de oclusão tubária têm demonstrado aumentar a probabilidade de sucesso da implantação nos ciclos seguintes de FIV. Strandell et al. mostraram que as taxas de implantação, bem como as taxas de gravidez clínica e bebês nascidos, de pacientes com hidrossalpinges bilaterais que foram tratadas com salpingectomia, aumentaram significativamente no próximo ciclo de FIV em comparação com aquelas que não realizaram o procedimento. As taxas de implantação, gravidez clínica e de nascidos vivos foram 25,6, 45,7 e 40% naquelas pacientes submetidas à salpingectomia, em comparação com 12,3, 22,5 e 17,5% naquelas que não realizaram o procedimento, respectivamente (p = 0,038, 0,029 e 0,038).[66]

Infecção

EC é um achado frequente em mulheres com história de perda gestacional. Essas mulheres com diagnóstico de EC, quando tratadas adequadamente, apresentaram taxa significativamente mais elevada de gestações bem-sucedidas.[41] Diferentes protocolos de tratamento são sugeridos nos casos de mulheres com EC e RIF. Mulheres infectadas com bactérias Gram-positivas, como enterococos e estreptococos, têm como opção de tratamento a combinação de amoxicilina (875 mg)/clavulanato (125 mg), 2 vezes/dia, durante 8 dias. Nos casos de infecção com bactérias Gram-negativas, como *Escherichia coli*, o tratamento sugerido é com ciprofloxacina 500 mg, 2 vezes/dia, por 10 dias. Mulheres com *Mycoplasma* e ureaplasma devem ser tratadas com claritromicina 500 mg, 2 vezes/dia, por 12 dias. Em caso de persistência, é indicada doxiciclina 100 mg, 2 vezes/dia, por 12 dias.

Nos casos de EC tratada adequadamente, a taxa de implantação foi maior no próximo ciclo em 37%, embora não estatisticamente significativa em comparação com a taxa de 17% daquelas que tiveram infecção persistente, mesmo após 3 tratamentos com antibióticos. A taxa de gravidez clínica naquelas com EC que eliminaram a infecção com antibióticos foi de 65,2% em comparação com 33% daquelas com infecção persistente (p = 0,039).

A taxa de nascidos vivos em quem eliminou a EC com antibióticos foi de 60,8%, significativamente maior do que os 13,3% daquelas que não haviam eliminado a infecção (p = 0,02).[11,41]

Um centro de pesquisa em Valência/Espanha oferece o assim chamado "EMMA-Test", que é a abreviação de *endometrial microbiome metagenomic analysis*. O teste é realizado pela biópsia endometrial, sequenciando o DNA genômico. Os resultados mostram a porcentagem de lactobacilos presentes no endométrio ou a presença de patógenos bacterianos. A presença de uma microbiota não dominada por *Lactobacillus* (< 90% de *Lactobacillus* spp., com > 10% de outras bactérias) em um endométrio receptivo foi associada a reduções significativas na implantação (60,7 *versus* 23,1%; p = 0,02), gravidez (70,6 *versus* 33,3%; p = 0,03) e nascidos vivos (58,8 *versus* 6,7%; p = 0,002) em comparação com uma microbiota dominada por *Lactobacillus* (> 90% *Lactobacillus* spp.). Se o endométrio não for dominado por *Lactobacillus*, o tratamento adequado para o paciente será sugerido com base no sequenciamento e PCR quantitativo das bactérias detectadas.[45]

Uma biópsia endometrial, utilizando um pequeno cateter (Pipelle®), pode ser realizada para identificar plasmócitos endometriais por imuno-histoquímica para syndecan-1 (CD-138), marcador para endometrite crônica, no estroma endometrial (Figura 6). O tratamento recomendado no caso de CD138 positivo consiste em doxiciclina (200 mg) por dia durante 14 dias.[42] Dados recentes recomendam uma biópsia confirmatória no final do tratamento.[67] Em caso de EC persistente, é recomendado um segundo curso de terapia antibiótica empírica, que consiste em metronidazol (500 mg) 2 vezes/dia e moxifloxacino (400 mg) 2 vezes/dia, durante 14 dias.[42]

A concentração de células NKu também pode ser determinada com a ajuda de uma biópsia endometrial. Concentração maior do que 250 células CD56/campo (400 x) foi encontrada em 53% dos casos de RIF idiopáticos e apenas em 5% de controles. As células NKu são avaliadas pela coloração imuno-histoquímica (Figura 7). Embora os valores de corte ainda exijam padronização, a análise das células NKu pode acabar se mostrando útil para mulheres que sofrem de RIF idiopática.[68] No caso de células NKu elevadas, algumas opções de tratamento podem ser oferecidas (glicocorticoides, imunoglobulina humana endovenosa [IVIG], emulsões lipídicas).

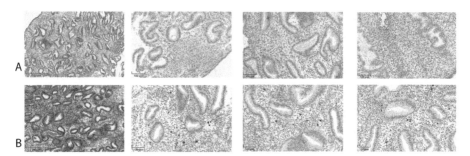

Figura 6 Identificação de plasmócitos endometriais (coloração marrom) por imuno-histoquímica para syndecan-1 (CD-138) no estroma endometrial. O diagnóstico de endometrite crônica foi considerado positivo se cinco ou mais plasmócitos forem observados em 10 campos de grande aumento não sobrepostos nas amostras de tecido endometrial. A linha superior (A) mostra uma concentração normal de plasmócitos, enquanto a linha inferior (B) mostra uma concentração elevada, típica para endometrite crônica. As imagens foram gentilmente disponibilizadas por REPROgnostics® GbR, Mannheim, Alemanha.

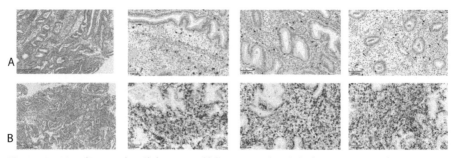

Figura 7 Visualização de células *natural killer* uterina (NKu) (coloração marrom) por imuno-histoquímica no estroma endometrial. Concentração maior que 250 células CD56 por campo (400X) foram encontrados em 53% dos pacientes com RIF idiopática e somente em 5% dos controles. A linha superior (A) mostra uma concentração normal de células NKu, enquanto a linha inferior (B) mostra uma concentração elevada. As imagens foram gentilmente disponibilizadas por REPROgnostics® GbR, Mannheim, Alemanha.

FATORES IMUNOLÓGICOS

O sucesso das TRA, embora tenha aumentado gradualmente ao longo dos anos, está longe de ser o ideal. Muitos casais se beneficiaram desse tratamento; no entanto, muitos também ficaram frustrados após várias tentativas fracassadas. Os casais que não conseguem engravidar após múltiplos ciclos de TRA, muitas vezes procuram diferentes opções de tratamento, especialmente em relação a fatores imunológicos, que são novas e que não foram oferecidas antes. Embora algumas dessas opções sejam apoiadas por evidências robustas, a maioria sofre de falta de ensaios bem desenhados comparando-os com outras opções de tratamento ou nenhum tratamento. Na seção seguinte, há algumas referências sobre a influência da terapia imunológica para mulheres com abortos recorrentes. O mecanismo subjacente aplica-se igualmente às situações de falhas recorrentes de implantação.

Lesão endometrial

A lesão endometrial, antes da transferência embrionária, tem sido um método sugerido, nos casos de RIF, para aumentar a probabilidade de implantação. Geralmente, na fase lútea do ciclo que precede a FIV, o endométrio é "lesionado" com um pequeno cateter de 3 mm de largura, conhecido como Pipelle®. Normalmente, sem o uso de pinça de apreensão do colo uterino, o cateter é introduzido na cavidade uterina através do canal cervical até a região fúndica e depois retraído em movimentos circulares, a fim de promover uma lesão no endométrio. Como alternativa ao uso do Pipelle®, a lesão também pode ser realizada no decorrer de uma histeroscopia diagnóstica. Após inspeção e documentação fotográfica, quando o instrumento é retirado, uma lesão na mucosa é criada geralmente na parede posterior (Figura 8).

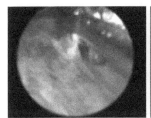 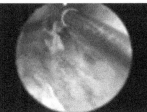 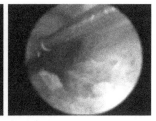

Figura 8   Injúria endometrial por histeroscopia diagnóstica. Após inspeção e documentação fotográfica, quando o instrumento é retirado, uma lesão na mucosa é criada geralmente na parede posterior para aumentar a receptividade endometrial no ciclo seguinte.

As primeiras observações sobre a lesão endometrial foram feitas em 1907 por Loeb, que descreveu a rápida proliferação de células deciduais após lesão do endométrio no útero de animais.[69] Em 2003, Barash et al. relataram, pela primeira vez, o efeito positivo da lesão endometrial nas taxas de implantação. Eles mostraram que uma biópsia do endométrio nos dias 8, 12, 21 e 26 do ciclo menstrual foi associada à alta taxa de gravidez após FIV.[70] A lesão endometrial resultou na secreção de fatores de crescimento e citocinas durante o processo de cicatrização, o que exerceria um efeito positivo sobre a receptividade endometrial.[70] A lesão endometrial parece ser uma medida bem-sucedida para aumentar as chances para mulheres com falha recorrente de implantação, não é observado em casos não selecionados.[71] No entanto, dados recentes apresentados na ESHRE 2018, em Barcelona, contradizem esta tese. Esses dados mostraram que a lesão endometrial não está associada à maior taxa de nascidos vivos, mesmo em mulheres com falha recorrente de implantação.[72] A lesão endometrial é conveniente, procedimento fácil de executar e pouco doloroso. Com base nas evidências atuais, ainda pode ser oferecida a pacientes com falha recorrente no implante, a fim de melhorar as taxas de gravidez e nascimento.

Glicocorticoides

Os glicocorticoides, como a prednisolona, parecem aumentar a atividade das células T e B reguladoras e diminuir a citotoxicidade das células NK, simultaneamente. Estudos mostraram redução significativa das células NKu (de 14 para 9%) após o uso diário de 20 mg de prednisolona por 21 dias.[73] No entanto, os resultados dos estudos clínicos sobre esse tema são contraditórios. Diferentes critérios de inclusão, assim como várias medicações, procedem em resultados não comparáveis.[74,75] Uma terapia com glicocorticoides, especialmente em doses mais altas, pode causar efeitos colaterais, como diabete gestacional, hipertensão arterial, baixo peso ao nascer ou distúrbios do neurodesenvolvimento.[76] A terapia com glicocorticoides deve ser reservada para mulheres que sofrem de uma doença autoimune com uma condição necessária para essa terapia em curso na gravidez.

Imunoglobulina humana endovenosa

Existem alguns estudos que analisaram o efeito de mulheres que sofrem de RIF com relação à resposta imune Th1/Th2 elevada, células NK elevadas, relação anormal de fator de necrose tumoral alfa/interleucina 10 (TNF-alfa/IL-10) ou autoanticorpos submetidos a um tratamento com IVIG. A concentração de células NK no sangue periférico, bem como a resposta imune Th1, devem ser reduzidas após a aplicação de IVIG.[77] Uma recente metanálise, que incluiu 11 estudos randomizados, não mostrou benefício no uso de IVIG na taxa de nascidos vivos em comparação com placebo (RR 0,92; 95%CI 0,75-1,12).[78] Apenas uma análise de subgrupo de mulheres que sofrem de abortos recorrentes secundários mostrou tendência positiva para o benefício após IVIG comparado ao placebo (RR 0,77, 95%CI 0,58-1,02; p = 0,06).[78] Efeitos colaterais, como febre, infecções, reação alérgica ou até choque anafilático foram relatados. Não há indicações claras para um tratamento com IVIG no momento. Consequentemente, essa terapia deve ser oferecida apenas sob condições de pesquisa.[79]

Emulsões lipídicas

Diversos estudos comprovaram a supressão da citotoxicidade de células NK, bem como a supressão de citocinas pró-inflamatórias após a infusão de emulsões lipídicas, como o Intralipid®, que tem como base de formulação o óleo de soja.[80] O mecanismo de ação dessas soluções lipídicas sobre as células NK não é completamente compreendido. Sabe-se que as emulsões de gordura parenteral se acumulam nos macrófagos e prejudicam várias funções destes e do sistema reticuloendotelial. Foi demonstrado que a administração de emulsão de gordura, Intralipid® 20%, em camundongos pode suprimir a atividade das células NK provavelmente pelo comprometimento da função macrofágica.[81] Alguns resultados relatados na taxa de nascidos vivos são semelhantes aos dos pacientes que foram submetidos à IVIG. Dakhly et al. avaliaram 296 mulheres em estudo randomizado e analisaram o número de gestações bioquímicas e em curso (> 12 semanas de gestação) e a taxa de nascidos vivos após infusões lipídicas ou placebo. Não houve diferença significativa em relação às gravidezes bioquímicas em ambos os grupos, mas o número de gestações em andamento e nascidos vivos foi significativamente maior no grupo tratado com lipídios que no grupo-controle (37,5 versus 22,4%, p = 0,005).[82] Essa terapia é praticamente isenta de efeitos colaterais e foi comprovada como segura. No entanto, é necessário obter um critério de indicação, baseado na avaliação de células NK. Assim, mais estudos randomizados são necessários.

Imunoterapia com linfócitos

A imunoterapia alogênica com linfócitos (lymphocyte immunotherapy [LIT]) é o tratamento imunológico mais estudado para pacientes com abortos recorrentes e RIF,[83] mas ainda é controverso em razão da falta de controles suficientes para avaliar a eficácia.[84] Após a imunização com linfócitos paternos, células T maternas reconhecendo antígenos HLA paternos (um dos antígenos HLA do feto) se expandiriam e induziriam mecanismos imunomoduladores para bloquear a rejeição imunológica do feto e ajudar na implantação e no crescimento fetal.[85] Duas metanálises recentes mostraram aumento na taxa de nascidos vivos após a imunização,[83,84] enquanto estudos mais antigos não mostraram benefício após a imunização.[83,86] Isso é possivelmente em razão da ponderação de um estudo asiático de 2013, que mostrou aumento significativo na taxa de nascidos vivos após o LIT. Possíveis efeitos colaterais são semelhantes à doação de sangue: transmissão de infecção, formação de autoanticorpos irregulares ou agravamento da doença autoimune. Dados disponíveis na literatura recente apoiam a eficácia e a segurança da LIT para mulheres com abortos recorrentes ou falha recorrente de implantação sem causa identificada.

Bloqueadores de TNF-alfa

Pacientes com algumas doenças autoimunes, como o doença de Crohn e artrite reumatoide, apresentam concentração elevada de TNF-alfa no sangue periférico em comparação com pessoas saudáveis. Alguns estudos mostram relação entre a maior concentração de TNF-alfa e mulheres com falha recorrente de implantação e abortos recorrentes. A partir disso, pode-se inferir que essas mulheres possam se beneficiar de imunoterapia com bloqueador do TNF-alfa, como adalimumabe ou infliximabe.[87] Efeitos colaterais, como reações na pele, infecções ou lúpus induzido por drogas foram relatados. Além disso, a possibilidade de induzir tumores malignos não pode ser descartada.[88] Consequentemente, com base nesses efeitos colaterais e, simultaneamente, na eficácia não comprovada, os bloqueadores de TNF-alfa devem ser usados apenas em condições de estudo.

Agentes antitrombóticos

Heparina

O uso de heparina frequentemente é avaliado em casos de pacientes com RIF. Não há evidências que recomendem o uso rotineiro de heparina para melhora dos resultados em casos de RIF. Um grupo de pacientes com RIF tratados com heparina de baixo peso molecular apresentou resultados quase idênticos de implantação, gravidez clínica e taxa de nascidos vivos quando comparados aos controles.[89] Assim, a investigação de trombofilias é indicada somente quando a paciente apresenta história pessoal ou familiar de eventos tromboembólicos.[90] Em caso de diagnóstico de um quadro trombofílico grave, como homozigose para fator V de Leiden, deficiência de antitrombina e mutação homozigótica do gene da protrombina, heparina de baixo peso molecular é indicada durante a gravidez e no puerpério.[91]

Ácido acetilsalicílico

Alguns centros oferecem uso empírico de ácido acetilsalicílico para mulheres com RIF. Uma recente revisão sistemática e metanálise, sobre o uso de baixa dose de ácido acetilsalicílico, não mostrou benefício em programas de FIV.[92] Um estudo prospectivo, randomizado, duplo-cego, controlado por placebo, envolvendo 201 casais, concordou com a conclusão da metanálise anterior.[93] Há boas evidências para sugerir que o ácido acetilsalicílico não deva ser usado por mulheres com RIF. No entanto, na gestação é indicado para evitar complicações associadas à placenta em pacientes de risco no final da gestação, como pré-eclâmpsia ou restrição do crescimento fetal, recomendando-se AAS 100 mg/dia.[94]

Uma recomendação do uso de ácido acetilsalicílico, por pacientes com distúrbios da fertilidade, é a SAF. Os pacientes com RIF com diagnóstico de SAF beneficiam-se do uso de ácido acetilsalicílico (50 a 150 mg) todos os dias, começando antes da concepção ou com um teste de gravidez positivo, e continuados até a 34ª semana de gestação. A heparina de baixo peso molecular na dose profilática deve ser iniciada adicionalmente ao ácido acetilsalicílico com um teste de gravidez positivo até pelo menos 6 semanas após o parto.[95,96]

Suporte de progesterona

É bem conhecido que o suporte de progesterona desempenha um papel significativo nos protocolos de TRA. Como para pacientes com perda gestacional recorrente, a progesterona pode desempenhar um papel importante no aumento da taxa de nascimentos para pacientes com RIF. Revisão sistemática e metanálise de Saccone et al. mostrou claro benefício da progesterona durante o 1º trimestre para mulheres que sofrem de perda recorrente da gravidez.[97] Parece não haver diferença entre as vias de administração (vaginal, oral ou subcutânea).

MODIFICAÇÕES DE ESTILO DE VIDA

Como já mencionado, tabagismo, obesidade e altos níveis de cortisol podem afetar negativamente a implantação embrionária. Embora mais pesquisas precisem ser conduzidas em relação à fisiologia específica por trás desses problemas, intervenções no estilo de vida, como assistência para suspender o tabagismo, dieta mais saudável, exercícios regulares, e ênfase em cuidar da saúde mental podem impactar positivamente aquelas que sofrem de RIF.[11] Essas modificações requerem assistência médica menos invasiva, mas as pacientes demonstram maior dificuldade de adesão. Um estilo de vida saudável e equilibrado em relação ao corpo e à mente deve ser a base para os casais que realizam TRA, a fim de melhorar a implantação e o resultado gestacional.[11]

Fatores psicológicos – *tender loving care* (TLC)

Casais que sofrem de RIF ou perda gestacional recorrente são propensos a níveis de estresse aumentado, depressão, ansiedade e sentimentos de tristeza e culpa. Um aumento da sensibilidade a esses problemas psicológicos é necessário durante as avaliações de acompanhamento e durante as gestações subsequentes. Stray-Pedersen et al. analisaram a influência de um apoio psicológico especial, chamado *tender loving care* (TLC), para casais que sofrem de perda gravídica recorrente.[98,99] Uma coorte de 158 casais com 3 ou mais perdas gestacionais consecutivas e nenhuma etiologia identificável foi dividida em dois grupos, um recebendo cuidados obstétricos de rotina durante a próxima gravidez (n = 42) e o outro recebendo TLC (n = 116). TLC foi definido como um suporte psicológico com exames médicos e ultrassonográficos, instruções para evitar trabalho pesado, viagens e atividade sexual. A diferença de nascidos vivos foi significativa: 36% no grupo-controle e 85% no grupo TLC. Apesar desses resultados, o estudo deve ser interpretado com cautela. Os grupos não foram randomizados. Os critérios de inclusão para o grupo TLC foram apenas a praticabilidade, ou seja, a distância entre a residência e o hospital.

TLC é comumente usado para pacientes que sofrem de perda gravídica recorrente. Embora a perda recorrente seja um distúrbio distintamente diferente da RIF, há semelhanças e muitos fatores de risco sobrepostos. Assim, deve-se discutir se o tratamento por TLC, ou mesmo uma modificação, também pode ser usado para pacientes com RIF.

CONSIDERAÇÕES FINAIS

A RIF pode ser definida como uma falha na obtenção de uma gravidez clínica após a transferência de pelo menos 4 embriões de boa qualidade no mínimo de 3 ciclos frescos ou congelados em mulheres com menos de 40 anos.[4] RIF é frequentemente um problema complexo com grande variedade de etiologias e mecanismos, bem como opções de tratamento. As recomendações para mulheres com RIF variam dependendo da origem do problema. A Tabela 1 mostra um resumo das etiologias, as investigações e possíveis tratamentos. No entanto, um conjunto de exames e testes padronizados, a fim de fazer uma avaliação preliminar de cada paciente, orientaria a abordagem do tratamento para cada casal individualmente.[11]

Falhas repetidas de implantação embrionária – uma visão geral **185**

Tabela 1 Sumário das etiologias, investigações e possíveis tratamentos em casos de falhas repetidas de implantação

Etiologia	Investigação	Intervenção
Embrião		PGD, PGS
Alterações genéticas no casal	Cariótipo	PGD
Anatômica • Septo uterino • Endometriose • Leiomioma • Pólipo endometrial • Sinéquias • Hidrossalpinge	• Ultrassonografia • Histeroscopia • Laparoscopia	Remoção • Septo uterino • Mioma submucoso • Mioma intramural > 4 cm • Pólipo uterino • Sinéquias • Hidrossalpinge
Endometrite crônica	• Histologia • Histeroscopia • Cultura • EMMA-test®	Antibióticos
Fator imunológico • Th1 > Th2 • Treg • Células NKu ↑	• Biópsia de endométrio • Testes sanguíneos	• Injúria endometrial (?) • Corticosteroides (?) • IVIG (?) • Emulsões lipídicas (?) • Imunoterapia com linfócitos (?) • Bloqueadores TNF-α (?)
Trombofilia • SAF • Fator V Leiden • MTHFR • Antitrombina	Teste sanguíneo	AAS e heparina nos casos de SAF
Qualidade espermática	• Espermograma • Fragmentação de DNA	Suspender tabagismo
Estilo de vida • Tabagismo • Obesidade • Estresse		• Suspender tabagismo • Dieta e atividade física • Controle estresse

REFERÊNCIAS BIBLIOGRÁFICAS

1. Nowak I, Wilczynska K, Wilczynski JR, Malinowski A, Radwan P, Radwan M, et al. KIR, LILRB and their ligands' genes as potential biomarkers in recurrent implantation failure. Arch Immunol Ther Exp. 2017;65(5):391-9.
2. Christiansen OB, Nielsen HS, Kolte AM. Future directions of failed implantation and recurrent miscarriage research. Reprod Biomed Online. 2006;13(1):71-83.
3. Macklon NS, Geraedts JP, Fauser BC. Conception to ongoing pregnancy: the 'black box' of early pregnancy loss. Human Reprod Update. 2002;8(4):333-43.

4. Coughlan C, Ledger W, Wang Q, Liu F, Demirol A, Gurgan T, et al. Recurrent implantation failure: definition and management. Reprod Biomed Online. 2014;28(1):14-38.
5. Toth B, Wurfel W, Germeyer A, Hirv K, Makrigiannakis A, Strowitzki T. Disorders of implantation – are there diagnostic and therapeutic options? J Reproductive Immunol. 2011;90(1):117-23.
6. Simon A, Laufer N. Repeated implantation failure: clinical approach. Fertil Steril. 2012;97(5):1039-43.
7. Laufer N, Simon A. Recurrent implantation failure: current update and clinical approach to an ongoing challenge. Fertil Steril. 2012;97(5):1019-20.
8. Koot YE, Teklenburg G, Salker MS, Brosens JJ, Macklon NS. Molecular aspects of implantation failure. Bioch Bioph Acta. 2012;1822(12):1943-50.
9. Penzias AS. Recurrent IVF failure: other factors. Fertil Steril. 2012;97(5):1033-8.
10. Maesawa Y, Yamada H, Deguchi M, Ebina Y. History of biochemical pregnancy was associated with the subsequent reproductive failure among women with recurrent spontaneous abortion. Gynecological Endocrinology : the official journal of the International Society of Gynecological Endocrinology. 2015;31(4):306-8.
11. Bashiri A, Halper KI, Orvieto R. Recurrent Implantation Failure-update overview on etiology, diagnosis, treatment and future directions. Reprod Biol Endocrinol. 2018;16(1):121.
12. Zeyneloglu HB, Onalan G. Remedies for recurrent implantation failure. Semin Reprod Med. 2014;32(4):297-305.
13. Knudsen UB, Hansen V, Juul S, Secher NJ. Prognosis of a new pregnancy following previous spontaneous abortions. Eur J Obstet Gynecol Reprod Biol. 1991;39(1):31-6.
14. Ferraretti AP, La Marca A, Fauser BC, Tarlatzis B, Nargund G, Gianaroli L, et al. ESHRE consensus on the definition of 'poor response' to ovarian stimulation for in vitro fertilization: the Bologna criteria. Human Reprod. 2011;26(7):1616-24.
15. Wang LY, Wang DH, Zou XY, Xu CM. Mitochondrial functions on oocytes and preimplantation embryos. J Zhejiang Univ Sci B. 2009;10(7):483-92.
16. Benkhalifa M, Demirol A, Sari T, Balashova E, Tsouroupaki M, Giakoumakis Y, et al. Autologous embryo-cumulus cells co-culture and blastocyst transfer in repeated implantation failures: a collaborative prospective randomized study. Zygote. 2012;20(2):173-80.
17. Kunzle R, Mueller MD, Hanggi W, Birkhauser MH, Drescher H, Bersinger NA. Semen quality of male smokers and nonsmokers in infertile couples. Fertil Steril. 2003;79(2):287-91.
18. Bungum M, Humaidan P, Spano M, Jepson K, Bungum L, Giwercman A. The predictive value of sperm chromatin structure assay (SCSA) parameters for the outcome of intrauterine insemination, IVF and ICSI. Human Reprod. 2004;19(6):1401-8.
19. Stern C, Pertile M, Norris H, Hale L, Baker HW. Chromosome translocations in couples with in-vitro fertilization implantation failure. Human Reprod. 1999;14(8):2097-101.
20. Stephenson MD, Awartani KA, Robinson WP. Cytogenetic analysis of miscarriages from couples with recurrent miscarriage: a case-control study. Human Reprod. 2002;17(2):446-51.
21. Grimbizis GF, Camus M, Tarlatzis BC, Bontis JN, Devroey P. Clinical implications of uterine malformations and hysteroscopic treatment results. Human Reprod Update. 2001;7(2):161-74.
22. Lavergne N, Aristizabal J, Zarka V, Erny R, Hedon B. Uterine anomalies and in vitro fertilization: what are the results? Eur J Obstet Gynecol Reprod Biol. 1996;68(1-2):29-34.
23. Taylor E, Gomel V. The uterus and fertility. Fertil Steril. 2008;89(1):1-16.
24. Metwally M, Farquhar CM, Li TC. Is another meta-analysis on the effects of intramural fibroids on reproductive outcomes needed? Reprod Biomed Online. 2011;23(1):2-14.
25. Pritts EA, Parker WH, Olive DL. Fibroids and infertility: an updated systematic review of the evidence. Fertil Steril. 2009;91(4):1215-23.

26. Sunkara SK, Khairy M, El-Toukhy T, Khalaf Y, Coomarasamy A. The effect of intramural fibroids without uterine cavity involvement on the outcome of IVF treatment: a systematic review and meta-analysis. Human Reprod. 2010;25(2):418-29.
27. Fritsch H. Ein Fall von volligen Schwund der Gebaumutterhohle nach Auskratzung. Zentralbl Gynaekol. 1894;67:864-7.
28. Asherman JG. Amenorrhoea traumatica (atretica). J Obstet Gynaecol Br Emp. 1948;55(1):23-30.
29. Asherman JG. Traumatic intra-uterine adhesions. J Obstet Gynaecol Br Emp. 1950;57(6):892-6.
30. Deans R, Abbott J. Review of intrauterine adhesions. J Minim Invasive Gynecol. 2010;17(5):555-69.
31. Conforti A, Alviggi C, Mollo A, De Placido G, Magos A. The management of Asherman syndrome: a review of literature. Reprod Biol Endocrinol. 2013;11:118.
32. Alkatout I, Mettler L, Beteta C, Hedderich J, Jonat W, Schollmeyer T, et al. Combined surgical and hormone therapy for endometriosis is the most effective treatment: prospective, randomized, controlled trial. J Minim Invasive Gynecol. 2013;20(4):473-81.
33. Mate G, Bernstein LR, Torok AL. Endometriosis Is a Cause of Infertility. Does Reactive Oxygen Damage to Gametes and Embryos Play a Key Role in the Pathogenesis of Infertility Caused by Endometriosis? Front Endocrinol (Lausanne). 2018;9:725.
34. Campo S, Campo V, Benagiano G. Infertility and adenomyosis. Obstet Gynecol Int. 2012;2012:786132.
35. Tomassetti C, Meuleman C, Timmerman D, D'Hooghe T. Adenomyosis and subfertility: evidence of association and causation. Semin Reprod Med. 2013;31(2):101-8.
36. Puente JM, Fabris A, Patel J, Patel A, Cerrillo M, Requena A, et al. Adenomyosis in infertile women: prevalence and the role of 3D ultrasound as a marker of severity of the disease. Reprod Biol Endocrinol. 2016;14(1):60.
37. Mahajan N, Kaur S, Alonso MR. Window of Implantation is Significantly Displaced in Patients with Adenomyosis with Previous Implantation Failure as Determined by Endometrial Receptivity Assay. J Human Reprod Sci. 2018;11(4):353-8.
38. Tremellen KP, Russell P. The distribution of immune cells and macrophages in the endometrium of women with recurrent reproductive failure. II: adenomyosis and macrophages. J Reprod Immunol. 2012;93(1):58-63.
39. Camus E, Poncelet C, Goffinet F, Wainer B, Merlet F, Nisand I, et al. Pregnancy rates after in-vitro fertilization in cases of tubal infertility with and without hydrosalpinx: a meta-analysis of published comparative studies. Human Reprod. 1999;14(5):1243-9.
40. Johnson N, van Voorst S, Sowter MC, Strandell A, Mol BW. Surgical treatment for tubal disease in women due to undergo in vitro fertilisation. Cochrane Database Syst Rev. 2010 Jan 20(1):CD002125.
41. Cicinelli E, Matteo M, Tinelli R, Lepera A, Alfonso R, Indraccolo U, et al. Prevalence of chronic endometritis in repeated unexplained implantation failure and the IVF success rate after antibiotic therapy. Human Reprod. 2015;30(2):323-30.
42. Bouet PE, El Hachem H, Monceau E, Gariepy G, Kadoch IJ, Sylvestre C. Chronic endometritis in women with recurrent pregnancy loss and recurrent implantation failure: prevalence and role of office hysteroscopy and immunohistochemistry in diagnosis. Fertil Steril. 2016;105(1):106-10.
43. Bayer-Garner IB, Nickell JA, Korourian S. Routine syndecan-1 immunohistochemistry aids in the diagnosis of chronic endometritis. Arch Pathol Lab Med. 2004;128(9):1000-3.
44. Chen YQ, Fang RL, Luo YN, Luo CQ. Analysis of the diagnostic value of CD138 for chronic endometritis, the risk factors for the pathogenesis of chronic endometritis and the effect of chronic endometritis on pregnancy: a cohort study. BMC Women's Health. 2016;16(1):60.
45. Moreno I, Codoner FM, Vilella F, Valbuena D, Martinez-Blanch JF, Jimenez-Almazan J, et al. Evidence that the endometrial microbiota has an effect on implantation success or failure. Am J Obstet Gynecol. 2016;215(6):684-703.

46. Ghaebi M, Abdolmohammadi-Vahid S, Ahmadi M, Eghbal-Fard S, Dolati S, Nouri M, et al. T cell Subsets in Peripheral Blood of Women with Recurrent Implantation Failure. J Reprod Immunol. 2019;131:21-9.

47. Ng SC, Gilman-Sachs A, Thaker P, Beaman KD, Beer AE, Kwak-Kim J. Expression of intracellular Th1 and Th2 cytokines in women with recurrent spontaneous abortion, implantation failures after IVF/ET or normal pregnancy. Am J Reprod Immunol. 2002;48(2):77-86.

48. Lee SK, Kim JY, Hur SE, Kim CJ, Na BJ, Lee M, et al. An imbalance in interleukin-17-producing T and Foxp3(+) regulatory T cells in women with idiopathic recurrent pregnancy loss. Human Reprod. 2011;26(11):2964-71.

49. Alecsandru D, Garcia-Velasco JA. Why natural killer cells are not enough: a further understanding of killer immunoglobulin-like receptor and human leukocyte antigen. Fertil Steril. 2017;107(6):1273-8.

50. Tuckerman E, Mariee N, Prakash A, Li TC, Laird S. Uterine natural killer cells in peri-implantation endometrium from women with repeated implantation failure after IVF. J Reprod Immunol. 2010;87(1-2):60-6.

51. Augusto DG, Petzl-Erler ML. KIR and HLA under pressure: evidences of coevolution across worldwide populations. Human Genetics. 2015;134(9):929-40.

52. Ay ME, Ay OI, Cayan FE, Tekin S, Karakas U, Derici Yildirim D, et al. Genetic Predisposition to Unexplained Recurrent Pregnancy Loss: Killer Cell Immunoglobulin-Like Receptor Gene Polymorphisms as Potential Biomarkers. Genet Test Mol Biomarkers. 2019;23(1):57-65.

53. Simcox LE, Ormesher L, Tower C, Greer IA. Thrombophilia and Pregnancy Complications. Int J Molec Sci. 2015;16(12):28418-28.

54. Yetman DL, Kutteh WH. Antiphospholipid antibody panels and recurrent pregnancy loss: prevalence of anticardiolipin antibodies compared with other antiphospholipid antibodies. Fertili Steril. 1996;66(4):540-6.

55. Waylen AL, Metwally M, Jones GL, Wilkinson AJ, Ledger WL. Effects of cigarette smoking upon clinical outcomes of assisted reproduction: a meta-analysis. Human Reprod Update. 2009;15(1):31-44.

56. Cnattingius S. The epidemiology of smoking during pregnancy: smoking prevalence, maternal characteristics, and pregnancy outcomes. Nicotine Tob Res. 2004;6(Suppl 2):S125-40.

57. Orvieto R, Meltcer S, Nahum R, Rabinson J, Anteby EY, Ashkenazi J. The influence of body mass index on in vitro fertilization outcome. Int J Gynaecol Obstet. 2009;104(1):53-5.

58. Nepomnaschy PA, Welch KB, McConnell DS, Low BS, Strassmann BI, England BG. Cortisol levels and very early pregnancy loss in humans. Proc Natl Acad Sci U S A. 2006;103(10):3938-42.

59. Chen CK, Yu HT, Soong YK, Lee CL. New perspectives on preimplantation genetic diagnosis and preimplantation genetic screening. Taiwanese J Obstet Gynecol. 2014;53(2):146-50.

60. Rubio C, Bellver J, Rodrigo L, Bosch E, Mercader A, Vidal C, et al. Preimplantation genetic screening using fluorescence in situ hybridization in patients with repetitive implantation failure and advanced maternal age: two randomized trials. Fertil Steril. 2013;99(5):1400-7.

61. Hatirnaz S, Ozer A, Hatirnaz E, Atasever M, Basaranoglu S, Kanat-Pektas M, et al. Pre-implantation genetic screening among women experiencing recurrent failure of in vitro fertilization. Int J Gynaecol Obstet. 2017;137(3):314-8.

62. Demirol A, Gurgan T. Effect of treatment of intrauterine pathologies with office hysteroscopy in patients with recurrent IVF failure. Reprod Biomed Online. 2004;8(5):590-4.

63. Ban-Frangez H, Tomazevic T, Virant-Klun I, Verdenik I, Ribic-Pucelj M, Bokal EV. The outcome of singleton pregnancies after IVF/ICSI in women before and after hysteroscopic resection of a uterine septum compared to normal controls. Eur J Obstet Gynecol Reprod Biol. 2009;146(2):184-7.

64. Healey M, Ang WC, Cheng C. Surgical treatment of endometriosis: a prospective randomized double-blinded trial comparing excision and ablation. Fertil Steril. 2010;94(7):2536-40.
65. Tremellen K, Russell P. Adenomyosis is a potential cause of recurrent implantation failure during IVF treatment. Aust N Z J Obstet Gynaecol. 2011;51(3):280-3.
66. Strandell A, Lindhard A, Waldenstrom U, Thorburn J, Janson PO, Hamberger L. Hydrosalpinx and IVF outcome: a prospective, randomized multicentre trial in Scandinavia on salpingectomy prior to IVF. Human Reprod. 1999;14(11):2762-9.
67. McQueen DB, Bernardi LA, Stephenson MD. Chronic endometritis in women with recurrent early pregnancy loss and/or fetal demise. Fertil Steril. 2014;101(4):1026-30.
68. Santillan I, Lozano I, Illan J, Verdu V, Coca S, Bajo-Arenas JM, et al. Where and when should natural killer cells be tested in women with repeated implantation failure? J Reprod Immunol. 2015;108:142-8.
69. Loeb L. The experimental proof changes in the uterine decidua of guinea pig after mating. Zentralbl Allg Pathol. 1907;18:563-565.
70. Barash A, Dekel N, Fieldust S, Segal I, Schechtman E, Granot I. Local injury to the endometrium doubles the incidence of successful pregnancies in patients undergoing in vitro fertilization. Fertil Steril. 2003;79(6):1317-22.
71. Nastri CO, Lensen SF, Gibreel A, Raine-Fenning N, Ferriani RA, Bhattacharya S, et al. Endometrial injury in women undergoing assisted reproductive techniques. Cochrane Database Syste Rev. 2015 Mar 22(3):CD009517.
72. Lensen SOD, Armstrong S, Napier E, Sadler L, Hennes A, Stadelmann C, et al. Endometrial scratching by pipelle biopsy in IVF (the PIP study): A pragmatic randomised controlled trial. ESHRE, Barcelona 2018, 34 annual conference, 2018 Abstract O-139. 2018.
73. Quenby S, Kalumbi C, Bates M, Farquharson R, Vince G. Prednisolone reduces preconceptual endometrial natural killer cells in women with recurrent miscarriage. Fertil Steril. 2005;84(4):980-4.
74. Tang AW, Alfirevic Z, Turner MA, Drury JA, Small R, Quenby S. A feasibility trial of screening women with idiopathic recurrent miscarriage for high uterine natural killer cell density and randomizing to prednisolone or placebo when pregnant. Human Reprod. 2013;28(7):1743-52.
75. Boomsma CM, Macklon NS. Does glucocorticoid therapy in the peri-implantation period have an impact on IVF outcomes? Curr Op Obstet Gynecol. 2008;20(3):249-56.
76. Hasbargen U, Reber D, Versmold H, Schulze A. Growth and development of children to 4 years of age after repeated antenatal steroid administration. Eur J Pediatrics. 2001;160(9):552-5.
77. Ata B, Tan SL, Shehata F, Holzer H, Buckett W. A systematic review of intravenous immunoglobulin for treatment of unexplained recurrent miscarriage. Fertil Steril. 2011;95(3):1080-5 e1-2.
78. Egerup P, Lindschou J, Gluud C, Christiansen OB, ImmuRe MIPDSG. The effects of intravenous immunoglobulins in women with recurrent miscarriages: a systematic review of randomised trials with meta-analyses and trial sequential analyses including individual patient data. PloSOne. 2015;10(10):e0141588.
79. Stephenson MD, Kutteh WH, Purkiss S, Librach C, Schultz P, Houlihan E, et al. Intravenous immunoglobulin and idiopathic secondary recurrent miscarriage: a multicentered randomized placebo-controlled trial. Human Reprod. 2010;25(9):2203-9.
80. Roussev RG, Ng SC, Coulam CB. Natural killer cell functional activity suppression by intravenous immunoglobulin, intralipid and soluble human leukocyte antigen-G. Am J Reprod Immunol. 2007;57(4):262-9.
81. Tezuka H, Sawada H, Sakoda H, Itoh K, Nishikori M, Amagai T, et al. Suppression of genetic resistance to bone marrow grafts and natural killer activity by administration of fat emulsion. Exp Hematol. 1988;16(7):609-12.

82. Dakhly DM, Bayoumi YA, Sharkawy M, Gad Allah SH, Hassan MA, Gouda HM, et al. Intralipid supplementation in women with recurrent spontaneous abortion and elevated levels of natural killer cells. Int J Gynaecol Obstet. 2016;135(3):324-7.

83. Cavalcante MB, Sarno M, Araujo Junior E, Da Silva Costa F, Barini R. Lymphocyte immunotherapy in the treatment of recurrent miscarriage: systematic review and meta-analysis. Arch Gynecol Obstet. 2017;295(2):511-8.

84. Liu Z, Xu H, Kang X, Wang T, He L, Zhao A. Allogenic Lymphocyte Immunotherapy for Unexplained Recurrent Spontaneous Abortion: A Meta-Analysis. Am J Reprod Immunol. 2016;76(6):443-53.

85. Pandey MK, Thakur S, Agrawal S. Lymphocyte immunotherapy and its probable mechanism in the maintenance of pregnancy in women with recurrent spontaneous abortion. Arch Gynecol Obstet. 2004;269(3):161-72.

86. Porter TF, LaCoursiere Y, Scott JR. Immunotherapy for recurrent miscarriage. Cochrane Database Syst Rev. 2006 Apr 19(2):CD000112.

87. Winger EE, Reed JL. Treatment with tumor necrosis factor inhibitors and intravenous immunoglobulin improves live birth rates in women with recurrent spontaneous abortion. Am J Reprod Immunol. 2008;60(1):8-16.

88. Fellermann K. Adverse events of tumor necrosis factor inhibitors. Digestive Dis. 2013;31(3-4):374-8.

89. Berker B, Taskin S, Kahraman K, Taskin EA, Atabekoglu C, Sonmezer M. The role of low--molecular-weight heparin in recurrent implantation failure: a prospective, quasi-randomized, controlled study. Fertil Steril. 2011;95(8):2499-502.

90. Ormesher L, Simcox LE, Tower C, Greer IA. 'To test or not to test', the arguments for and against thrombophilia testing in obstetrics. Obstetric Med. 2017;10(2):61-6.

91. Robertson L, Wu O, Langhorne P, Twaddle S, Clark P, Lowe GD, et al. Thrombophilia in pregnancy: a systematic review. Brit J Haematol. 2006;132(2):171-96.

92. Gelbaya TA, Kyrgiou M, Li TC, Stern C, Nardo LG. Low-dose aspirin for in vitro fertilization: a systematic review and meta-analysis. Human Reprod Update. 2007;13(4):357-64.

93. Dirckx K, Cabri P, Merien A, Galajdova L, Gerris J, Dhont M, et al. Does low-dose aspirin improve pregnancy rate in IVF/ICSI? A randomized double-blind placebo controlled trial. Human Reprod. 2009;24(4):856-60.

94. Rolnik DL, Wright D, Poon LC, O'Gorman N, Syngelaki A, de Paco Matallana C, et al. Aspirin versus Placebo in Pregnancies at High Risk for Preterm Preeclampsia. N Engl J Med. 2017;377(7):613-22.

95. Mak A, Cheung MW, Cheak AA, Ho RC. Combination of heparin and aspirin is superior to aspirin alone in enhancing live births in patients with recurrent pregnancy loss and positive anti--phospholipid antibodies: a meta-analysis of randomized controlled trials and meta-regression. Rheumatology. 2010;49(2):281-8.

96. Derksen RH, de Groot PG. Clinical consequences of antiphospholipid antibodies. Netherl J Med. 2004;62(8):273-8.

97. Saccone G, Schoen C, Franasiak JM, Scott RT, Jr., Berghella V. Supplementation with progestogens in the first trimester of pregnancy to prevent miscarriage in women with unexplained recurrent miscarriage: a systematic review and meta-analysis of randomized, controlled trials. Fertil Steril. 2017;107(2):430-8 e3.

98. Stray-Pedersen B, Stray-Pedersen S. Etiologic factors and subsequent reproductive performance in 195 couples with a prior history of habitual abortion. Am J Obstet Gynecol. 1984;148(2):140-6.

99. Stray-Pedersen BS-PS. Recurrent abortion: the role of psychotherapy. In: Beard RW, Ship F, editors. Early pregnancy loss: mechanisms and treatment. New York: Springer Verlag; 1988.

Terapias imunológicas e aborto recorrente

13

Marcelo Cavalcante
Manoel Sarno
Ricardo Barini

INTRODUÇÃO

A imunologia da reprodução foi estabelecida em meados do século XX no intuito de compreender o papel do sistema imunológico materno nas complicações gestacionais. Atualmente, existem robustas evidências científicas do envolvimento do sistema imune materno na adaptação embrionária e em quadros de abortamento espontâneo recorrente (AER), óbito fetal, pré-eclâmpsia, isoimunização Rh e restrição de crescimento intrauterino.[1-3]

Os principais protocolos internacionais de seguimento de casais com AER não recomendam a avaliação e o tratamento de fatores imunológicos. No entanto, quando avaliadas as condutas nos centros especialistas em medicina reprodutiva, a maioria utiliza a pesquisa da adaptação imunológica na prática clínica, especialmente nos casos de falhas de implantação em ciclos de fertilização *in vitro* (FIV) e AER. Em 2012, Kwak-Kim et al. avaliaram protocolos de investigação de fatores imunológicos nos casos de perdas gestacionais recorrentes (falhas de FIV e AER) de 217 centros de reprodução assistida, de 57 países, em todo o mundo. A investigação de causas imunológicas é realizada rotineiramente em 69% dos centros avaliados.[4]

Os marcadores autoimunes são investigados com maior frequência, com destaque para pesquisa de síndrome antifosfolípide (SAF), anticorpos antitireoidianos e FAN. Os testes laboratoriais para investigação de causa aloimune mais solicitados são: (1) pesquisa de células *natural killer* em sangue periférico (NKp) e na cavidade uterina (NKu); (2) pesquisa de resposta imune materna T-*helper* 1 (Th-1); (3) avaliação de compatibilidade HLA; e (4) avaliação de linfócitos T reguladores (CD4+CD25+FoxP3+). A maioria dos especialistas afirmou que solicitam a investigação imunológica para casais com 2 ou mais perdas gestacionais

(60% dos entrevistados), 2 falhas de implantação em FIV (31% dos especialistas) ou 3 falhas de implantação em FIV (21%).[4]

Essa pesquisa concluiu que uma proporção significativa dos centros de medicina reprodutiva no mundo investiga, rotineiramente, fatores imunológicos quando acompanham mulheres com história de perdas gestacionais e falhas de FIV, mas sem ter um protocolo estruturado.[4] A razão da controvérsia sobre a eficácia dos tratamentos imunológicos para casais com AER e falhas de FIV deve-se principalmente à falta de critérios de seleção bem definidos. A imunoterapia nos casos de falha reprodutiva parece aumentar o número de nascidos vivos, mas apenas para as mulheres que apresentam resultados de testes imunológicos anormais.[5] Talvez, esse seja o grande desafio dos especialistas em imunologia reprodutiva: encontrar um bom teste diagnóstico (boas sensibilidade e especificidade) para recomendar uma terapia adequada, para fortalecer as evidências do benefício das imunoterapias.[6,7]

ÁCIDO ACETILSALICÍLICO E/OU HEPARINA

O ácido acetilsalicílico (AAS, Aspirina®), primeira criação da indústria farmacêutica, sintetizado comercialmente desde 1897, é largamente estudado nas mais diversas especialidades médicas, incluindo a obstetrícia. O principal mecanismo de ação, pela inibição inespecífica da ciclo-oxigenase (COX), auxilia na redução de mediadores inflamatórios. O bloqueio da COX-2 reduz o processo inflamatório, favorecendo melhora dos resultados obstétricos.[8]

O uso de AAS na prevenção de complicações obstétricas, como pré-eclâmpsia, já é investigado desde a década de 1970. Hoje, as evidências científicas são favoráveis para prevenção primária de pré-eclâmpsia em gestantes de alto risco, com redução na morbimortalidade materna e neonatal, se a terapia com AAS for iniciada até o final do 1º trimestre. Além do efeito anti-inflamatório, já conhecido de longa data, o AAS tem demonstrado possuir efeito antiagregante plaquetário (bloqueia a síntese do tromboxano A2), ação antioxidante e imunomoduladora, o que ampliaria a indicação do uso obstétrico dessa droga.[8,9]

A associação do AAS e da heparina (não fracionada ou de baixo peso molecular) é cientificamente consagrada no tratamento da síndrome antifosfolípide (SAF), um estado trombofílico autoimune relacionado com diversas complicações obstétricas, incluindo AER. Acreditando existir semelhanças entre fisiopatologia do AER em razão da SAF e de trombofilias hereditárias, diversos autores acreditam que o uso do AAS isolado ou associado à heparina possa reduzir a taxa de abortamento das pacientes com trombofilias genéticas. Contudo, a literatura ainda não validou essa indicação pela ausência de evidências.[10]

Apesar de as evidências científicas não serem conclusivas e nem os protocolos internacionais recomendarem o uso isolado do AAS, para mulheres com história de AER de causa idiopática e falhas repetidas de implantação com ou sem diagnóstico de trombofilia, para a redução de risco de uma nova perda, o debate permanece aquecido na literatura. Madani et al., em publicação recente, avaliando o AAS (100 mg/dia) para mulheres submetidas a ciclos de reprodução assistida, com transferência de embriões congelados, observaram maiores taxas de gravidez clínica, taxa de implantação e de nascidos vivos (p = 0,042, 0,031 e 0,007, respectivamente) e menor taxa de aborto espontâneo (p = 0,02) em comparação ao grupo-controle. Grupos específicos de pacientes com história de AER parecem se beneficiar com o uso do AAS.[11] Schisterman et al. observaram a elevação de 28% da fecundidade com uso pré-concepcional de AAS em mulheres com história de pelo menos 1 perda gestacional (OR: 1,28; 95% CI: 1,02-1,62).[12]

Várias complicações obstétricas possuem associação com uma condição inflamatória crônica materna. Estudos demonstram a relação entre proteína C reativa (PCR) ultrassensível pré-gestacional e perda gravídica.[13] Sjaarda et al. demonstraram que o uso pré-concepcional de AAS, em mulheres com PCR ultrassensível elevada, melhorou a taxa de nascido vivo. Esses resultados foram corroborados por um grande estudo publicado recentemente (*Effects of Aspirin in Gestation and Reproduction* [EAGeR]), mostrando que a PCR parece ser um bom critério de seleção para a terapia.[14]

Portanto, é possível que o problema da falta de evidência do benefício do AAS na redução do risco de perda gestacional esteja na melhor seleção das pacientes e no esquema de tratamento, sendo necessário novos estudos randomizados e duplo-cegos, com critérios de inclusão mais específicos.

CORTICOSTEROIDE

A imunoterapia com corticosteroide para pacientes com história de aborto recorrente e de falhas repetidas de implantação, atualmente, não é recomendada, em razão de controvérsias das evidências disponíveis na literatura. Os principais mecanismos de ação dos corticosteroides, de uma forma geral, são por efeitos anti-inflamatório e imunossupressor. Portanto, o grupo de pacientes com provável benefício dessa terapia seriam as mulheres com algum autoanticorpo positivo ou nos casos de alteração das células do sistema imune, em especial as células *natural killer* (NK).[14]

A superpopulação de células NK uterinas/endometriais (NKu) é associada a casos de AER e falhas repetidas de implantação por diferentes autores.[15,16] Em 2005, Quenby et al. observaram que mulheres com AER apresentam percentual de células NKu significativamente mais elevado que mulheres férteis (p = 0,008). Esses autores também constataram que o uso de prednisolona reduziu significativamente o número de células NKu, da mediana de 14% (antes da imunoterapia) para 9% (depois da imunoterapia) (p = 0,004).[17]

Laskin et al. não observaram melhora na taxa de nascidos vivos, quando compararam o uso de prednisona associada ao AAS com o uso de placebo em grupo de pacientes com história de AER que tiveram testes positivos para autoanticorpos (FAN, aDNA, antilinfócitos, anticardiolipina e anticoagulante lúpico). O grupo tratado ainda apresentou taxa de parto prematuro maior que o grupo placebo.[18] Litwicka et al. observaram melhor taxa de gravidez clínica no grupo de pacientes submetidas à FIV, com anticorpos antitireoidianos tratadas com prednisolona (46,6% de gravidez clínica) (5 mg/dia, iniciado no dia da captação oocitária), comparadas às pacientes com anticorpos antitireoidianos positivos sem tratamento (16,6%) e as pacientes controle (38,1%), sem anticorpos antitireoidianos (46,6 *versus* 16,6%, p = 0,03; 46,6 *versus* 38,1%, p = 0,04, respectivamente).[19]

Recentemente, uma metanálise observou melhora na taxa de nascidos vivos quando utilizado corticosteroide isoladamente (RR 1,58, IC95% 1,23-2,02, p = 0,0003) em pacientes com história de AER e elevação na concentração de célula NKu e, também, quando o uso de corticosteroide foi associado à heparina e ao AAS (RR 7,63, IC95%, 3,71-15,69, p < 0,001), nos casos de aborto recorrente de causa idiopática. A redução da taxa de abortamento desse estudo também foi significativa (RR 0,42, 95%CI 0,28-0,61, p < 0,0001).[20]

As abordagens mais atuais de avaliação e indicação de imunoterapias nos casos de AER classificam as pacientes em perfis de acordo com a ativação imune endometrial (ativações imunológicas endometriais baixa e elevada). A indicação da corticoterapia é reservada às pacientes com ativação imunológica endometrial elevada. Portanto, estudos clínicos avaliando essa nova abordagem podem mostrar benefícios para o uso do corticoide em pacientes com AER e falhas repetidas de implantação.[21,22]

IMUNOTERAPIA COM LINFÓCITOS

A imunoterapia com linfócitos foi o primeiro tratamento proposto para readequar a resposta imune materna em casos de casais com história de perdas gestacionais de repetição. Baseado em estudos na área de transplante de órgãos, do início da década de 1970, em que observaram melhoras nos resultados de transplantes de rim em pacientes submetidos a transfusões de sangue. Taylor e Faulk descreveram casos de gravidez bem-sucedida em 3 pacientes com história de abortos de repetição tratadas com plasma rico em leucócitos de um doador não aparentado.[23]

A imunoterapia com linfócitos passou a ser largamente utilizada após a publicação do primeiro estudo duplo-cego randomizado e foi considerada padrão até 1999, quando novo estudo publicado no *Lancet*, por Ober et al., questionou a validade da técnica.[24,25] Em 2001, a Biblioteca Cochrane publicou a primeira versão de uma metanálise dos estudos com imunoterapias para casos de perdas gestacionais, incluindo os dados de Ober et al., apesar da enorme quantidade de críticas sobre a sua metodologia. O resultado da metanálise da Biblioteca Cochrane trouxe dúvidas sobre a eficácia da imunização com linfócitos, terapia, até então, aceita pela literatura da época.[26]

O princípio da imunoterapia com linfócitos para os casais com AER é preparar o sistema imune materno para uma nova gestação, expondo-o a antígenos paternos por inoculação intradérmica de linfócitos. Os mecanismos de ação imunológicos propostos são: produção de anticorpos bloqueadores, redução da atividade de células NK, melhora no equilíbrio Th-1/Th-2, com predomínio de resposta Th-2, e melhora no perfil de células T reguladoras.[27]

Por tratar-se de terapia com células vivas, diferentes protocolos podem levar a resultados distintos. Uso de células "frescas" (curto intervalo entre a coleta de sangue e o preparo do concentrado de linfócitos), tratamento pré-gestacional e durante o 1º trimestre da gravidez, concentração mínima de 100 milhões de linfócitos por aplicação e controle laboratorial da resposta ao tratamento são condições essenciais para um bom resultado gestacional. A segurança da terapia também foi demonstrada por diferentes estudos de grupos americanos e europeus. Em razão do risco potencial de transmissão de doenças infecciosas é necessário rigoroso controle sorológico dos envolvidos no tratamento.[27]

Em março de 2016, Liu et al. publicaram uma nova metanálise independente da Cochrane, demonstrando alta eficácia da imunoterapia com linfócitos para casais com AER. Demonstraram inclusive que o grau de heterogeneidade do artigo de Ober promovia desvio expressivo dos resultados, ao contrário da maioria dos artigos publicados.[28] Em 2017, o grupo de estudos dos autores publicou uma análise crítica de todas as metanálises disponíveis na literatura até aquela data. Seis metanálises sobre o uso da imunização com linfócitos para casos de AER idiopático haviam sido publicadas; duas não encontraram melhora na taxa de nascidos vivos após o uso da imunização com linfócitos, e quatro encontraram efeito benéfico do uso da imunoterapia com linfócitos nos casos de RM, com melhora significativa na taxa de nascidos vivos.[27]

Em março de 2016, a Agência Nacional de Vigilância Sanitária (Anvisa), baseada em uma análise da Câmara Técnica de Reprodução Humana do Conselho Federal de Medicina (CFM), recomendou que a imunização com linfócitos para casos de AER deveria ser limitado a projetos de pesquisa.

Recentemente, o grupo dos autores publicou resultados gestacionais de casais, com história de AER, submetidos à imunização com linfócitos. Corroborando com outras publicações anteriores, essa terapia se mostrou eficaz para a maioria das pacientes, porém a imunização com linfócitos não beneficia determinados grupos de pacientes com história de AER. A idade elevada da paciente, o número elevado de abortos prévios e a associação entre autoanticorpos e trombofilia estão relacionados ao insucesso da imunoterapia com linfócitos.[29]

Em 2006, Yoshioka et al. propuseram o uso de células mononucleares de sangue periférico (*peripheral blood mononuclear cells* [PBMC]), da própria paciente, em casos de falhas repetidas de implantação embrionária em ciclos de FIV/ICSI. A coleta sanguínea é realizada no dia da captação oocitária, as PBMC são cultivadas com hormônio gonadotrofina coriônica humana (hCG) e introduzidas na cavidade uterina, na transferência embrionária.[30] Recentemente, uma metanálise observou melhora nas taxas de gravidez com o uso dessa abordagem imunológica.[31]

IMUNOGLOBULINA HUMANA ENDOVENOSA

A imunoglobulina humana endovenosa (*intravenous human immunoglobulin* [IVIG]) é um hemoderivado extraído do plasma de milhares de doadores, utilizada para tratamento de algumas doenças autoimunes desde a década de 1980. O uso da IVIG no tratamento de mulheres com aborto recorrente, com marcadores imunológicos presentes, foi proposto pela primeira vez na década de 1990. Desde então, o uso da IVIG é discutido na literatura, com dados controversos. Atualmente, os protocolos internacionais não a recomendam para casos de AER e falhas repetidas de implantação embrionária.[32-34]

O mecanismo de ação da IVIG nos casos de AER é pela mudança do perfil imune materno, com melhora no perfil de interleucinas e redução da atividade de células NK.[35,36] Ahmadi et al. observaram maior taxa de nascido vivo no grupo de pacientes com história de AER que foram tratadas com IVIG quando comparado com o grupo não tratado (86,3 *versus* 42%, p = 0,0006). Nesse mesmo estudo, os autores monitoraram o efeito da IVIG sobre a resposta imune promovida pelos linfócitos Th17 e Treg, demonstrando que a administração de IVIG em mulheres com AER influencia a relação Th17/Treg no sangue periférico, aumenta as células Treg e diminui a resposta imune Th17.[37]

Uma metanálise recente, de Wang et al., que avaliaram 11 estudos, mostrou que houve melhora na taxa de nascidos vivos no grupo de pacientes com história de aborto recorrente tratado com IVIG comparado com placebo (RR = 1,25, IC95% 1-1,56, p = 0,05). A análise dos subgrupos mostrou que a taxa de nascidos vivos das pacientes com aborto recorrente primário (RR = 0,88, IC95%

0,71-1,07) e secundário (RR = 1,26, 95%IC 0,99-1,61) não foi significativo entre os grupos. O uso da IVIG antes da concepção mostrou melhor resultado (RR = 1,67, IC95% 1,30-2,14, p < 0,0001) do que somente após a implantação (RR = 1,1, IC95% 0,93-1,29).[38]

Atualmente, a Sociedade Coreana de Imunologia da Reprodução recomenda o uso de IVIG endovenosa no tratamento de casais com aborto recorrente com alterações imunológicas. A avaliação das alterações imunológicas é realizada pela pesquisa das células NK (percentual periférico e citotoxicidade) e das interleucinas Th1/Th2. O protocolo recomendado utiliza uma dose de 400 mg/kg por cada infusão, realizada a cada 3 a 4 semanas, desde o início da gestação (nos casos de gravidez espontânea) ou desde o início do ciclo de FIV.[39] Apesar de a maioria das evidências ser favorável ao tratamento, o uso da IVIG no Brasil está limitado a protocolos de pesquisa, conforme decisão da Anvisa.

EMULSÕES LIPÍDICAS

O uso de emulsões lipídicas (Intralipid®) para tratamento de casais com história de AER foi proposto pela primeira vez, em 1994, por David Clark, da McMaster University, Hamilton, Canadá. Na época, ele observou, em um pequeno estudo duplo-cego, que o Intralipid® foi eficaz na redução de abortamento, efeito confirmado em modelo animal.[40]

O Intralipid® é uma solução de aspecto leitoso, composta por óleo de soja, glicerina e fosfolipídios de ovo. É utilizado em nutrição parenteral, como fonte calórica lipídica. O óleo de soja fornece ácidos graxos essenciais, ácido linoleico, ômega 3 e 6 e ácido alfa-linolênico. Os mecanismos de ação do Intralipid® que podem melhorar os resultados gestacionais são ainda pouco conhecidos, talvez a inibição de mediadores pró-inflamatórios (resposta Th1) seja o ponto-chave do processo, também possui ação inibidora sobre as células NK.[41]

Os estudos com uso de Intralipid® em mulheres com AER e falhas repetidas de implantação ainda são iniciais, com resultados contraditórios, não sendo recomendado nos protocolos internacionais. Dakhly et al. observaram maior taxa de nascidos vivos, de mulheres com AER e células NK sanguíneas elevadas (≥ 12%), no grupo tratado com Intralipid® quando comparado ao grupo-controle. Outros autores não encontraram resultados semelhantes. O grupo de pacientes com provável benefício é o de mulheres com perfil imune endometrial ativado.[22,42]

FATORES ESTIMULADORES DE COLÔNIA

O processo de implantação embrionária é complexo, com diferentes mecanismos envolvidos, genéticos, hormonais e imunológicos. Várias interleucinas exercem papel essencial na invasão trofoblástica, entre elas destaca-se a *granulocyte-macrophage colony-stimulating factor* (GM-CSF). Estudos em animais demonstraram que baixos níveis de GM-CSF estão relacionados a maior risco de abortamento.[43]

Recentemente, o grupo dos autores realizou uma revisão sistemática das indicações de fatores estimuladores de colônias na medicina reprodutiva. Nessa classe de medicamentos, a droga mais utilizada com fins terapêuticos em medicina reprodutiva é o *granulocyte colony-stimulating factor* (G-CSF). Estudos recentes propuseram o uso de G-CSF como imunoterapia em casos de AER de causa desconhecida, bem como em casos de falha de implantação em mulheres com endométrio fino. Os possíveis mecanismos envolvidos na melhora dos resultados gestacionais ainda não são conhecidos. Administração de G-CSF parece estar associada ao aumento nas células T reguladoras (Treg) e células dendríticas e influenciar a expressão endometrial de genes importantes para o processo de implantação, incluindo genes envolvidos na remodelação vascular, modulação imune local e vias de adesão celular.[43]

Poucos estudos avaliaram a eficácia e a segurança dessa droga com fins reprodutivos, mas tem sido uma alternativa em casos selecionados (falhas em tratamentos anteriores e espessura endometrial abaixo do esperado). A literatura descreve diferentes esquemas terapêuticos (doses e vias de administração variadas), dificultando o surgimento de evidências. Atenção especial deve ser dada aos possíveis efeitos colaterais (náuseas, vômitos, alteração na função hepática e renal, fadiga, dor óssea e leucocitose).[43]

Recentemente, Eapen et al. publicaram os resultados de um estudo duplo-cego randomizado do uso de rG-CSF para casais com AER de causa desconhecida. Os autores não observaram diferença significativa na redução da taxa de abortamento entre os grupos tratado e o controle. Foi observado que o uso da medicação durante a gravidez foi seguro. No entanto, esse estudo apresenta algumas críticas na seleção das pacientes, já que a metade apresentou antecedente de nascido vivo (aborto recorrente secundário) e o início da medicação ocorreu apenas após confirmada a gestação. Todos os protocolos defendem que a terapia seja começada no início do ciclo menstrual planejado para engravidar.[44]

OUTRAS IMUNOTERAPIAS

O fator de necrose tumoral alfa (TNF-alfa) é uma interleucina com ação pró-inflamatória e capaz de induzir apoptose celular. Evidências sugerem que a elevação nos níveis de TNF-alfa esteja relacionada com falhas reprodutivas, incluindo AER e falhas de implantação. Diante dessa associação, drogas anti-TNF-alfa têm sido propostas como imunoterapia de casais com AER e falhas repetidas de implantação embrionária. Etanercepte (Enbrel®) e adalimumabe (Humira®) são as drogas desse grupo mais estudadas em pacientes com falhas reprodutivas. Os estudos iniciais apresentam resultados promissores, mas ainda sem evidências suficientes para serem indicadas de rotina.[45,46]

Outra droga proposta para imunoterapia em casais com AER e falhas de implantação é o tacrolimo, uma droga imunossupressora utilizada em receptores de órgãos transplantados para evitar rejeição. Age reduzindo a atividade de linfócitos T e reduzindo a secreção de interleucina-2. Recentemente, Nakagawa et al. observaram melhor taxa de gravidez em pacientes com antecedente de falhas de implantação e alteração da relação de interleucinas Th1/Th2 que receberam tacrolimo durante os ciclos de reprodução assistida.[47] Outras medicações são utilizadas rotineiramente no seguimento desses casais e possuem algum efeito imunomodulador, por exemplo, progesterona e vitamina D.

CONSIDERAÇÕES FINAIS

A interação entre tecido embrionário e as células do sistema imune materno no sítio de implantação é determinante para o sucesso gestacional. Vários mecanismos imunes já foram descritos nesse processo e inúmeras terapias são propostas para adequar a resposta imunológica materna (Figura 1). A literatura e a prática médica aguardam por evidências mais robustas para recomendar a investigação e o tratamento imunológico de casais com falhas de implantação e aborto recorrente (Tabela 1). Estudos de intervenção devem ser realizados seguindo critérios de seleção específicos e terapias adequadas para cada grupo de paciente.

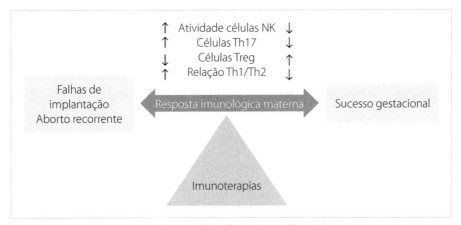

Figura 1 Mecanismos imunológicos da implantação embrionária.

Tabela 1 Principais imunoterapias para casais com falhas repetidas de implantação e AER[6,7]

Imunoterapia	Esquema proposto
Ácido acetilsalicílico	Iniciar no período pré-concepcional mantendo até o término do 1º trimestre ou durante toda a gestação (suspender com 34 semanas). Esquema: dose 75-150 mg/dia
Prednisona	Iniciar no período pré-concepcional mantendo até o término do 1º trimestre. Esquema: dose 5-20 mg/dia
Imunização com linfócitos	Iniciar no período pré-concepcional mantendo até o término do 1º trimestre. Esquema: 3 imunizações intradérmicas no período pré-gestacional, mantendo imunização de reforço a cada 2-3 meses, enquanto tentar engravidar. Imunizações a cada 3 semanas durante a gestação (até a 20ª semana). Confirmar resposta ao tratamento antes de liberar o casal para nova gravidez
Imunoglobulina humana endovenosa	Iniciar no período pré-concepcional mantendo até o término do 1º trimestre. Esquema: dose de 400 mg/kg por cada infusão, realizada a cada 3 a 4 semanas
Emulsão lipídica	Iniciar no período pré-concepcional mantendo até o término do 1º trimestre. Esquema: 100 mL de Intralipid® 20% diluído em 500 mL de soro fisiológico 0,9% a cada 8 semanas enquanto tentar engravidar. Manter a cada 4 semanas durante a gravidez (até 20ª semana). Outro esquema descrito na literatura: 4 mL de Intralipid® 20% diluído em 250 mL de soro fisiológico 0,9% a cada 8 semanas
G-CSF	Iniciar no período pré-concepcional mantendo até o término do 1º trimestre. Esquema: rG-CSF 1 mcg/kg/dia (100.000 UI/kg/dia) a partir do 6º dia após ovulação até a ocorrência de menstruação ou até o final da 12ª semana de gestação. Aplicação pode ser de 300 mcg a cada 5 dias
Etanercepte	Iniciar no período pré-concepcional mantendo até o término do 1º trimestre. Esquema: 25 mg subcutâneo a cada 84 horas
Adalimumabe	Iniciar no período pré-concepcional mantendo até o término do 1º trimestre. Esquema: 40 mg subcutâneo, a cada 1-2 semanas
Tacrolimo	Iniciar no período pré-concepcional mantendo até o término do 1º trimestre. Esquema: 1-3 mg/dia via oral

REFERÊNCIAS BIBLIOGRÁFICAS

1. Beaman KD, Ntrivalas E, Mallers TM, Jaiswal MK, Kwak-Kim J, Gilman-Sachs A. Immune etiology of recurrent pregnancy loss and its diagnosis. Am J Reprod Immunol. 2012;67(4):319-25.
2. Salazar Garcia MD, Mobley Y, Henson J, Davies M, Skariah A, Dambaeva S, et al. Early pregnancy immune biomarkers in peripheral blood may predict preeclampsia. J Reprod Immunol. 2018;125:25-31.
3. El-Azzamy H, Dambaeva SV, Katukurundage D, Salazar Garcia MD, Skariah A, Hussein Y, et al. Dysregulated uterine natural killer cells and vascular remodeling in women with recurrent pregnancy losses. Am J Reprod Immunol. 2018;80(4):e13024.

4. Kwak-Kim J, Han AR, Gilman-Sachs A, Fishel S, Leong M, Shoham Z. Current trends of reproductive immunology practices in in vitro fertilization (IVF) - a first world survey using IVF--Worldwide.com. Am J Reprod Immunol. 2013;69(1):12-20.
5. Coulam C. Commentary on current trends of reproductive immunology practices in IVF: a first world survey using IVF-worldwide.com. Am J Reprod Immunol. 2013;69(2):97-8.
6. Mekinian A, Cohen J, Alijotas-Reig J, Carbillon L, Nicaise-Roland P, Kayem G, et al. Unexplained Recurrent Miscarriage and Recurrent Implantation Failure: Is There a Place for Immunomodulation? Am J Reprod Immunol. 2016;76(1):8-28.
7. Achilli C, Duran-Retamal M, Saab W, Serhal P, Seshadri S. The role of immunotherapy in in vitro fertilization and recurrent pregnancy loss: a systematic review and meta-analysis. Fertil Steril. 2018;110(6):1089-100.
8. Cadavid AP. Aspirin: The mechanism of action revisited in the context of pregnancy complications. Front Immunol. 2017;8:261.
9. Atallah A, Lecarpentier E, Goffinet F, Doret-Dion M, Gaucherand P, Tsatsaris V. Aspirin for prevention of preeclampsia. Drugs. 2017;77(17):1819-31.
10. de Jong PG, Kaandorp S, Di Nisio M, Goddijn M, Middeldorp S. Aspirin and/or heparin for women with unexplained recurrent miscarriage with or without inherited thrombophilia. Cochrane Database Syst Rev. 2014 Jul 4(7):CD004734.
11. Madani T, Ahmadi F, Jahangiri N, Bahmanabadi A, Bagheri Lankarani N. Does low-dose aspirin improve pregnancy rate in women undergoing frozen-thawed embryo transfer cycle? A pilot double-blind, randomized placebo-controlled trial. J Obstet Gynaecol Res. 2019;45(1):156-63.
12. Schisterman EF, Mumford SL, Schliep KC, Sjaarda LA, Stanford JB, Lesher LL, et al. Preconception low dose aspirin and time to pregnancy: findings from the effects of aspirin in gestation and reproduction randomized trial. J Clin Endocrinol Metab. 2015;100(5):1785-91.
13. Radin RG, Sjaarda LA, Silver RM, Nobles CJ, Mumford SL, Perkins NJ, et al. C-reactive protein in relation to fecundability and anovulation among eumenorrheic women. Fertil Steril. 2018;109(2):232-9 e1.
14. Levine LD, Holland TL, Kim K, Sjaarda LA, Mumford SL, Schisterman EF. The role of aspirin and inflammation on reproduction: the EAGeR trial (1). Can J Physiol Pharmacol. 2018:1-6.
15. Kuon RJ, Weber M, Heger J, Santillan I, Vomstein K, Bar C, et al. Uterine natural killer cells in patients with idiopathic recurrent miscarriage. Am J Reprod Immunol. 2017;78(4).
16. Lash GE, Bulmer JN, Li TC, Innes BA, Mariee N, Patel G, et al. Standardisation of uterine natural killer (uNK) cell measurements in the endometrium of women with recurrent reproductive failure. J Reprod Immunol. 2016;116:50-9.
17. Quenby S, Kalumbi C, Bates M, Farquharson R, Vince G. Prednisolone reduces preconceptual endometrial natural killer cells in women with recurrent miscarriage. Fertil Steril. 2005;84(4):980-4.
18. Laskin CA, Bombardier C, Hannah ME, Mandel FP, Ritchie JW, Farewell V, et al. Prednisone and aspirin in women with autoantibodies and unexplained recurrent fetal loss. N Engl J Med. 1997;337(3):148-53.
19. Litwicka K, Arrivi C, Varricchio MT, Mencacci C, Greco E. In women with thyroid autoimmunity, does low-dose prednisolone administration, compared with no adjuvant therapy, improve in vitrofertilization clinical results? J Obstet Gynaecol Res. 2015;41(5):722-8.
20. Dan S, Wei W, Yichao S, Hongbo C, Shenmin Y, Jiaxiong W, et al. Effect of Prednisolone Administration on Patients with Unexplained Recurrent Miscarriage and in Routine Intracytoplasmic Sperm Injection: A Meta-Analysis. Am J Reprod Immunol. 2015;74(1):89-97.

21. Ledee N, Petitbarat M, Chevrier L, Vitoux D, Vezmar K, Rahmati M, et al. The Uterine Immune Profile May Help Women With Repeated Unexplained Embryo Implantation Failure After In Vitro Fertilization. Am J Reprod Immunol. 2016;75(3):388-401.
22. Ledee N, Prat-Ellenberg L, Chevrier L, Balet R, Simon C, Lenoble C, et al. Uterine immune profiling for increasing live birth rate: A one-to-one matched cohort study. J Reprod Immunol. 2017;119:23-30.
23. Taylor C, Faulk WP. Prevention of recurrent abortion with leucocyte transfusions. Lancet. 1981;2(8237):68-70.
24. Mowbray JF, Gibbings C, Liddell H, Reginald PW, Underwood JL, Beard RW. Controlled trial of treatment of recurrent spontaneous abortion by immunisation with paternal cells. Lancet. 1985;1(8435):941-3.
25. Ober C, Karrison T, Odem RR, Barnes RB, Branch DW, Stephenson MD, et al. Mononuclear-cell immunisation in prevention of recurrent miscarriages: a randomised trial. Lancet. 1999;354(9176):365-9.
26. Wong LF, Porter TF, Scott JR. Immunotherapy for recurrent miscarriage. Cochrane Database Syst Rev. 2014 Oct 21(10):CD000112.
27. Cavalcante MB, Sarno M, Araujo Junior E, Da Silva Costa F, Barini R. Lymphocyte immunotherapy in the treatment of recurrent miscarriage: systematic review and meta-analysis. Arch Gynecol Obstet. 2017;295(2):511-8.
28. Liu Z, Xu H, Kang X, Wang T, He L, Zhao A. Allogenic Lymphocyte Immunotherapy for Unexplained Recurrent Spontaneous Abortion: A Meta-Analysis. Am J Reprod Immunol. 2016;76(6):443-53.
29. Cavalcante MB, Sarno M, Niag M, Pimentel K, Luz I, Figueiredo B, et al. Lymphocyte immunotherapy for recurrent miscarriages: Predictors of therapeutic success. Am J Reprod Immunol. 2018;79(6):e12833.
30. Yoshioka S, Fujiwara H, Nakayama T, Kosaka K, Mori T, Fujii S. Intrauterine administration of autologous peripheral blood mononuclear cells promotes implantation rates in patients with repeated failure of IVF-embryo transfer. Hum Reprod. 2006;21(12):3290-4.
31. Yakin K, Oktem O, Urman B. Intrauterine administration of peripheral mononuclear cells in recurrent implantation failure: a systematic review and meta-analysis. Sci Rep. 2019;9(1):3897.
32. Khangura SD, Visintini S. Off-label use of intravenous immunoglobulin for recurrent spontaneous abortion: a review of clinical effectiveness. Ottawa: CADTH; 2018 May.
33. CADTH rapid response report: summary with critical appraisal. 2018 May 11 Review of Clinical Effectiveness. Available from: https://www.cadth.ca/about-cadth/what-we-do/products--services/rapid-response-service.
34. Bender Atik R, Christiansen OB, Elson J, Kolte AM, Lewis S, Middeldorp S, et al. ESHRE guideline: recurrent pregnancy loss. Human Reproduction Open. 2018;2018(2).
35. Evaluation and treatment of recurrent pregnancy loss: a committee opinion. Fertil Steril. 2012;98(5):1103-11.
36. Ahmadi M, Abdolmohammadi-Vahid S, Ghaebi M, Aghebati-Maleki L, Afkham A, Danaii S, et al. Effect of Intravenous immunoglobulin on Th1 and Th2 lymphocytes and improvement of pregnancy outcome in recurrent pregnancy loss (RPL). Biomed Pharmacother. 2017;92:1095-102.
37. Ahmadi M, Ghaebi M, Abdolmohammadi-Vahid S, Abbaspour-Aghdam S, Hamdi K, Abdollahi-Fard S, et al. NK cell frequency and cytotoxicity in correlation to pregnancy outcome and response to IVIG therapy among women with recurrent pregnancy loss. J Cell Physiol. 2019;234(6):9428-37.

38. Ahmadi M, aghdam SA, Nouri M, Babaloo Z, Farzadi L, Ghasemzadeh A, et al. Intravenous immunoglobulin (IVIG) treatment modulates peripheral blood Th17 and regulatory T cells in recurrent miscarriage patients: Non randomized, open-label clinical trial. Immunology Letters. 2017;192:12-9.

39. Wang SW, Zhong SY, Lou LJ, Hu ZF, Sun HY, Zhu HY. The effect of intravenous immunoglobulin passive immunotherapy on unexplained recurrent spontaneous abortion: a meta-analysis. Reprod Biomed Online. 2016;33(6):720-36.

40. Sung N, Han AR, Park CW, Park DW, Park JC, Kim NY, et al. Intravenous immunoglobulin G in women with reproductive failure: The Korean Society for Reproductive Immunology practice guidelines. Clin Exp Reprod Med. 2017;44(1):1-7.

41. Clark DA. Intralipid as treatment for recurrent unexplained abortion? Am J Reprod Immunol. 1994;32(4):290-3.

42. Roussev RG, Ng SC, Coulam CB. Natural Killer Cell Functional Activity Suppression By Intravenous Immunoglobulin, Intralipid and Soluble Human Leukocyte Antigen-G. Am J Reprod Immunol. 2007;57(4):262-9.

43. Dakhly DMR, Bayoumi YA, Sharkawy M, Gad Allah SH, Hassan MA, Gouda HM, et al. Intralipid supplementation in women with recurrent spontaneous abortion and elevated levels of natural killer cells. Int J Gynecol Obstet. 2016;135(3):324-7.

44. Cavalcante MB, Costa Fda S, Barini R, Araujo Junior E. Granulocyte colony-stimulating factor and reproductive medicine: A review. Iran J Reprod Med. 2015;13(4):195-202.

45. Eapen A, Joing M, Kwon P, Tong J, Maneta E, De Santo C, et al. Recombinant human granulocyte- colony stimulating factor in women with unexplained recurrent pregnancy losses: a randomized clinical trial. Hum Reprod. 2019;34(3):424-32.

46. Aslebahar F, Neamatzadeh H, Meibodi B, Karimi-Zarchi M, Tabatabaei RS, Noori-Shadkam M, et al. Association of Tumor Necrosis Factor-alpha (TNF-alpha) -308G>A and -238G>A Polymorphisms with Recurrent Pregnancy Loss Risk: A Meta-Analysis. Int J Fertil Steril. 2019;12(4):284-92.

47. Alijotas-Reig J, Esteve-Valverde E, Ferrer-Oliveras R, Llurba E, Gris JM. Tumor Necrosis Factor-Alpha and Pregnancy: Focus on Biologics. An Updated and Comprehensive Review. Clin Rev Allergy Immunol. 2017;53(1):40-53.

14 Assistência obstétrica e neonatal após uma perda gestacional

Renato Passini Júnior
Marcelo Luís Nomura
Candice Torres de Melo B. Cavalcante

INTRODUÇÃO

A perda gestacional (PG) é um evento trágico. Envolve tanto os abortamentos, quanto os óbitos fetais, que podem ocorrer durante o transcorrer da gestação (anteparto) ou durante o trabalho de parto (intraparto). Esses óbitos fetais recebem, após o parto, a denominação de natimortos. Para tentar reduzir a ocorrência, deve-se manter vigilância permanente de agravos que possam surgir antes e durante a gravidez. Mesmo assim, nem sempre a prevenção será possível. Situações relacionadas a doenças maternas e distúrbios fetais, bem como intercorrências obstétricas, estão relacionadas com os óbitos fetais gestacionais e intraparto.

As perdas fetais são devastadoras para mães e pais, devendo ser adequadamente registradas e investigadas. O antecedente de óbito fetal deve ser valorizado na futura gestação. Atualmente, graças a muitas iniciativas mundiais, os natimortos estão sendo reconhecidos como pessoas que estão morrendo de causas que, em certa proporção, são evitáveis, e que estão ligadas às principais causas de mortes maternas e neonatais. Portanto, é necessário quebrar o conceito de que perdas fetais são perdas menores do que as mortes de recém-nascidos (RN) vivos.[1]

A gravidez quase sempre é acompanhada de algum grau de ansiedade para a maioria das mulheres, mesmo que tenham tido gestações anteriores com o nascimento de uma criança em boas condições. Quando uma gravidez ocorre após uma experiência de morte intrauterina, geralmente induz o receio da ocorrência de um novo resultado adverso não somente na mente das gestantes e de familiares, mas também dos cuidadores. Isso tem sentido, pois a gestação subsequente a uma perda fetal pode ser realmente de maior risco, embora muitos fatores interfiram nesse risco e a evidência científica existente possa ser conflitante em alguns aspectos.[2] É fundamental considerar, também, que a perda de um filho durante a gestação é um evento que pode trazer forte impacto sobre a saúde física e emocional da mulher, além de possibilidade de atingir o pai e outros familiares,[3] o que pode abalar fortemente o núcleo familiar.

Os fatores relacionados com as perdas gestacionais foram abordados em capítulos anteriores, sendo que muitos deles podem continuar presentes na nova gestação. Portanto, pesquisar condições associadas ou causais de uma PG é fundamental, imediatamente após a perda, no período pré-concepcional ou, então, na gravidez seguinte. A nova gravidez após a PG deve ser entendida e conduzida com um olhar amplo para questões relacionadas com saúde física e emocional materna, bem como para a vigilância e/ou detecção de fatores associados ou não à perda anterior e que possam ameaçar um desfecho satisfatório na gravidez que está em andamento.

Serão abordadas neste capítulo as linhas gerais de orientação relativas ao manejo da gestação subsequente a uma PG. Particularidades do manejo segundo a causa da PG não serão abordadas, dada à multiplicidade e à especificidade das condições relacionadas, que podem ser pesquisadas em protocolos de manejo existentes na literatura.

RISCO E PROGNÓSTICO NA GRAVIDEZ SUBSEQUENTE A UMA PERDA GESTACIONAL

Uma pergunta sempre frequente por parte de casais com natimorto anterior é: "Qual é o risco de acontecer novamente?". Estima-se que mulheres com história de natimorto apresentem risco aumentado de recorrência na gestação subsequente, mesmo já tendo algum filho nascido vivo previamente. Metanálise recente indica risco 5 vezes maior para natimorto na segunda gravidez, quando ocorreu óbito fetal na primeira, em comparação com aquelas que tiveram filho vivo na primeira gestação.[4]

O risco de recorrência depende da causa da perda anterior. Por isso é fundamental a investigação depois da perda para tentar chegar à causa principal que motivou o óbito fetal. As principais taxas de recorrência são aquelas mediadas por causas placentárias e de prematuridade extrema.[3] Dentre os fatores maternos associados com a recorrência, estão obesidade materna, tabagismo, idade avançada, abuso de substâncias psicoativas e álcool, além da falta de controle de doenças clínicas (diabete, hipertensão, lúpus, doença renal, disfunção de tireoide e presença de trombofilia).[5] Algumas condições identificáveis podem ser passíveis de prevenção ou, então, de tratamento posterior, como no caso do diabete, da hipertensão arterial crônica e da síndrome antifosfolípide, por exemplo, o que pode reduzir a chance de recorrência. Outras exigirão acompanhamento mais próximo como nas situações de doença isquêmica placentária, muitas vezes suspeitada por fatores como a idade gestacional precoce da perda (< 32 semanas) e outros fatores associados com a perda, como a presença de restrição de crescimento fetal (RCF), descolamento prematuro de placenta e pré-eclâmpsia (principalmente se for precoce e/ou complicada com eclâmpsia ou síndrome Hellp).

Alguns estudos não apontam maior risco de natimortalidade na gestação subsequente, mas, sim, aumento de risco de várias morbidades e intercorrências.[1,2,3,6] Foram observadas maiores taxas de pré-eclâmpsia, síndrome Hellp e baixo peso ao nascer.[1] Na Escócia, entre os anos de 1976 a 2006, foi verificado que mulheres com morte fetal na primeira gravidez tiveram, na gestação seguinte, maior risco de pré-eclâmpsia (3×), de descolamento prematuro de placenta (9×), de indução de trabalho de parto (3×), de parto instrumental (2×), de cesárea eletiva (3×) ou de emergência (2×), além de prematuridade (3×) e baixo peso ao nascimento (3×), sem, entretanto, aumento significativo da natimortalidade.[2]

Alguns autores apontam que gestantes com PG prévia associada a alterações placentárias e trombofilias apresentaram maior risco de uma nova perda e ocorrência de complicações obstétricas (hipertensão e diabete). Pacientes com história de alterações placentárias também apresentam maior risco de fetos com restrição de crescimento em gestação futura. A incidência de complicações no período neonatal também parece ser maior (partos prematuros e baixo peso ao nascer) na gestação subsequente a uma perda.[2,3] Pacientes com PG prévia por desordens vasculares placentárias também podem apresentar, na gestação subsequente, risco elevado de complicações neonatais, incluindo morte perinatal, pequenos para a idade gestacional, encefalopatia hipóxico-isquêmica, hemorragia intracraniana e desconforto respiratório.[3]

Apesar de o risco de recorrência ser aumentado segundo alguns estudos, em outros o que se observa é um número maior de intervenções na gestação, como indução de parto, cesárea eletiva ou de emergência, com maior chance de parto pré-termo e baixo peso ao nascer, que podem ser, ao menos em parte, decorrentes do baixo limiar por parte dos obstetras na futura gestação.[3] Haverá, portanto, conflito constante entre evitar um novo desfecho trágico e tentar minimizar intervenções que possam induzir resultados adversos, lembrando que o atendimento estará ocorrendo em ambiente com graus de ansiedade familiar que podem ser intensos.

É importante manter a atenção para certos desfechos obstétricos que possam ter alguma relação de risco entre as gestações. A cada ano, mundialmente, além dos 2,5 milhões de natimortos, ocorrem em torno de 15 milhões de partos pré-termo e nascem 32 milhões de pequenos para a idade gestacional. Revisão sistemática mostrou que a ocorrência desses desfechos em gestação prévia influenciou o risco de resultados ruins na próxima gravidez. Mulheres que tiveram um parto pré-termo ou o nascimento de um filho pequeno para a idade gestacional apresentaram maior risco de terem natimortos. Esse estudo identificou que quanto menor e mais prematuro o RN anterior, maior o risco de morte fetal na gravidez seguinte. Além disso, o risco de natimortalidade na gravidez subsequente foi duplicado se o RN anterior foi prematuro e pequeno para a idade gestacional. Também se observou que nascidos de mães que tiveram um natimorto tinham maior chance de serem prematuros ou pequenos para a idade gestacional. Portanto, mulheres que têm história de resultados insatisfatórios em uma gravidez apresentam maior risco de resultados ruins nas gestações seguintes.[6]

INVESTIGAÇÃO DA PERDA FETAL

Como será destacado no Capítulo 16 – Óbito fetal, conhecer adequadamente a etiologia da morte fetal pode permitir um bom aconselhamento dos riscos para a próxima gestação, bem como planejar estratégias de acompanhamento para tentar otimizar o resultado futuro.[7] O melhor momento para se investigar uma PG é quando da ocorrência. Fatores maternos, familiares e do produto conceptual devem ser analisados, incluindo avaliação anatomopatológica da placenta e necropsia do natimorto, se for possível.

AVALIAÇÃO PRÉ-CONCEPCIONAL

Apesar de o forte impacto emocional que a ocorrência de um óbito fetal possa gerar, alguns casais tentarão uma nova gestação brevemente. Orientações de postergar a gravidez nem sempre serão seguidas. Alguns estudos mostram que até metade dessas mulheres fica grávidas dentro de 6 meses.[7] Pesquisas recentes indicam que a maioria das mulheres fica grávida novamente dentro de um ano da ocorrência do natimorto.[8] Uma nova gravidez em intervalo curto em relação ao parto do natimorto pode aumentar as taxas de depressão e ansiedade em comparação com mulheres que engravidam mais tardiamente. Além disso, estados emocionais alterados podem influenciar o resultado da nova gravidez, levando à necessidade de diagnóstico e manejo desses estados psíquicos, a fim de reduzir o risco de resultados adversos da gestação. Em vista disso, a avaliação formal do nível de depressão e ansiedade da mulher (e provavelmente do parceiro) pode ser recomendável antes mesmo da nova gestação. Instrumento autoadministrado simples, como a *Edinburgh Postnatal Depression Scale*,[9] permite razoável identificação de mulheres que possam se beneficiar do encaminhamento para avaliação psicológica antes de iniciar outra gravidez.[7] É importante não subestimar o efeito de uma PG anterior, e até casais que parecem ter tido uma boa recuperação emocional devem receber aconselhamento.

Na avaliação pré-concepcional deve-se atentar, também, para os aspectos objetivos envolvidos com a perda anterior, a situação clínica da mulher e fazer as orientações necessárias. Se houve uma investigação suficiente e já se sabe a causa do natimorto anterior, fica mais fácil orientar se haverá necessidade de algum tipo de investigação complementar, ou se não será necessária. No caso de não se saber a causa do natimorto anterior, uma avaliação materna geral deve ser feita, no sentido de se detectar alterações cardiovasculares (como a hipertensão arterial crônica), metabólicas (diabete, tireoidopatias), doenças renais, doenças autoimunes (p. ex., lúpus), trombofilias, uso de substâncias tóxicas (fumo, álcool, drogas ilícitas), exposição a agentes ambientais perigosos. Também é recomendável reavaliar algumas infecções, como sífilis e toxoplasmose, e atentar para a saúde bucal das mulheres.[7] Eventualmente poderá ser necessária a avaliação de outros especialistas, como geneticista, cardiologista, endocrinologista, etc. Deve ser solicitado que a mulher traga o cartão de pré-natal da(s) gestação(ões) anterior(es), os exames laboratoriais e de ultrassonografia realizados, informações relativas ao(s) parto(s), bem como outros registros médicos, como relatórios médicos de outros especialistas, atestado de óbito do natimorto e exames médicos do companheiro atual.

Um fator que está associado com a ocorrência de natimorto é a obesidade, condição para a qual nem sempre haverá possibilidade efetiva de manejo nessa fase, mas uma orientação nutricional já pode ser providenciada. Medidas como administração de ácido fólico para prevenção de defeitos do tubo neural e eventuais ajustes dietéticos devem ser iniciados nessa fase pré-concepcional.

Em relação ao hábito de fumar, nem sempre um evento trágico na gestação anterior será suficiente para reduzir o consumo por parte da mulher na gestação seguinte, podendo, inclusive, aumentar, em razão da ansiedade. Portanto, utilizar estratégias para redução ou cessação de tabagismo podem ajudar na redução desse hábito,[7] bem como em relação a outras substâncias psicoativas.

Portanto, nessa fase pré-concepcional é importante realizar:[5]

- Avaliação do pré-natal anterior e dos eventos próximos da ocorrência do natimorto.
- Identificação (se possível) da etiologia provável e/ou fatores contribuintes.
- Avaliação de fatores de risco maternos associados e/ou intervenções médicas realizadas.
- Aconselhamento sobre provável etiologia e risco de recorrência.
- Avaliação e manejo da morbidade psicossocial associada à natimortalidade.
- Tentar controlar condições mórbidas maternas antes da nova gestação.

Cuidado psicossocial

Como já destacado, a ocorrência de um óbito fetal pode impactar fortemente a vida da mulher e da família. Cuidado adequado do luto após a ocorrência de um natimorto é fundamental para minimizar os impactos negativos nos pais e famílias.[10]

Impactos psíquicos negativos podem perdurar por muito tempo, incluindo ansiedade, depressão, distúrbio de estresse pós-traumático, medo, preocupação excessiva, sentimento de culpa, vulnerabilidade, ideação suicida, pânico, fobias, dificuldades de relacionamento familiar, dificuldades no trabalho, uso de substâncias psicoativas, além de problemas econômicos.[3,10] A PG pode, portanto, ter impacto com grandes repercussões para a vida do casal, o que torna o cuidado psicossocial uma parte essencial do processo de acompanhamento.

Na maioria das vezes, em gestação após natimorto, os pais querem cuidados consistentes, qualificados e especializados, tanto médicos quanto na esfera emocional. É comum o relato de desejarem consultas adicionais e com maior flexibilidade, o que aumentaria a sensação de segurança, incluindo uma espécie de "monitoramento adicional", acima e além dos cuidados rotineiros de uma gravidez normal. Entretanto, nem todas as mulheres desejarão esse manejo "adicional", sendo importante o diálogo para compreender a dimensão da necessidade do cuidado a ser prestado.

Quadros de depressão e/ou ansiedade excessiva na gravidez podem associar-se a resultados gestacionais indesejáveis, bem como propiciar depressão pós-parto.[3] Muitas vezes será necessário acompanhamento profissional durante a gravidez, seja com psicólogo seja com psiquiatra.[11] São geralmente famílias que necessitam de profissionais que saibam de sua história, reconhecendo a perda anterior e, em alguns casos, que chamem o natimorto anterior pelo nome que lhe foi atribuído.[3] Para aumentar a sensação de segurança da gestante e permitir o contato com a equipe profissional, visitas ao hospital em que ocorrerá o parto e discussão dos aspectos relacionados ao nascimento podem ajudar a melhorar a confiança.

ACOMPANHAMENTO DA GESTAÇÃO SUBSEQUENTE APÓS NATIMORTO

Embora o número de gestações com esse antecedente seja expressivo e demande complexidade no planejamento e no acompanhamento, há poucos guias internacionais baseados em evidência detalhando a forma de manejo dessas mulheres.[3,12]

Como a perda anterior pode ter causa conhecida ou não, poderão ser utilizadas várias estratégias de acompanhamento. Além disso, a preocupação não deve ser somente em relação a uma provável causa anterior de óbito, pois outras situações poderão surgir, relacionadas ou não com a perda anterior. Portanto, será necessário um cuidado pré-natal individualizado, direcionado a uma investigação mais detalhada de queixas e eventuais desvios da evolução esperada para a gravidez. Estabelecer um bom diálogo com a gestante durante o pré-natal, informando-a de forma detalhada e embasada sobre como está evoluindo a gravidez e agregar acompanhamento multidisciplinar, quando possível, auxiliam a compreensão e a participação da mulher no manejo. É importante discutir com o casal e a família as estratégias de cuidado existentes, as vantagens e desvantagens, bem como a possibilidade de nada anormal acontecer durante a gestação. Um plano de acompanhamento pré-natal deve ser elaborado, em função dessas discussões. Planos de tratamento individualizados devem ser desenvolvidos com base nas circunstâncias que cercaram a perda anterior, levando em consideração os desejos da mulher.[3]

Havendo possibilidade, o acompanhamento deve ser feito por profissional e/ou instituição capaz de atender gestantes com risco gestacional elevado, mesmo que esse risco seja relacionado com o estado emocional da mulher. Por outro lado, os prestadores de cuidados também devem reconhecer que o risco de recorrência baseado em evidências pode não se refletir na ameaça de risco percebida pela mulher e pela família na gravidez subsequente, e que há limitações de algumas abordagens durante o pré-natal, de tal forma que mesmo mantendo um acompanhamento próximo e bem rigoroso, poderá ocorrer novamente o óbito ou outro desfecho indesejado.

MEDIDAS A SEREM ADOTADAS NO INÍCIO DA GESTAÇÃO

Em geral, mulheres com PG anterior costumam procurar precocemente a assistência pré-natal. Como etapa essencial e obrigatória em toda gravidez, é importante a determinação exata da idade gestacional, sendo esse um cuidado a ser tomado imediatamente, com confirmação da data da última menstruação e realização de exame ultrassonográfico precoce. Como o risco relacionado com a perda anterior pode persistir ou recorrer, existe a possibilidade de, no transcorrer da gestação, surgir a necessidade de resolução antes do termo, sendo fundamental o conhecimento preciso da idade gestacional.

Alguns achados já foram descritos como sugestivos de maior risco para natimorto, como menores valores de proteína A plasmáticas associada à gravidez (PAPP-A) no 1º trimestre e Doppler de artérias uterinas no 1º e 2º trimestres, demonstrando aumento dos índices de resistividade, mas ainda não estão suficientemente aceitos como relevantes, até porque havendo antecedente de natimorto, já está constatado o risco. Entretanto, valores normais desses marcadores podem reduzir a probabilidade de ocorrência de natimorto de causa placentária, principalmente aqueles com menos de 32 semanas. Isso poderia ajudar a controlar a ansiedade dos pais, mas tem previsibilidade limitada, em razão do risco por outras causas.[3]

O rastreamento não invasivo de aneuploidias e malformações deve ser realizado nas mulheres com antecedente de óbito fetal por ultrassonografia, que é a principal e mais disponível ferramenta de investigação dessas anormalidades.

Devem ser instituídas medidas profiláticas para algumas condições gestacionais associadas ao aumento de resultados adversos, como é o caso do uso de ácido acetilsalicílico e cálcio para mulheres com risco de pré-eclâmpsia, a manutenção do ácido fólico, e evitar a exposição a agentes ambientais que impliquem maior risco ao desenvolvimento embrionário e fetal.

MANEJO RECOMENDADO NA GRAVIDEZ SUBSEQUENTE

Na maioria das vezes, o que se observa no acompanhamento das gestações subsequentes a um natimorto é a tendência ao aumento do cuidado antenatal, seja em número de consultas e/ou em número de exames de ultrassonografia e laboratoriais. Quanto maior a idade gestacional do natimorto anterior, mais cuidado tende a ser oferecido à gestação subsequente. Entretanto, o cuidado voltado para as questões psicossociais é menos oferecido, mas não deve ser negligenciado.[8]

Quando a causa provável do óbito anterior é reconhecidamente não recorrente, como acidente de cordão ou algumas infecções (toxoplasmose, rubéola), pode não haver necessidade de aumento da frequência de acompanhamento e realização de exames, além do habitual. Para algumas mulheres, entretanto, alguns exames "a mais" podem dar maior sensação de segurança, como garantindo que o feto está com crescimento adequado e que o volume de líquido amniótico é normal.[3]

Casos com causa de PG reconhecida serão acompanhadas com o "olhar" principal para o agravo identificado. Se ocorreu restrição de crescimento fetal (RCF) precocemente na gravidez que levou ao óbito, isso pode ser relacionado com insuficiência placentária ou aneuploidia, por exemplo, o que pode justificar o acompanhamento mais direcionado para esses tipos de causa.

Nas situações em que se suspeita de insuficiência placentária na gestação anterior, bem como nas situações de problemas vasculares e trombóticos, como pré-eclâmpsia, alguns recomendam o uso de ácido acetilsalicílico em baixa dosagem.[3,13] O Colégio Americano de Ginecologia e Obstetrícia não recomenda a profilaxia com ácido acetilsalicílico em baixas doses em situações de natimorto prévio não explicado, na ausência de fatores de risco para pré-eclâmpsia.[14] Na ausência de síndrome antifosfolípide ou outra trombofilia, não há comprovado benefício do uso de heparina de baixo peso molecular.[15] Quando, entretanto, não se encontra uma causa específica para o óbito, o manejo subsequente pensando em um problema placentário na gravidez anterior pode ser útil.

MÉTODOS DE AVALIAÇÃO DO BEM-ESTAR FETAL

Não existem muitos métodos para avaliação do bem-estar fetal e todos apresentam limitações e indicações definidas. Dessa forma, não basta apenas utilizar esses métodos como forma de avaliação do bem-estar fetal na gestação, mas deve-se atentar para muitos outros aspectos, principalmente clínicos, para conseguir um bom resultado, sem exagerar em exames ou correr o risco de decisões decorrentes de resultados falsamente positivos ou negativos. A avaliação envolvendo aspectos de história clínica, exame físico, exames laboratoriais e propedêutica complementar permite melhor interpretação e decisões. Segue uma breve descrição desses métodos, lembrando que, para maior conhecimento, será necessário consultar literatura específica.

Contagem de movimentos fetais

Geralmente uma mulher que teve um natimorto fica mais alerta em relação à movimentação fetal. Apesar de várias restrições ao efetivo valor como método de avaliação da vitalidade fetal, tem como vantagem tornar a mulher mais participativa do processo. A percepção materna é altamente variável, com estudos ultrassonográficos mostrando que apenas uma pequena proporção dos movimentos fetais é sentida pela gestante.[16] Ainda assim, é importante encorajar as mulheres a relatar padrões anormais dos movimentos fetais precocemente, dando tempo para uma avaliação mais criteriosa dessa percepção com a utilização de outros métodos de vigilância fetal.

Os fetos podem apresentar padrões distintos de movimentos, alguns com maior movimentação, outros com menor, que pode ser fisiológica. Entretanto, quando há mudanças de padrão, pode ser um indicativo importante para suspeitar de alguma alteração fetal. Muitas mortes fetais podem ser precedidas pela diminuição dos movimentos fetais em até 24 horas[17] e uma grande variedade de desfechos adversos da gravidez estão associados com redução de movimentos fetais.[18]

A monitoração dos movimentos fetais pode, portanto, auxiliar o pré-natalista a indicar outros métodos de vigilância, caso a movimentação esteja reduzida.

Cardiotocografia fetal

É um exame de utilização frequente, principalmente no acompanhamento de gestações de alto risco. Não são encontrados estudos que avaliaram do método como rotina em gestantes com natimorto anterior.[3] Com base nas evidências atuais, a cardiotocografia (CTG) de rotina em repouso, utilizada como estratégia de triagem na ausência de achados clínicos específicos, como redução do movimento fetal, por exemplo, provavelmente não beneficiará a mulher, tendo o potencial de ser muito inconveniente e demorada.[7] Entretanto pode ser indicada segundo as características da história da gravidez que resultou no natimorto ou pela identificação de achados anormais na gravidez em curso. Para alguns pais, o exame pode ser uma oportunidade importante para ouvir os batimentos cardíacos fetais de forma mais prolongada, o que poderia ter um efeito tranquilizador.

Com o desenvolvimento de equipamentos portáteis, tem surgido a possibilidade de automonitoramento contínuo da frequência cardíaca (FC) fetal em domicílio. Esses métodos ainda não são recomendados, pois podem acarretar erros de interpretação.[3] Uma revisão da literatura indica que dispositivos portáteis para monitoramento por longos períodos ainda não foram suficientemente estudados na população de mulheres com natimorto anterior, a ponto de permitir recomendações seguras.[19] O mesmo estudo sugere que o monitoramento fetal contínuo anteparto é bem aceito pelas mulheres, porém, destacou a escassez e a heterogeneidade dos estudos atuais e sugere que mais pesquisas devem ser realizadas para avaliar as experiências das mulheres antes que esses dispositivos possam ser usados rotineiramente.[19]

Ultrassonografia

É exame essencial para o acompanhamento de uma gestação após PG. Quando não se detectam anormalidades, ajuda a melhorar o estado emocional da gestante. Também está indicado pelo maior risco de intercorrências na gestação subsequente a uma PG. É o caso, por exemplo, de maior risco de ocorrência de redução do crescimento fetal.[7] Importante entender que algumas mulheres e famílias podem não querer ser submetidas a exames em demasia se não houver absoluta necessidade, pois cada exame a ser realizado envolve uma fase de expectativa, nem sempre bem tolerada.

A periodicidade de realização da ultrassonografia para vigilância do crescimento fetal é variável, mas se pode considerar algumas recomendações da Sociedade Canadense de Ginecologia e Obstetrícia referentes ao acompanhamento do crescimento fetal[3] (Quadro 1).

Quadro 1 Recomendações da Sociedade Canadense de Ginecologia e Obstetrícia referentes ao acompanhamento do crescimento fetal[37]
Iniciar acompanhamento do crescimento fetal com ultrassonografia pelo menos a partir de 28 semanas, ou antes, dependendo da causa e da idade gestacional de óbito fetal anterior (começar sempre antes da idade gestacional da perda anterior)
Biometria fetal não deve ser feita com intervalo inferior a 2 semanas, pelo risco de falso--positivo
Identificação de crescimento fetal normal às 28 semanas não exclui avaliação posterior, pois pode ocorrer restrição de crescimento fetal tardia, o que agrega alto risco para novo óbito
Levar em consideração a opinião da mulher em relação à periodicidade da ultrassonografia pode auxiliar no cuidado de forma significativa
Não somente a avaliação de peso fetal é importante, mas outros fatores como volume de líquido amniótico, alterações placentárias e Dopplervelocimetria são aconselháveis, principalmente quando a causa do natimorto anterior foi relacionada à insuficiência placentária

Importante destacar que essa orientação se relaciona com o acompanhamento do crescimento fetal apenas, já que as indicações de exames ultrassonográficos envolvem outros aspectos (morfologia fetal, vitalidade fetal, morfologia placentária, líquido amniótico e cordão umbilical). Portanto, outros exames ultrassonográficos, com outras finalidades, podem ser necessários, como os exames morfológicos de 1º e 2º trimestres, por exemplo.

O profissional de ultrassonografia também deve compreender a situação vivida pela mulher na gravidez anterior e na atual, e atuar de forma compreensiva, voltada para os esclarecimentos necessários. Quando não for o obstetra da paciente quem vai realizar o exame, é importante avisar o ultrassonografista da existência de um natimorto anterior, para melhorar a comunicação deste com a paciente.

Perfil biofísico fetal

Combina a CTG com a avaliação ultrassonográfica, abrangendo o volume de líquido amniótico e parâmetros fetais (movimentos corporais, movimentos respiratórios e tônus fetal). Entretanto, o número necessário de exames a serem feitos para prevenção de um desfecho adverso é muito alto e existe uma possibilidade de falso-positivo elevada.[20] Um teste "modificado" ou "simplificado", incluindo apenas a CTG e a avaliação do volume de líquido amniótico pode ter acurácia semelhante, dispendendo menos tempo. Acredita-se que o método ainda precise de mais evidência favorável e que possa levar eventualmente ao aumento de intervenções,[21] mas não deve ser desconsiderado como possibilidade de avaliação fetal.

Dopplervelocimetria

Para gestações de alto risco, apesar da heterogeneidade dos estudos, pode-se observar que o uso do Doppler da artéria umbilical está associado com redução da mortalidade perinatal, da indução do trabalho de parto e da indicação de cesárea.[22] A avaliação seriada com Doppler em gestações de risco deve ser usada quando houver comprovado risco de comprometimento fetal. Os preditores mais fortes para óbito fetal são pulsações venosas umbilicais e reversão da onda A no ducto venoso, mas outras alterações arteriais, como diástole zero ou reversa, também são relevantes, devendo ser avaliadas no contexto de cada situação em particular.

Em situações de dúvida, associar métodos de avaliação de vitalidade fetal com parâmetros clínicos pode permitir melhores resultados.

MANEJO EM SITUAÇÕES ESPECÍFICAS

Restrição de crescimento fetal

Condições associadas à RCF são fatores importantes a serem investigados e monitorados durante a gestação subsequente. Como a RCF é, muitas vezes, a via final comum da morte fetal, merece particular atenção na nova gestação. O risco de recorrência de nascimento de uma criança pequena para a idade gestacional ([PIG], incluindo os constitucionalmente pequenos e os portadores de RCF), está em torno de 20%.[23] Existem muitas dificuldades para diagnosticar e manejar gestações com RCF, com várias divergências conceituais sobre limites de peso a serem considerados e indefinições sobre conduta. Apesar disso, é necessário atentar para o crescimento fetal, tomando cuidado para não confundir crescimento em menor velocidade e constitucional com o crescimento abaixo do esperado e decorrente de causas maternas, fetais ou placentárias. Isso nem sempre é fácil de ser feito.

Para fazer a vigilância do crescimento fetal também é necessário considerar a história médica e obstétrica da gestante, seus hábitos de vida, incluindo estado nutricional, ganho de peso na gestação, crescimento de altura uterina compatível com a idade gestacional, principalmente entre 24 e 34 semanas, além de observar o peso fetal e o percentil de peso pela ultrassonografia. Alguns autores apontam que uma altura uterina 3 ou mais centímetros abaixo do esperado para idade gestacional seria um preditor de natimorto,[24] mas esse achado deve ser

216 Perda gestacional

validado com outros métodos de vigilância, como Dopplervelocimetria e cardiotocografia.

Apesar de existirem limites para segurança e intepretação do crescimento fetal pela ultrassonografia, permanece como melhor método para identificação e avaliação do feto com restrição de crescimento.[25]

A melhor maneira de fazer a avaliação, bem como a periodicidade de realização de exames ultrassonográficos, não está bem estabelecida. Ao realizar uma ultrassonografia para avaliar ou acompanhar uma gestação com feto apresentando crescimento restrito, é importante medir não somente o crescimento fetal, mas também o volume de líquido amniótico. Além disso, havendo o diagnóstico ou suspeita de RCF, a Dopplervelocimetria é um exame essencial para o acompanhamento.

Diabete

Em uma gestação com diabete, é fundamental manter o bom controle da glicemia. Para isso, utilizar protocolos de conduta para diagnóstico e tratamento do diabete na gestação, lembrando da importância da vigilância da vitalidade fetal, particularmente a cardiotocografia, associada ao controle de movimentos fetais, além dos exames de Dopplervelocimetria.[12]

A macrossomia fetal para gestantes diabéticas está associada ao risco aumentado de óbito perinatal e, nesta situação, a vigilância rigorosa e frequente da vitalidade fetal é mandatória.

Hipertensão

A hipertensão arterial aumenta o risco de óbito fetal. Portanto, há que se tentar evitar o risco de recorrência de quadros hipertensivos específicos da gravidez (hipertensão gestacional e pré-eclâmpsia), bem como manter o controle da hipertensão arterial essencial. Na recorrência ou na manutenção de quadros hipertensivos, a forma de acompanhamento, a vigilância da vitalidade fetal e a definição do momento do parto são etapas importantes. Em termos de prevenção de pré-eclâmpsia, a suplementação de cálcio durante a gestação (1 g/dia de cálcio elementar), principalmente para mulheres com baixa ingesta de cálcio, parece ser efetiva para redução do risco de alteração pressórica, embora não se tenha a mesma convicção em relação à redução de natimortalidade.[26] O uso do ácido acetilsalicílico como forma de prevenção também parece ter um efeito benéfico de pequeno a moderado na pré-eclâmpsia, em particular se iniciado antes de 16 semanas, sem afetar mortalidade perinatal.[27] O parto deve ser antecipado em situações de pré-eclâmpsia grave, devendo-se consultar os protocolos de conduta específicos sobre esta doença.

Síndrome antifosfolípide

A ocorrência de óbito fetal, principalmente se não houver uma causa aparente, deve indicar a pesquisa de anticorpos da síndrome antifosfolípide ([SAF] anticoagulante lúpico, anti-beta-2-glicoproteína 1 e anticardiolipina).[28] Na presença da síndrome, a provável causa de morte é a trombose vascular, principalmente no território placentário. A monitoração materno-fetal intensa deve ser a base para o manejo da gravidez em mulheres com SAF. Isso inclui controles pré-natais e ultrassonografia obstétrica frequentes, Dopplervelocimetria das artérias umbilicais e CTG semanal.[29] Devem receber ácido acetilsalicílico em baixa dose e heparina, preferencialmente de baixo peso molecular. O tratamento deve continuar até 6 semanas após o parto. Pacientes com história de trombose na gravidez em curso, independentemente de terem ou não trombofilia, devem receber anticoagulação plena.

Sono materno

Este é um fator para o qual pouco se atentou até recentemente. O sono tem importante papel relacionado com obesidade, hipertensão e diabete, fatores que podem ser responsáveis por quase 10% dos natimortos de causa conhecida.[30] O sono é um importante modulador da resposta neuroendócrina e do metabolismo da glicose. Avaliar distúrbios do sono antes da gravidez pode ajudar a reduzir alguns problemas na gestação. Distúrbios respiratórios do sono (DRS) constituem um conjunto de anormalidades respiratórias noturnas, que variam de um ronco habitual, até a apneia obstrutiva do sono. A maioria dos casos não é identificada, nem antes nem durante a gravidez, porque não se atenta para esta questão. Existe evidência sugerindo associação entre DRS e pré-eclâmpsia, eclâmpsia e diabete gestacional. Acredita-se que metade das mulheres com hipertensão tenha um DRS não reconhecido. Portanto, óbitos fetais associados com hipertensão na gravidez talvez possam ser reduzidos com tratamento para esse distúrbio, se for identificado.[31] Suspeita-se que o crescimento fetal também possa ser prejudicado por esses distúrbios.[32] Estudos nessa área são necessários para comprovar se existe realmente essa relação e até que ponto um tratamento melhoraria os resultados maternos e perinatais.

Alguns autores também apontam o risco da inadequada posição materna durante o sono, destacando os efeitos de compressão da veia cava inferior e redução do retorno venoso quando a gestante dorme em decúbito dorsal horizontal por tempo prolongado, o que poderia comprometer a oxigenação fetal e levar ao óbito.[33,34] Esse efeito pode ser particularmente importante em fetos portadores de restrição de crescimento por insuficiência placentária. Resultados de estudos bem desenhados ainda são esperados em relação a essas associações, mas orientações para as gestantes sobre qualidade de sono e posição de dormir podem ser pertinentes.

ÉPOCA DE PARTO

O momento do nascimento deve levar em consideração as circunstâncias que acompanharam a ocorrência do natimorto, a presença dos mesmos fatores observados na gestação anterior, a evolução e a condição clínica da gravidez atual, o estado emocional da mulher, além dos riscos envolvidos com a antecipação do nascimento para antes de 39 semanas. Com o transcorrer da gestação, mulheres com perdas fetais anteriores podem se sentir mais inseguras, conforme a gestação caminha para o final. Não há estudos para orientar a melhor época e a via de parto em gestantes com natimorto anterior, desde que não exista indicação para um parto antecipado por alguma causa evidenciada durante a gravidez subsequente. Portanto, há necessidade de ficar atento a quaisquer mudanças detectadas na evolução da gestação, bem como ouvir a gestante sobre suas dúvidas e angústias em relação ao parto. A explicação de como a gestação está evoluindo, como estão as condições fetais, as condutas que possam ser adotadas conforme as situações se apresentem, podem reduzir a ansiedade.

O suporte emocional passa a ser ainda mais importante. O médico e outros profissionais também devem controlar a própria ansiedade, sem reduzir a vigilância e sem indicar condutas inapropriadas e desnecessárias.[3] Ao decidir pela antecipação do parto, deve-se lembrar que uma indução de parto não é um procedimento isento de risco, da mesma forma que uma cesárea eletiva antes do termo pode não ser recomendável, exceto em situações de indicação médica. Quanto mais se puder postergar a data, sem comprometer as saúdes fetal e materna, tanto melhor. Entretanto, é necessário avaliar cada caso e ficar atento a sinais sutis de comprometimento fetal, por meio da avaliação de parâmetros gestacionais e testes de vitalidade fetal.[3]

MODO DE PARTO NA GRAVIDEZ SUBSEQUENTE

Não há dados de estudos observacionais ou ensaios clínicos para avaliar o papel da cesárea por razões não médicas em mulheres com história de natimorto na gravidez anterior, no sentido de redução da morbimortalidade perinatal ou redução da morbidade psicológica materna.[3] Talvez seja importante conside-

Assistência obstétrica e neonatal após uma perda gestacional **219**

rar que a existência de um quadro emocional grave associado à perda anterior relacionada à tentativa de parto por via vaginal pode ser suficiente para justificar a indicação médica para uma cesárea. Importante discutir com a gestante suas impressões sobre a via de parto que considera mais adequada e informar riscos e benefícios, conforme cada situação específica. Situações instaladas de grave comprometimento placentário, com repercussões fetais importantes, podem contraindicar um parto vaginal.

CUIDADOS NEONATAIS

Diversas pesquisas apontam que gestantes com história de PG apresentam maior incidência de complicações obstétricas e neonatais nas gestações subsequentes.[1-3] Um estudo retrospectivo realizado na Turquia comparou os resultados obstétricos e perinatais de mulheres com história de natimorto na gestação anterior (óbito após 20 semanas) com mulheres sem história de PG, entre 2002 e 2011. Os resultados evidenciaram maior taxa de pré-eclâmpsia [*odds ratio* (OR), 3,4; 95% intervalo de confiança (IC), 1,5-7,4], de síndrome Hellp (OR, 3,1; 95% IC, 1,2-9,6), de baixo peso ao nascer (OR, 1,6; 95% IC, 0,7-3,5) e distocias de apresentação (OR, 2,9; 95% IC, 1,6-4,8) no primeiro grupo. O trabalho sugere que estas pacientes devam ter um seguimento pré-natal mais precoce e frequente.[35]

Gestantes com PG associada a alterações placentárias e trombofilias apresentam maior risco de uma nova PG (OR 22,2, IC 8,9-55,4) e complicações obstétricas (hipertensão e diabete), principalmente naquelas com diagnóstico de trombofilias. Pacientes com história de alterações placentárias têm risco relativo de 10,5 vezes de restrição de crescimento intrauterino (RCIU). A incidência de complicações no período neonatal também foi maior (partos prematuros e baixo peso ao nascer) na gestação subsequente quando comparadas ao grupo-controle.[36]

Resultados neonatais semelhantes foram evidenciados em outro estudo de coorte com pacientes com PG por desordens vasculares placentárias. Essas gestantes apresentam risco elevado de complicações neonatais na gestação seguinte, incluindo morte perinatal, RCIU, parto prematuro, encefalopatia hipóxico-isquêmica, hemorragia intracraniana e desconforto respiratório.[37]

Além de desfechos perinatais desfavoráveis (partos prematuros, baixo peso ao nascer e morte perinatal), alguns estudos realizados com gestantes com história de PG demonstraram que apresentam maior incidência de RN com malformações.[38,39] Um estudo retrospectivo comparou os resultados perinatais de 2.030 mulheres com 3 ou mais abortos prévios com mulheres sem intercorrências em gestações anteriores. Abortos recorrentes estiveram associados ao maior risco

220 Perda gestacional

de parto prematuro (< 37 semanas de idade gestacional, 8,1 *versus* 5,5%; OR 1,54, 95% IC 1,29-1,84) e morte perinatais (1,2 *versus* 0,5%, OR 2,66; 95% CI 1,70-4,14).[40]

Outra pesquisa avaliou os desfechos de mulheres com aborto recorrente secundário (partos prematuros, partos pós-termo, RCIU, apresentação pélvica, indução de parto, partos cesarianos, anomalias congênitas e morte perinatal) com nulíparas. O primeiro grupo de gestante apresentou maior incidência de partos pós-termo (OR 1,86, 95% CI 1,10-3,17) e maior número de mortes perinatais (OR 5,03, 95% CI 2,48-10,2).[41]

A história de perdas gestacionais também está relacionada à maior morbidade pediátrica, incluindo desordens neurológicas e gastrointestinais em longo prazo (doença inflamatória intestinal, malformações anorretais, epilepsia e desordens de desenvolvimento e tumores de sistema nervoso central).[39,42,43]

ASSISTÊNCIA AO RECÉM-NASCIDO NA SALA DE PARTO

De acordo com o Ministério da Saúde (MS), a prematuridade e o baixo peso ao nascer ainda são importantes determinantes da mortalidade infantil no país. As causas mais frequentes de óbito nos primeiros anos de vida são decorrentes de intercorrências no período neonatal. Geralmente essas afecções são por causas consideráveis evitáveis, o que reforça a importância do pré-natal adequado e da programação de assistência adequado ao RN.[44]

Como exposto anteriormente, gestante com história de PG apresentam maior risco de complicações perinatais. Essas situações devem ser prontamente reconhecidas, pois demandam atenção qualificada ao parto.

Uma equipe treinada para reanimação neonatal deve estar presente na sala de parto. A maioria dos RN nasce com boa vitalidade, mas manobras de reanimação podem ser necessárias até em gestações sem risco aparente. O risco de necessidade de reanimação é maior quanto menor a idade gestacional e o peso ao nascer. As práticas utilizadas são baseadas nas diretrizes publicadas pelo International Liaison Committee on Resuscitation (ILCOR), pela Associação Americana de Cardiologia e Academia Americana de Pediatria e adotadas pela Sociedade Brasileira de Pediatria (SBP).[45-47]

O preparo para assistência ao RN inclui a realização de uma anamnese materna detalhada, preparo e checagem de material para atendimento e presença de equipe treinada em reanimação neonatal.

Os materiais necessários para o atendimento do RN têm como objetivos:

- Manutenção da temperatura.
- Aspiração de vias aéreas.

- Ventilação.
- Administração de medicações.

A temperatura ambiente recomendada na sala de parto deve ser, no mínimo, de 26° C para que se consiga manter a temperatura corpórea normal do RN.[45-47] Uma lista completa dos materiais que devem estar presentes na sala de parto para qualquer RN está disponível em *Atenção à Saúde do Recém-nascido – Guia para os Profissionais de Saúde – Cuidados gerais*.[44]

AVALIAÇÃO DA VITALIDADE

Para se avaliar a vitalidade ao nascimento, três perguntas devem ser realizadas: gestação a termo? respirando ou chorando? tônus muscular bom? A necessidade de reanimação depende das respostas obtidas e será baseada na avaliação da respiração e FC. O boletim de APGAR não deve ser utilizado para determinar o início da reanimação nem as manobras a serem instituídas no decorrer da assistência (Tabela 1). No entanto, a determinação do escore de APGAR pode ajudar a avaliar a resposta e a eficácia das manobras de reanimação realizadas. Se o escore for inferior a 7 no 5° minuto, recomenda-se a aplicação a cada 5 minutos, até 20 minutos de vida.[45-48]

Tabela 1 Escore de APGAR ampliado

Sinal	0	1	2
Frequência cardíaca	Ausente	< 100 bpm	> 100 bpm
Esforço respiratório	Ausente	Irregular	Regular
Tônus muscular	Flacidez total	Alguma flexão de extremidades	Boa movimentação
Irritabilidade reflexa	Ausente	Alguma reação	Espirros
Cor	Cianose/palidez cutânea	Corpo róseo Extremidades cianóticas	Corpo e extremidades róseos

Avaliação deve ser realizada no 1° e 5° minutos de vida. Se o escore for inferior a 7 no 5° minuto, recomenda-se a aplicação a cada 5 minutos, até 20 minutos de vida.

ASSISTÊNCIA AO RECÉM-NASCIDO A TERMO COM BOA VITALIDADE

Os RN que, após o parto, estão chorando ou respirando e com tônus muscular em flexão, apresentam boa vitalidade e não necessitam de manobras de reanimação.

As recomendações da SBP para o RN a termo com boa vitalidade são:

- RN deve ser secado e posicionado sobre o abdome da mãe ou ao nível da placenta por, no mínimo, 1 minuto, até o cordão umbilical parar de pulsar (aproximadamente 3 minutos após o nascimento), para somente então realizar-se o clampeamento.
- RN poderá ser mantido sobre o abdome e/ou tórax materno, usando o corpo da mãe como fonte de calor e cobertos com campos pré-aquecidos. O contato pele a pele diminui o risco de hipotermia. Deve-se verificar o posicionamento da criança para que se permitam movimentos respiratórios efetivos.
- A Organização Mundial da Saúde recomenda que o aleitamento materno seja iniciado na primeira hora de vida, pois está associado à menor mortalidade neonatal, maior período de amamentação, melhor interação mãe-bebê e menor risco de hemorragia materna.[49]
- Após a realização dos cuidados de rotina na sala de parto (ver adiante), o RN, em boas condições clínicas, deve ser encaminhado, juntamente com a mãe, ao alojamento conjunto.

CUIDADOS DE ROTINA NA SALA DE PARTO

Quando o RN apresenta boa condição clínica, os seguintes procedimentos de rotina devem ser estabelecidos na sala de parto:[43]

- Laqueadura do cordão umbilical:
  - Fixar o *clamp* à distância de 2 a 3 cm do anel umbilical, envolvendo o coto com gaze embebida em álcool etílico 70% ou clorexidina alcoólica 0,5%.
  - Verificar a presença de 2 artérias e de 1 veia umbilical (artéria umbilical única pode estar associada a anomalias congênitas).
- Prevenção da oftalmia gonocócica pelo método de Credé:
  - Após limpeza da região ocular com gaze ou água, instilar uma gota de nitrato de prata a 1% em cada olho.
  - A profilaxia deve ser realizada na primeira hora de vida, tanto no parto vaginal como cesáreo.
  - Caso haja dúvida se a medicação foi administrada de maneira correta, deve-se repetir o procedimento.
- Antropometria:
  - Realizar exame físico simplificado, incluindo peso, comprimento e os perímetros cefálico, torácico e abdominal.
- Prevenção do sangramento por deficiência de vitamina K:

Assistência obstétrica e neonatal após uma perda gestacional **223**

- Administração de 1 mg de vitamina K por via intramuscular ou subcutânea ao nascimento.
- Detecção de incompatibilidade sanguínea materno-fetal:
  - Coletar sangue da mãe e do cordão umbilical para determinar os antígenos dos sistemas ABO e Rh. O teste de Coombs direto precisa ser realizado somente nos casos de mãe Rh negativo, juntamente com pesquisa de anticorpos anti-D por meio do teste de Coombs indireto na mãe.
- Realização da sorologia para sífilis e HIV:
  - Verificar sorologia materna para sífilis e HIV para instituição de medidas adequadas.
- Identificação do RN:
  - Preenchimento da Declaração de Nascido Vivo.
  - Colocação de pulseiras de identificação na mãe e no RN com os seguintes dados: nome da mãe, o registro hospitalar, a data e hora do nascimento e o sexo do RN.

Os RN estáveis devem permanecer com suas mães e serem transportados juntos ao alojamento conjunto.

ASSISTÊNCIA AO RECÉM-NASCIDO COM NECESSIDADE DE REANIMAÇÃO

Para RN prematuros ou que, ao nascer, não estiverem respirando e/ou não apresentem tônus muscular em flexão, indicam-se os passos iniciais (que devem ser executados em, no máximo, 30 segundos), para reanimação que consistem em:

- Prover calor (para manter a temperatura corporal entre 36,5 e 37º C):
  - Manter a temperatura do meio ambiente de, no mínimo, 26º C.
  - Recepcionar o RN em campos aquecidos.
  - Colocar o RN sob uma fonte de calor radiante e secá-lo.
  - Para RN com idade gestacional < 29 semanas ou peso ao nascer inferior a 1.500 g, recomenda-se o uso de saco plástico transparente de polietileno de 30 × 50 cm. O RN deve ser posicionado dentro do saco plástico com a face do lado de fora e a reanimação deve ser conduzida com o RN dentro do saco.
  - Touca para reduzir a perda de calor na região da fontanela (medida adicional).

224 Perda gestacional

A hipotermia é um fator de risco independente para mortalidade. Está ainda associada a maior incidência de desequilíbrio ácido-básico, desconforto respiratório, enterocolite necrotizante e hemorragia intraperiventricular em RN de muito baixo peso.[50]

- Posicionar a cabeça em leve extensão (para manter permeabilidade de vias aéreas):
  - Deve-se evitar a hiperextensão ou flexão exagerada.
  - Pode-se usar um coxim sob os ombros para ajudar no posicionamento correto.
- Aspirar vias aéreas, se excesso de secreções:
  - Deve-se iniciar pela boca e depois narinas.
  - Usar sonda traqueal conectada a aspirador de vácuo.
  - Usar pressão máxima de 100 mmHg.
  - Evitar introdução da sonda de maneira brusca ou na faringe posterior (risco de resposta vagal e espasmo de laringe, com consequente apneia e bradicardia).
  - Evitar aspiração de hipofaringe (risco de atelectasia, trauma e prejudicar o estabelecimento de respiração efetiva).
- Secar e desprezar os campos úmidos (se RN > 1.500 g).
- Reposicionar a cabeça, se necessário.

Após a realização dos passos iniciais, deve-se avaliar a FC e a respiração. Se a FC >100 bpm e respiração rítmica e regular, o RN apresenta boa vitalidade e os cuidados de rotina da sala de parto relatados anteriormente devem ser instituídos.

Se o RN, após os passos iniciais, não apresentar melhora, indica-se a instituição das manobras de reanimação de acordo com o fluxograma estabelecido pela SBP, que devem ser iniciadas no primeiro minuto de vida ("minuto de ouro")[47] (Figura 1).

VENTILAÇÃO COM PRESSÃO POSITIVA

A ventilação com pressão positiva (VPP) pode ser realizada utilizando-se um balão e uma máscara facial ou tubo endotraqueal, de modo a oferecer uma boa pressão inspiratória (aproximadamente 20 mmHg), que possibilite uma boa expansibilidade da caixa torácica e na frequência de 40 a 60 movimentos por minutos. É obrigatória a monitoração da pressão oferecida pelo balão por meio de manômetro.

Assistência obstétrica e neonatal após uma perda gestacional 225

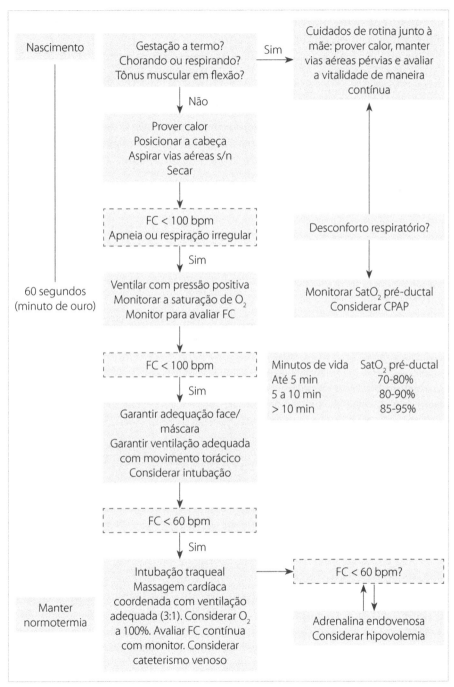

Figura 1 Reanimação do recém-nascido ≥ 34 semanas em sala de parto.

A ventilação efetiva deve levar elevação da FC, melhora do tônus muscular e estabelecimento da respiração espontânea.

A ventilação deve ser interrompida quando o RN apresentar respiração espontânea e FC > 100 bpm. Falhas na ventilação requerem uma verificação da técnica e da permeabilidade de vias aéreas, podendo, em alguns casos, ser necessário o aumento da pressão fornecida.

As indicações mais frequentes de intubação orotraqueal incluem: ventilação com máscara facial inefetiva, ventilação com máscara facial prolongada e necessidade de aplicação de massagem cardíaca e/ou adrenalina. Outras indicações são algumas anomalias congênitas e prematuridade.

Quanto ao uso de oxigênio suplementar na ventilação do RN, as recomendações atuais são:

- Após os passos iniciais, se o RN com 34 semanas ou mais de idade gestacional apresenta apneia, respiração irregular ou FC < 100 bpm, deve-se iniciar a ventilação com ar ambiente.
- Para RN pré-termo que necessite de suporte ventilatório, utilizar a concentração inicial de 40%, aumentando ou reduzindo por meio de um *blender* de acordo com as medidas de oximetria de pulso, de modo a manter a saturação de O_2 adequada e a FC superior a 100 bpm.

Quando a VPP é iniciada, recomenda-se o uso da oximetria de pulso para monitorar a oferta do oxigênio suplementar. Deve-se aplicar sempre o sensor neonatal na região do pulso radial ou na palma da mão direita e, a seguir, conectá-lo ao cabo do oxímetro. Indica-se ainda a monitoração cardíaca concomitantemente. A saturação de O_2 pode demorar até, aproximadamente, 10 minutos para atingir níveis acima de 90%.[47]

MASSAGEM CARDÍACA

A massagem cardíaca (MC) deve ser iniciada se, após 30 segundos de ventilação com oxigênio suplementar, o RN apresentar ou persistir com FC inferior a 60 bpm. Para aplicação da técnica correta, a compressão cardíaca deve ser realizada no terço inferior do esterno, logo abaixo da linha intermamilar, evitando o apêndice xifoide. A profundidade da compressão deve ser de cerca de um terço da dimensão anteroposterior do tórax, de maneira a se obter um pulso palpável. Durante a realização, deve-se fornecer VPP com oxigênio suplementar ao RN de maneira sincrônica, na relação de três movimentos de MC para cada movimento de VPP, na frequência de 120 eventos. A MC deve ser interrompida quando a FC for maior que 60 bpm, mantendo-se a VPP até o RN apresentar respirações es-

Assistência obstétrica e neonatal após uma perda gestacional **227**

pontâneas e regulares e FC acima de 100 bpm. Após a suspensão da VPP, orienta-se o uso de oxigênio inalatório através de cateter, com posterior retirada gradual, de acordo com a saturação de oxigênio. Caso o RN permaneça com respiração irregular, deve permanecer entubado e encaminhado para unidade de terapia intensiva neonatal, assim como aqueles que necessitaram de MC na sala de parto.

MEDICAÇÕES

O uso de medicações deve ser realizado se a FC permanecer abaixo de 60 bpm, mesmo após VPP efetiva e de MC adequada. Pode-se utilizar a adrenalina, expansor de volume ou ambos. A via preferencial para a administração de medicações é a endovenosa. A dose de adrenalina recomendada é de 0,01 a 0,03227 mg/kg, na diluição de 1:10.000. Pode-se repeti-la a cada 3 a 5 minutos e considerar expansores de volume (Tabela 2).

Tabela 2 Medicações para reanimação do recém-nascido na sala de parto[44,47]

	Adrenalina endovenosa	Adrenalina endotraqueal	Expansores de volume
Diluição	1:10.000 1 mL adrenalina 1:1.000 em 9 mL de SF 0,9%	5 mL	SF 0,9% Ringer lactato Sangue total
Preparo	1 mL	0,5-1 mL/kg	2 seringas de 20 mL
Dose	0,1-0,3 mL/kg	0,5-1 mL/kg	10 mL/kg EV
Velocidade e precauções	Infundir rápido na veia umbilical e, a seguir, infundir 0,5-1 mL de SF 0,9%	Infundir diretamente na cânula traqueal e ventilar a seguir Uso único	Infundir o expansor de volume na veia umbilical lentamente, em 5 a 10 minutos

Fonte: adaptado de Atenção à assistência ao Recém-nascido – Guia para os Profissionais de Saúde – Cuidados gerais. Volume 1.

CONCLUSÃO

A gestação subsequente a um natimorto implica maior atenção médica, obstétrica e psicológica que uma gestação normal. Intervenções específicas podem ser necessárias para tentar predizer, prevenir ou evitar risco de recorrência e prejuízos emocionais maternos. Cuidado especializado e multidisciplinar é, portanto, obrigatório, devendo as equipes profissionais estarem preparadas para os múltiplos desafios do atendimento às portadoras desse antecedente obstétrico trágico.

REFERÊNCIAS BIBLIOGRÁFICAS

1. Frøen JF, Friberg IK, Lawn JE, Butta ZA, Pattinson RC, Allanson ER, et al.; Lancet Ending Preventable Stillbirths Series study group. Stillbirths: progress and unfinished business. Lancet. 2016;387(10018):574-86.
2. Black M, Shetty A, Bhattacharya S. Obstetric outcomes subsequent to intrauterine death in the first pregnancy. BJOG. 2008;115(2):269-74.
3. Ladhani NNN, Fockler ME, Stephens L, Barrett JFR, Heazell AEP. No. 369-Management of pregnancy subsequent to stillbirth. J Obstet Gynaecol Can. 2018;40(12):1669-83.
4. Lamont K, Scott NW, Jones GT, Bhattacharya S. Risk of recurrent stillbirth: systematic review and meta-analysis. BMJ. 2015;350:h3080.
5. Matjila M. Recurrent Stillbirth - A Clinical Challenge. O&G Forum. 2016;26:17-21.
6. Malacova E, Regan A, Nassar N, Raynes-Greenow C, Leonard H, Srinivasjois R, et al. Risk of stillbirth, preterm delivery, and fetal growth restriction following exposure in a previous birth: systematic review and meta-analysis. BJOG. 2018;125(2):183-92.
7. Robson SJ, Leader LR. State-of-the-Art: Management of subsequent pregnancy after an unexplained stillbirth. J Perinat. 2010;30(5):305-10.
8. Wojcieszek AM, Boyle FM, Belizan JM, Cassidy J, Cassidy P, Erwich JJHM, et al. Care in subsequente pregnancies following stillbirth: An international survey of parents. BJOG. 2018;125(2):193-201.
9. Cox JL, Holden JM, Sagovsky R. Detection of postnatal depression. Development of the 10-item Edinburgh Postnatal Depression Scale. Br J Psychiatry. 1987;150:782-6.
10. Bakhbakhi D, Burden C, Storey C, Siassakos D. Care following stillbirth in high-resource settings: Latest evidence, guidelines, and best practice points. Semin Fetal Neonatal Med. 2017;22(3):161-6.
11. Reilly N, Harris S, Loxton D, et al. The impact of routine assessment of past or current mental health on help-seeking in the perinatal period. Women Birth. 2014;27(4):e20-7.
12. Monari F, Facchinetti F. Management of subsequent pregnancy after antepartum stillbirth. A review. J Matern Fetal Neonat Med. 2010;23(10):1073-84.
13. Bujold E, Roberge S, Lacasse Y, et al. Prevention of preeclampsia and intrauterine growth restriction with aspirin started in early pregnancy: a meta-analysis. Obstet Gynecol. 2010;116(2 Pt 1):402-14.
14. ACOG Committee Opinion No. 743. Low-dose aspirin use during pregnancy. American College of Obstetricians and Gynecologists. Obstet Gynecol. 2018;132(1):e44-52.
15. Duffett L, Rodger M. LMWH to prevent placenta-mediated pregnancy complications: an update. Br J Haematol. 2015;168(5):619-38.
16. Johnson RT, Jordan ET, Paine LL. Doppler recordings of fetal movement: II. Comparison with maternal perception. Obstet Gynecol. 1990;76(1):42-3.
17. Froen JF, Arnestad M, Frey K, Vege A, Saugstad OD, Stray-Pedersen B. Risk factors for sudden intrauterine unexplained death: epidemiologic characteristics of singleton cases in Oslo, Norway, 1986–1995. Am J Obstet Gynecol. 2001;184(4):694-702.
18. Heazell AEP, Froen JF. Methods of fetal movement counting and the detection of fetal compromise. J Obstet Gynaecol. 2008;28(2):147-54.
19. Crawford A, Hayes D, Johnstone ED, et al. Women's experiences of continuous fetal monitoring - a mixed-methods systematic review. Acta Obstet Gynecol Scand. 2017;96(12):1404-13.
20. Miller DA, Rabello YA, Paul RH. The modified biophysical profile: antepartum testing in the 1990s. Am J Obstet Gynecol. 1996;174(3):812-17.

21. Everett TR, Peebles DM. Antenatal tests of fetal wellbeing. Semin Fetal Neonat Med. 2015;20(3):138-43.
22. Alfirevic Z, Stampalija T, Dowswell T. Fetal and umbilical Doppler ultrasound in high-risk pregnancies. Cochrane Database Syst Rev. 2017 Jun 13;6:CD007529.
23. Ananth CV, Vintzileos AM. Distinguishing pathological from constitutional small for gestational age births in population-based studies. Early Hum Dev. 2009;85(10):653-8.
24. Saastad E, Vangen S, Frøen JF. Suboptimal care in stillbirths: a retrospective audit study. Acta Obstet Gynecol Scand. 2007;86(4):444-50.
25. ACOG Practice Bulletin No. 204. Fetal growth restriction. American College of Obstetricians and Gynecologists. Obstet Gynecol. 2019;133(2):e97-109.
26. Hofmeyr GJ, Atallah AN, Duley L. Calcium supplementation during pregnancy for preventing hypertensive disorders and related problems. Cochrane Syst Rev. 2006 Jul 19;(3):CD001059.
27. Duley L, Henderson-Smart DJ, Meher S, King JF. Antiplatelet agents for preventing pre-eclampsia and its complications. Cochrane Syst Rev. 2007 Apr 18;(2):CD004659.
28. ACOG Practice Bulletin No. 197. Inherited thrombophilias in pregnancy. American College of Obstetricians and Gynecologists. Obstet Gynecol. 2018;132(1):e18-34.
29. Derksen RH, Khamashta M, Branch DW. Management of the obstetric antiphospholipid syndrome. Arthritis Rheum. 2004;50(4):1028-39.
30. Lawn JE, Blencowe H, Waiswa P, Amouzou A, Mathers C, Hogan D, et al. Stillbirths: rates, risk factors, and acceleration towards 2030. Lancet. 2016;387(10018):587-603.
31. Warland J, Mitchell EA, O'Brien LM. Novel strategies to prevent stillbirth. Semin Fetal Neonat Med. 2017;22(2S):146-52.
32. Worton, et al. Understanding the placental aetiology of fetal growth restriction; could this lead to personalized management strategies? Fetal Matern Med Rev. 2014;25:95-116.
33. Stacey T, Thompson JM, Mitchell EA, Ekeroma AJ, Zuccollo JM, McCowan LM. Association between maternal sleep practices and risk of late stillbirth: a case control study. BMJ. 2011;342:d3403.
34. Gordon A, Raynes-Greenow C, Bond D, Morris J, Rawlinson W, Jeffery H. Sleep position, fetal growth restriction, and late-pregnancy stillbirth: the Sydney stillbirth study. Obstet Gynecol. 2015;125(2):347-55.
35. Yildirim G, Aşicioğlu O, Güngördük K, Turan I, Acar D, Aslan H, et al. Subsequent obstetrics outcomes after intrauterine death during the first pregnancy. J Matern Fetal Neonatal Med. 2014;27(10):1029-32.
36. Ofir K, Kalter A, Moran O, Sivan E, Schiff E, Simchen MJ. Subsequent pregnancy after stillbirth: obstetrical and medical risks. J Perinat Med. 2013;41(5):543-8.
37. Monari F, Pedrielli G, Vergani P, Pozzi E, Mecacci F, Serena C, et al. Adverse perinatal outcome in subsequent pregnancy after stillbirth by placental vascular disorders. PLoS One. 2016;11(5):e0155761.
38. Yang J, Wang Y, Wang XY, Zhao YY, Wang J, Zhao YY. Adverse pregnancy outcomes of patients with history of first-trimester recurrent spontaneous abortion. Biomed Res Int. 2017;2017:4359424.
39. Lichtman Y, Sheiner E, Wainstock T, Segal I, Landau D, Walfisch A. Maternal history of recurrent pregnancy loss is associated with increased risk for long-term pediatric gastrointestinal morbidity in the offspring. Am J Reprod Immunol. 2018;79(2):15.
40. Field K, Murphy DJ. Perinatal outcomes in a subsequent pregnancy among women who have experienced recurrent miscarriage: a retrospective cohort study. Hum Reprod. 2015;30(5):1239-45.

41. Wagner MM, Visser J, Verburg H, Hukkelhoven C, Van Lith JMM, Bloemenkamp KWM. Pregnancy before recurrent pregnancy loss more often complicated by post-term birth and perinatal death. Acta Obstet Gynecol Scand. 2018;97(1):82-8.

42. Paz Levy D, Wainstock T, Sheiner E, Sergienko R, Landau D, Walfisch A. Maternal recurrent pregnancy loss is associated with an increased risk for long-term neurological morbidity in offspring. Dev Med Child Neurol. 2019;61(1):91-7.

43. Partap S, MacLean J, Von Behren J, Reynolds P, Fisher PG. Birth anomalies and obstetric history as risks for childhood tumors of the central nervous system. Pediatrics. 2011;128(3):2010-3637.

44. Brasil. Ministério da Saúde. Atenção à Saúde do Recém-Nascido. Guia para os Profissionais de Saúde. Cuidados Gerais. 2ª ed. Volume 1. Brasília; 2014. Disponível: http://bvsms.saude.gov.br/bvs/publicacoes/atencao_saude_recem_nascido_v1.pdf.

45. Perlman JM, Wyllie J, Kattwinkel J, Atkins DL, Chameides L, Goldsmith JP, et al. Part 11: neonatal resuscitation: 2010 International Consensus on Cardiopulmonary Resuscitation and Emergency Cardiovascular Care Science with treatment recommendations. Circulation. 2010;122(16 Suppl 2):S516-38.

46. Kattwinkel J, Perlman JM, Aziz K, Colby C, Fairchild K, Gallagher J, et al. Part 15: neonatal resuscitation: 2010 American Heart Association Guidelines for Cardiopulmonary Resuscitation and Emergency Cardiovascular Care. Circulation. 2010;122(18 Suppl 3):S909-19.

47. Almeida MFB, Guinsburg R. Reanimação do recém-nascido ≥ 34 semanas em sala de parto: Diretrizes 2016 da Sociedade Brasileira de Pediatria. Disponível em: https://www.sbp.com.br/fileadmin/user_upload/DiretrizesSBPReanimacaoRNMaior34semanas26jan2016.pdf [acesso em: 3 set. 2019].

48. American Academy of Pediatrics; American College of Obstetricians and Gynecologists and Committee on Obstetric Practice. The Apgar score. Pediatrics. 2006;117(4):1445-7.

49. World Health Organization. e-Library of Evidence for Nutrition Actions (eLENA). Exclusive breastfeeding for optimal growth, development anda health of infants. Disponível em: https://www.who.int/elena/titles/exclusive_breastfeeding/en/ [acesso em: 3 set. 2019].

50. Watkinson M. Temperature control of premature infants in the delivery room. Clin. Perinatol. 2006;33(1):43-53.

Ultrassonografia e perda gestacional – predição e diagnóstico

Manoel Sarno
Ranjit Akolekar
Kypros Nicolaides
Tradução: Manoel Sarno (texto original em inglês)

INTRODUÇÃO

Este capítulo descreverá os critérios diagnósticos da perda gestacional durante o 1º trimestre e a predição de aborto tardio e óbito fetal.

DIAGNÓSTICO DA PERDA GESTACIONAL PRECOCE (< 11 SEMANAS)

A perda gestacional precoce é definida quando ocorre com idade gestacional (IG) abaixo de 11 semanas ou quando o comprimento cabeça-nádegas (CCN) é menor que 45 mm. Nesse período podem-se ter alguns cenários:

- Gravidez de localização indeterminada.
- Gravidez de viabilidade incerta.
- Abortamento.
- Gestação ectópica.
- Gestação viável intrauterina.

No intuito de classificar a gestação em uma das categorias é fundamental completar a história materna com informações clínicas e obstétricas relevantes em gestações anteriores (abortamentos, óbitos fetais, diabete, doença hipertensiva ou qualquer outra comorbidade), história de sangramento vaginal, data da última menstruação ou data da transferência do embrião em casos de fertilização *in vitro* (FIV).

Após a realização da ultrassonografia, é importante documentar os seguintes parâmetros:

- Diâmetro médio do saco gestacional (DMSG) em mm.

- CCN em mm.
- Vesícula vitelínica em mm.
- Batimentos cardioembrionários (BCE) usando o modo M quando a IG estiver abaixo de 10 semanas e Doppler pulsátil após.

Caso o SG não seja visualizado, deve-se verificar a presença de massa anexial e/ou líquido no fundo de saco de Douglas, além de sintomas de gravidez ectópica (dor abdominal ou sangramento vaginal). Sempre que possível, solicitar ajuda de algum médico mais experiente.

Se o exame transvaginal estiver normal, sem evidência de gravidez tópica ou ectópica, o diagnóstico de gestação de localização indeterminada deve ser feito e um novo exame agendado em, pelo menos, 7 dias com o beta-hCG seriado a cada 48 horas. O exame ultrassonográfico pode ser feito em período menor se o beta-hCG for maior que 1.500 mUI/mL.

Se o SG for visto sem embrião, deve-se medir o DMSG. Se o DMSG for menor que 25 mm, o diagnóstico será de gestação de viabilidade indeterminada e, se maior ou igual a 25 mm, abortamento retido.

Caso o embrião seja visualizado sem BCE, mede-se o CCN. Se o CCN for menor que 7 mm, o diagnóstico deve ser de viabilidade incerta e se maior ou igual a 7 mm, abortamento retido.

Caso o exame apresente embrião e BCE, deve-se medir o CCN e os batimentos usando o modo M antes de 10 semanas e o Doppler pulsado após esse período. A datação deverá ser feita a partir do CCN ou pela transferência embrionária em caso de tratamento por FIV.[1]

Critérios ultrassonográficos para definição do abortamento precoce

Embora a ultrassonografia apresente alta acurácia para o diagnóstico da perda gestacional precoce, ainda existe um debate sobre os parâmetros que definem o abortamento precoce, assim como a sua predição.[2] Atualmente, os parâmetros principais para o diagnóstico de gestação inviável são:[3,4]

- CCN ≥ 7 mm e ausência de BCE.
- DMSG ≥ 25 mm e ausência de embrião.
- Ausência de embrião com BCE 2 semanas após o exame ultrassonográfico apresentar um SG sem vesícula vitelina.
- Ausência de embrião com BCE ≥ 11 dias após ultrassonografia apresentar um SG com vesícula vitelina.

Os achados ultrassonográficos principais para predizer a perda gestacional precoce são:

- CCN < 7 mm e ausência de BCE.
- DMSG entre 16 e 24 mm e ausência de embrião.
- Ausência de embrião com BCE 7 a 13 dias depois da ultrassonografia apresentar SG sem vesícula vitelina.
- Ausência de embrião com CCN 7 a 10 dias depois da ultrassonografia apresentar o SG com vesícula vitelina.
- Ausência de embrião com amenorreia de 6 semanas.
- Membrana amniótica e vesícula vitelina não diferenciadas ao exame.
- Vesícula vitelina > 7 mm.
- SG pequeno para a IG (< 5 mm de diferença entre o CCN e o DMSG).

O exame ultrassonográfico deve ser realizado sempre por via transvaginal, com equipamento de alta resolução e equipe bem treinada (Figura 1). Essa conduta em apenas uma visita tem sido testada e validada por diversos estudos científicos subsequentes.[5] Se o diagnóstico for inconclusivo, outro exame deve ser realizado 1 a 2 semanas depois. O hematoma retrocoriônico é um importante sinal de mau prognóstico com embrião viável entre 6 e 10 semanas de gestação. Esse sinal representa um preditor para perda precoce, mas não para outros desfechos gestacionais.[6]

Outra utilidade da ultrassonografia na perda gestacional é a possibilidade de monitorar o esvaziamento uterino durante curetagem no manejo cirúrgico das perdas gestacionais, tornando o procedimento menos traumático e, consequentemente, preservando a fertilidade e melhorando o prognóstico de gestações subsequentes.[7] Embora a conduta clássica do abortamento incompleto seja o esvaziamento cirúrgico com utilização da ultrassonografia, tem sido possível, também, a conduta expectante evitando, assim, inúmeros procedimentos desnecessários. Após o diagnóstico de abortamento incompleto, gestação anembrionada ou óbito embrionário, o manejo conservador até 2 semanas com controle ultrassonográfico semanal pode reduzir a chance de esvaziamento cirúrgico em 71, 53 e 35%, respectivamente.[8]

Importância dos valores de beta-hCG no manejo da perda gestacional precoce

Os valores de beta-hCG serão menores que o esperado para a IG no abortamento ou gestação inviável e, na análise seriada, deverá ser igual ou menor que os valores iniciais. O melhor intervalo para se repetir o teste de beta-hCG é de, pelo menos, 48 horas. Nos casos de gestação ectópica, os valores de beta-hCG

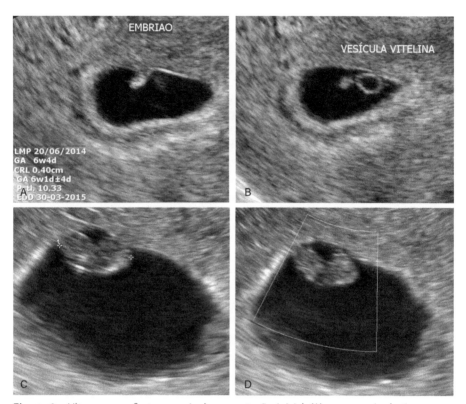

Figura 1 Ultrassonografia transvaginal em gestação inicial. (A) amenorreia de 6 semanas e 4 dias, com CCN medindo 4 mm e compatível com 6 semanas e 1 dia, com batimentos cardioembrionários; (B) vesícula vitelina com aspecto normal; (C) amenorreia de 12 semanas e CCN compatível com 7 semanas e 6 dias; (D) ausência de batimentos cardioembrionários confirmando o diagnóstico de abortamento retido.

devem estar 50 a 66% acima dos valores iniciais, enquanto nos casos de neoplasia trofoblástica gestacional, os valores estão acima de 7 múltiplos da mediana (7MOM) para a IG correspondente. O valor discriminatório do beta-hCG para a visualização do saco gestacional intrauterino por exame transvaginal tem como referência os valores de 1.000 e 2.000 mUI/mL. Se os valores estiverem abaixo de 1.000 mUI/mL, será improvável que o exame ultrassonográfico transvaginal visualize o SG. Por outro lado, se forem superiores a 2.000 mUI/mL, deve-se visualizá-lo. Se o SG não for visualizado, o diagnóstico de gestação ectópica deve ser afastado com um exame cuidadoso da pelve feminina. Valores intermediários (entre 1.000 e 2.000 mUI/mL) serão reavaliados em 48 a 72 horas já que os valores dobram neste período em casos de gestação intrauterina viável (Figura 2).[9-11]

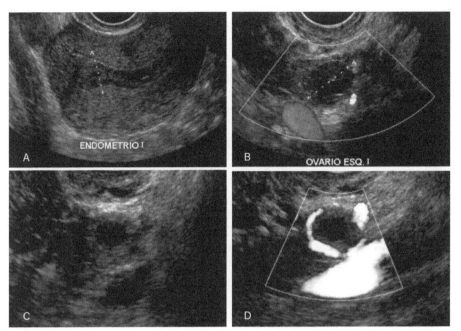

Figura 2 Ultrassonografia transvaginal em gestante com quadro clínico clássico de gestação ectópica. Amenorreia de 6 semanas e dosagem do beta-hCG de 1.500 mUI/mL. (A) cavidade uterina heterogênea, sem saco gestacional e medindo 14 mm; (B) ovário esquerdo apresentando corpo lúteo com discreto fluxo ao Doppler, medindo 18 mm; (C) imagem anexial, adjacente ao ovário esquerdo, com halo ecogênico e centro anecoico, medindo 15 × 13 mm, típica de gestação ectópica; e (D) mesma imagem anterior com fluxo periférico ao Power Doppler.

Manejo das perdas gestacionais nas unidades da gestação inicial

Com o objetivo de acompanhar e diagnosticar as 3 situações clínicas no diagnóstico diferencial do sangramento do 1º trimestre (abortamento, gravidez ectópica e neoplasia trofoblástica gestacional), alguns países, como Inglaterra e Austrália, criaram as *early pregnancy units* (EPU).

Esse modelo tem reduzido a superlotação nas emergências ginecológicas, assim como tem permitido o diagnóstico precoce de situações clínicas e, consequentemente, reduzido a taxa de procedimentos cirúrgicos.[12-13] As gestantes são encaminhadas para as EPU quando apresentam dor abdominal, sangramento vaginal, ansiedade em relação à viabilidade da gestação ou para confirmação da IG. O objetivo dessas unidades é definir o diagnóstico em apenas uma visita clínica ou, no máximo, em 2 momentos.

O exame ultrassonográfico com as medidas do SG, CCN, BCE e vesícula vitelina é correlacionado com os dados clínicos como: idade materna, etnia, paridade, ciclos menstruais, data da última menstruação, método de concepção e tabagismo. Baseado nesses parâmetros é possível predizer as perdas gestacionais precoces em 86% com falso-positivo de 30% de acordo com estudo publicado pela Fundação de Medicina Fetal de Londres (FMF), em 2011.[14]

PERDA GESTACIONAL ENTRE 12 E 24 SEMANAS

Causas das perdas gestacionais

As causas mais importantes das perdas gestacionais nesse período são cromossomopatias e malformações fetais, infecções congênitas (citomegalovírus [CMV], parvovírus, toxoplasmose e sífilis), insuficiência placentária precoce, anticorpos antifosfolípides/lúpus e insuficiência cervical.

Predição da perda gestacional

O modelo preditivo do abortamento e do óbito fetal entre 11 e 13 semanas foi desenvolvido pela FMF.[15] O risco de abortamento foi elevado na presença de algum destes parâmetros:

- Aumento da idade e peso maternos.
- Origem racial mista ou em afrodescendentes.
- Diabete ou hipertensão prévios.
- Abortamento ou óbito fetal em gestação anterior.
- Uso de indutores de ovulação.
- Aumento da transluscência nucal ou onda 'A' reversa no ducto venoso.
- Redução da proteína 'A' plasmática ligada à gravidez (PAPP-A). Esse modelo detecta os abortamentos em 37% dos casos.

O encurtamento do colo entre 16 e 24 semanas é um importante fator de perda gestacional e o exame ultrassonográfico é capaz de auxiliar na estratégia de prevenção. A história de parto prematuro extremo, associada com o exame ultrassonográfico seriado no 2º trimestre pode predizer os casos de abortamento tardio. O exame deve ser realizado entre 16 e 24 semanas, a cada 2 semanas, sempre por via vaginal e após o esvaziamento vesical. Outros marcadores ultrassonográficos de perdas gestacionais são (Figura 3):

- Sinal do afunilamento.
- Ausência do eco glandular endocervical (EGE).
- Presença do *sludge* no líquido amniótico.

Nos casos considerados de alto risco para perda gestacional, são alternativas para a redução da perda a administração de progesterona na dose de 200 mg à noite ou a realização de cerclagem.[16-18] No site da FMF existe uma calculadora gratuita para acessar o risco individual de prematuridade que pode ser utilizada por obstetras ou ultrassonografistas que desejem calcular o risco de perda gestacional e parto prematuro para suas gestantes.[19]

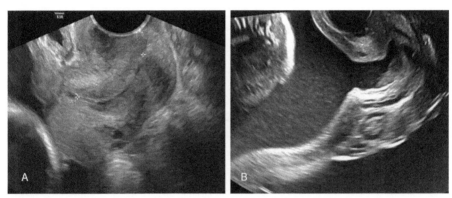

Figura 3 Avaliação ultrassonográfica do colo uterino por via transvaginal. (A) colo normal com orifício interno fechado e colo longo. (B) colo aberto com presença de *sludge* e colo residual não mensurável.

PERDA GESTACIONAL TARDIA

Definição

A definição do limite inferior da IG para se considerar o óbito fetal é controverso na literatura. Existem diferentes limites descritos, 20, 22 e 24 semanas. Segundo a Organização Mundial da Saúde (OMS), o óbito fetal é considerado após 22 semanas de gestação, com peso fetal > 500 g ou comprimento ≥ 25 cm. Com o intuito de comparar as estatísticas mundiais, a OMS recomenda que os serviços relatem todos os casos de óbito fetal no 3º trimestre ≥ 28 semanas ou se o feto pesar pelo menos 1.000 g ou atinja 35 cm em comprimento. No Reino Unido, de acordo com o protocolo do Royal College of Obstetricians and Gynaecologists (RCOG), a IG que deve ser considerada para óbito fetal é de 24 semanas.[20] Em

2009, o Colégio Americano de Obstetrícia e Ginecologia (ACOG) publicou um protocolo considerando a IG de 20 semanas e o peso de 350 g.[21]

Causas

As causas mais importantes da perda gestacional tardia estão relacionadas com a má placentação (cerca de 60%) como pré-eclâmpsia (PE), fetos pequenos para a IG (PIG) ou descolamento prematuro da placenta. Enquanto outras causas, incluindo os casos inexplicados, representam 40%.[22] Outra causa menos frequente é a vasa prévia que ocorre em 1 a cada 2.500 gestações. Embora incomum, a ruptura dos vasos umbilicais leva à hemorragia fetal, à exsanguinação e ao óbito fetal. O diagnóstico dessa condição pela ultrassonografia pode reduzir o risco de óbito fetal de 54 para 2,4%.[23]

Resultados em diferentes países

Em 2014, a OMS e o Fundo das Nações Unidas para a Infância (Unicef) publicaram um documento para orientar como os países poderiam reduzir taxas de óbito fetal. Este documento foi intitulado *Every newborn: plan of action to end preventable deaths*, que traduzindo para português significa "Todo recém-nascido: plano de ação para acabar com as mortes que poderiam ser evitadas".[24] Ao fazer este plano de redução da mortalidade fetal e perinatal, a OMS estabeleceu um importante parâmetro da qualidade de atendimento em saúde em cada país, e a redução é um dos principais objetivos globais estabelecido para ser atingido entre os anos de 2016 e 2030. O plano visa a reduzir para 12 óbitos fetais a cada 1.000 nascidos vivos nos países de alto risco, onde este número pode atingir 46 por 1.000 nascidos vivos.[25] A estimativa para 2015 era de inaceitáveis 2,6 milhões de óbitos fetais (97 a 98% em países subdesenvolvidos). A expectativa é de reduzir 1,1 milhão de mortes no período, especialmente em países com baixo ou médio nível socioeconômico.[26,27]

A taxa de mortalidade entre os países é bastante heterogênea, variando entre 2 e 46 por 1.000 nascidos vivos, em países como a Finlândia e o Paquistão, respectivamente. Os 10 países com maior número de óbitos fetais (total de 1,8 milhão) são responsáveis por dois terços de todos os casos do mundo (Índia, Paquistão, Nigéria, China, Bangladesh, República Democrática do Congo, Etiópia, Indonésia, Tanzânia e Afeganistão). Quando são comparadas as taxas de mortalidade entre os países desenvolvidos e subdesenvolvidos, as taxas atuais dos países menos desenvolvidos são as mesmas que as dos países mais ricos, mas há 50 a 100 anos.[28] Entre os países desenvolvidos, os países nórdicos (Noruega, Finlândia e Dinamarca) apresentam os menores índices de mortalidade fetal e perinatal do mundo. Entre os países mais desenvolvidos, a Inglaterra se posiciona na 24ª colocação. Enquanto nos países nórdicos, a taxa de mortalidade é de 2/1.000, na Inglaterra esta taxa é de cerca de 5/1.000. Ou seja, a cada 200 gestações, uma evolui para um óbito fetal ou perinatal. O governo britânico estabeleceu como objetivo reduzir este índice à metade em 2030 para atingir o mesmo nível dos países mais bem posicionados e, mais recentemente (2018), o ministro da Saúde britânico reduziu o prazo para 2025. O governo britânico publicou o guia *Saving babies lives care bundle*, que pretende salvar a vida de cerca de 600 fetos britânicos por ano (Figura 4). No último relatório do governo britânico, a taxa de óbito fetal reduziu de 4,2 para 3,93/1.000.[29,30]

No Brasil, há 14,82 óbitos fetais por 1.000 nascidos vivos, um país com níveis intermediários. Houve melhora significativa nos parâmetros do atendimento pré-natal brasileiro nos últimos anos, mas ainda bem distantes dos países desenvolvidos e um esforço maior deve ser feito pela sociedade para melhorar ainda mais esse atendimento com o objetivo de reduzir essas taxas.[31]

Prevenção

As estratégias para prevenção do óbito fetal incluem ações antes e durante a gestação, assim como durante a assistência ao parto. Antes da gravidez, o uso de ácido fólico e o planejamento familiar são recomendações universais. Deve-se ainda incentivar as mulheres que querem engravidar a parar de fumar, perder peso, vacinar-se contra as doenças infecciosas, corrigir anemia, controlar a pressão arterial e a glicose sanguínea nas pacientes com hipertensão e diabete, respectivamente. Durante o atendimento pré-natal, são considerados medidas básicas:

- Número mínimo de 4 consultas no pré-natal.
- Medidas da pressão arterial.
- Pesquisa de anemia.
- Identificação dos casos de PE.
- Suplementação de ferro e ácido fólico.
- Prevenção de doenças infecciosas como malária, sífilis e HIV.
- Redução do tabagismo.

O monitoramento da movimentação fetal, os programas de redução do tabagismo, identificação das gestantes de alto risco para desenvolver restrição de crescimento, fazer o seguimento e o monitoramento intraparto efetivo são ações que têm sido estimuladas para reduzir as taxas de mortalidade. A investigação anatomopatológica abrangente das causas do óbito fetal com exame das placentas e dos fetos mortos também é um objetivo a ser alcançado.[32]

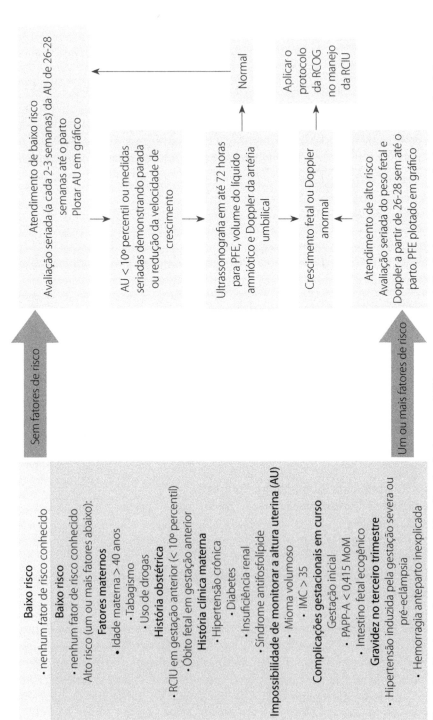

Figura 4 Algoritmo e ferramenta para identificação de risco para RCIU: rastreamento e vigilância do crescimento fetal em gestações únicas. *'Saving babies' lives care bundle'*. National Health System (NHS).

Um estudo clínico está sendo realizado na Inglaterra comparando a performance de se antecipar o parto para as gestantes que apresentem relação do sFlt-1/PlGF ≥ 38 com aquelas que são submetidas ao atendimento obstétrico padrão na tentativa de prevenir o óbito fetal.[33] Um desafio para este país é identificar os fetos pequenos para a IG e melhorar o diagnóstico da restrição de crescimento intrauterino (RCIU).[34]

Em adição às medidas mais avançadas, como identificação e manejo da RCIU, da hipertensão (incluindo baixa dose de ácido acetilsalicílico em casos selecionados) e indução do parto com 41 semanas ou mais, é importante também ter um bom atendimento neonatal com equipe bem treinada, baixos índices de cesárea e boa assistência ao parto normal. A monitoração fetal e o uso do partograma, assim como o nascimento em unidades de saúde adequadas, são ações apropriadas.[35]

A prevenção das complicações no 3º trimestre por meio da ultrassonografia deve começar cedo, por volta de 11 a 14 semanas, quando a gestante é avaliada para o rastreamento das cromossomopatias e malformações, que também são fatores de risco para óbito fetal. Após a seleção das gestantes com maior risco de desenvolver complicações relacionadas com a má placentação, medidas preventivas, como o uso de ácido acetilsalicílico e o acompanhamento por equipes especializadas, podem ser iniciadas para impedir o desenvolvimento de PE, por exemplo.

A estratégia para a prevenção do óbito fetal consiste em 3 fases de avaliação:

1. Avaliação entre 11 e 14 semanas com a possibilidade de diagnóstico das malformações fetais e cromossomopatias, predição e prevenção da PE e da RCIU combinado com história, marcadores bioquímicos (PAPP-A e PlGF), pressão arterial média e Doppler das artérias uterinas (Figura 5), além da avaliação da inserção do cordão para rastreamento de vasa prévia.
2. Avaliação entre 20 e 24 semanas para o diagnóstico das malformações fetais que não foram diagnosticadas no 1º trimestre, reavaliação do risco de desenvolver PE e RCIU com a história clínica, testes bioquímicos (s-Flt1 e PlGF), pressão arterial média e Doppler de artérias uterinas; e medida do comprimento do colo uterino na predição do parto prematuro.
3. Avaliação entre 35 e 37 semanas com identificação do crescimento fetal, líquido amniótico e oxigenação com o uso do Doppler colorido da artéria umbilical e da artéria cerebral média.

Para aquelas gestantes consideradas de alto risco entre 20 e 24 semanas (> 1/50, 10% da população) para desenvolver PE e RCIU, 2 avaliações adicionais são recomendadas, com 28 e 32 semanas. Para aquelas classificadas como risco

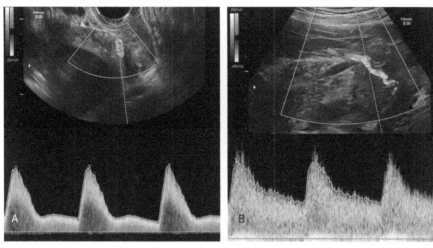

Figura 5 Doppler pulsátil da artéria uterina por duas vias diferentes. (A) via transvaginal; (B) via abdominal.

intermediário (entre 1/51 e 1/150, 25% da população), uma avaliação adicional com 32 semanas é recomendada. Para o grupo de baixo risco (entre 1/151 e 1/500, 35% da população), um exame de rotina com 36 semanas é recomendado e para os 35% restantes da população considerada de muito baixo risco (< 1/500), nenhuma ação é necessária. Esse protocolo está representado na Figura 6. Na Figura 7, está demonstrada a taxa de detecção dos fetos pequenos para IG e os fatores de risco com a aplicação desse algoritmo.[36]

Apesar de as últimas evidências científicas demonstrarem boas taxas de predição do óbito fetal utilizando história clínica, testes laboratoriais e Dopplervelocimetria, ainda é controversa a inclusão na rotina universal do pré-natal em razão do custo desses testes.[37] Em recente revisão sistemática publicada pela Biblioteca Cochrane sobre os ensaios clínicos que tinham como objetivo a redução da mortalidade fetal, ficou evidente a falta de estudos consistentes nesse assunto e quais as estratégias mais efetivas para a redução. Ao final da revisão, nenhum ensaio clínico apresentou os pré-requisitos básicos para participar do estudo.[38] Mesmo ações amplamente divulgadas, como monitorar os movimentos fetais e a redução do tabagismo, ainda carecem de evidências científicas.[39,40]

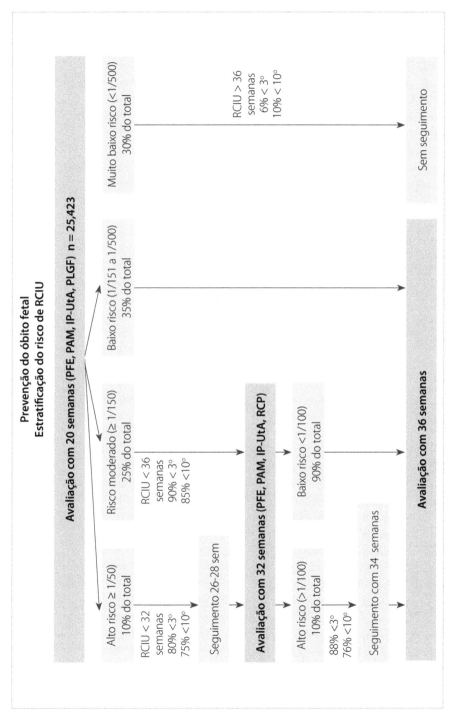

Figura 6 Algoritmo FMF para RCIU.

Figura 7

Prevenção do óbito fetal
Avaliação com 36 semanas

Risco a *priori* para RCIU: fatores maternos

Características	OR (IC95%)	valor p
Altura materna – 164 (cm)	0.96 (0.95-0.97)	< 0.001
Afrodescendentes	2.12 (1.93-2.33)	< 0.001
Asiáticos do Sul	1.62 (1.37-1.92)	< 0.001
Fertilização *in vitro*	2.13 (1.73-2.61)	< 0.001
Tabagismo	2.17 (1.95-2.42)	< 0.001
História familiar de PE	1.36 (1.15-1.61)	< 0.001
Hipertensão crônica	3.77 (3.16-4.50)	< 0.001
Diabetes mellitus	2.82 (2.21-3.60)	< 0.001
Lúpus/SAP	3.72 (2.33-5.94)	< 0.001
Sem história de PE/RCIU	0.47 (0.42-0.53)	< 0.001
História prévia de PE/RCIU	1.48 (1.25-1.74)	< 0.001
Intervalo entre gestações em anos	1.05 (1.04-1.07)	< 0.001

124.443 gestações entre 11 e 13 semanas

Predição de RCIU	TD (10% FP)	
	<3°	<10°
Fatores maternos	31%	29%
PFE	75%	66%
PFE + RCP	76%	67%
PFE + IP-UtA + PAM + RCP	77%	67%
PFE + PLGF	78%	68%
PFE + PLGF + IP-UtA + RCP	80%	70%

n = 47,211

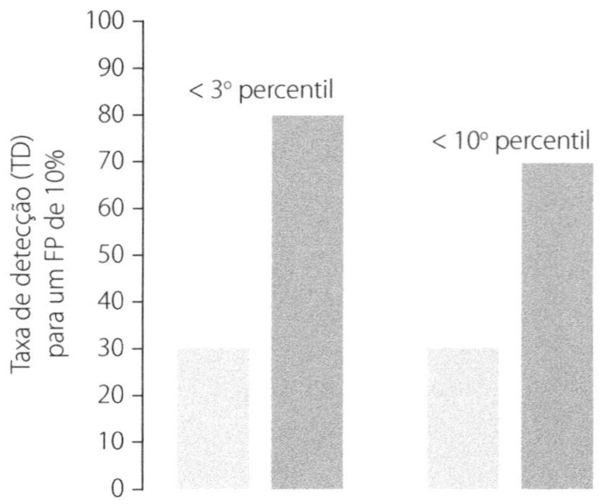

Taxa de detecção (TD) para um FP de 10%

< 3° percentil

< 10° percentil

Figura 7 Fatores de risco e taxa de detecção para RCIU.

CONSIDERAÇÕES FINAIS

O uso da ultrassonografia, seja no início ou final da gestação, é indispensável na predição, diagnóstico e conduta de perdas gestacionais. Após o advento da ultrassonografia, o manejo clínico desses casos tem tido evolução consistente. Apesar desse avanço tecnológico, a ultrassonografia deve ser avaliada sempre em conjunto com a história clínica, exame físico e outros exames complementares com o objetivo de se ter uma visão geral da paciente, e frequentemente uma nova avaliação em um segundo momento ou por uma equipe especializada é recomendada para melhor abordagem da gestante.

É importante frisar ainda que existem possibilidades reais de predizer as perdas gestacionais pela história clínica e exame ultrassonográfico e essa abordagem deve ser incentivada de forma universal com o objetivo de reduzir as altas taxas que ainda são observadas, mesmo em países de alto índice de desenvolvimento humano.

REFERÊNCIAS BIBLIOGRÁFICAS

1. National Institute of Clinical Excelence NICE Guideline CG126. Ectopic pregnancy and miscarriage: diagnosis and initial management. 2019. Available from: https://www.ncbi.nlm.nih.gov/books/NBK11822/.
2. Condous G. Ultrasound diagnosis of miscarriage: new guidelines to prevent harm. Australas J Ultrasound Med. 2011;14(4):2.
3. Doubilet PM, Benson CB, Bourne T, Blaivas M; Society of Radiologists in Ultrasound Multispecialty Panel on Early First Trimester Diagnosis of Miscarriage and Exclusion of a Viable Intrauterine Pregnancy, Barnhart KT, Benacerraf BR, et al. Diagnostic criteria for nonviable pregnancy early in the first trimester. N Engl J Med. 2013;369(15):1443-51.
4. Preisler J, Kopeika J, Ismail L, Vathanan V, Farren J, Abdallah Y, et al. Defining safe criteria to diagnose miscarriage: prospective observational multicentre study. BMJ. 2015;351:h4579.
5. Abdallah Y, Daemen A, Kirk E, Pexsters A, Naji O, Stalder C, et al. Limitations of current definitions of miscarriage using mean gestational sac diameter and crown-rump length measurements: a multicentre observational study. Ultrasound Obst Gynecol. 2011;38(5):497-502.
6. Peixoto AB, Caldas TMRDC, Petrini CG, Romero ACP, Júnior LEB, Martins WP, Araujo Júnior E. The impact of first-trimester intrauterine hematoma on adverse perinatal outcomes. Ultrasonography. 2018;37(4):330-6.
7. Reid S, Casikar I, Condous G. The use of interventional ultrasound in early pregnancy complications. Australas J Ultrasound Med. 2013;16(1):22-5.
8. Casikar I, Bignardi T, Riemke J, Alhamdan D, Condous G. Expectant management of spontaneous first-trimester miscarriage: prospective validation of the ´2-week rule´. Ultrasound Obstet Gynecol. 2010;35(2):223-7.
9. Casikar I, Reid S, Rippey J, Condous G. Redefining first trimester miscarriage. Aust N Z J Obstet Gynaecol. 2012;52(6):597-8.

10. Sivalingam VN, Duncan WC, Kirk E, Shephard LA, Horne AW. Diagnosis and management of ectopic pregnancy. J Fam Plann Reprod Health Care. 2011;37(4):231-40.
11. Papaioannou GI, Syngelaki A, Maiz N, Ross JA, Nicolaides KH. Ultrasonographic prediction of early miscarriage. Human Reproduction. 2011;26(7):1685-92.
12. Bignardi T, Burnet S, Alhamdan D, Lu C, Pardey J, Benzie R, Condous G. Management of women referred to an acute gynecology unit: impact of an ultrasound-based model of care. Ultrasound Obst Gynecol. 2010;35(3):344-8.
13. Condous G. Enough is Enough! Time for a new model of care for women with early pregnancy complications. Aust N Z J Obstet Gynaecol. 2008;48(1):2-4.
14. Papaioannou GI, Syngelaki A, Maiz N, Ross JA, Nicolaides KH. Ultrasonographic prediction of early miscarriage. Human Reproduction. 2011;26(7):1685-92.
15. Akolekar A, Bower S, Flack N, Bilardo C, Nicolaides KH. Prediction of miscarriage and stillbirth at 11-13 weeks and the contribution of chronic villus sampling. Prenatal Diagn. 2011;31(1):38-45.
16. Fonseca EB, Celik E, Parra M, Singh M, Nicolaides KH; Fetal Medicine Foundation Second Trimester Screening Group. Progesterone and the risk of preterm birth among women with a short cervix. N Engl J Med. 2007;357(5):462-9.
17. Jarde A, Lutsiv O, Beyene J, McDonald SD. Vaginal progesterone, oral progesterone, 17-OHPC, cerclage, and pessary for preventing preterm birth in at-risk singleton pregnancies: an updated systematic review and network meta-analysis. BMOG. 2019;126(5):556-67.
18. Pustotina O. Effects of antibiotic therapy in women with the amniotic fluid "sludge" at 15-24 weeks of gestation in pregnancy outcomes. J Matern Fetal Neonatal Med. 2019:1-12.
19. The Fetal Medicine Foundation. Available from: https://fetalmedicine.org/ [Accessed on 10 Mar. 2019].
20. Royal College of Obstetricians and Gynaecologists. Late Intrauterine Fetal Death and Stillbirth. Green-top guideline no.55. October 2010. Available from: https://www.rcog.org.uk/en/guidelines-research-services/guidelines/gtg55/.
21. ACOG Practice Bulletin, no 102: management of stillbirth. Obstet Gynecol. 2009;113(3):748-61.
22. Aupont JE, Akolekar R, Illian A, Neonakis S, Nicolaides KH. Prediction of stillbirth from placental growth factor at 19-24 weeks. Ultrasound Obstet Gynecol. 2016;48(5):631-5.
23. Society of Maternal-Fetal (SMFM) Publications Committee; Sinkey RG, Odibo AO, Dashe JS. #37: Diagnosis and management of vasa previa. Am J Obstet Gynecol. 2015;213(5):615-9.
24. Wordl Health Organization [WHO, Unicef]. Every newborn: an action plan to end preventable deaths. Geneva: World Health Organization, 2014. Available from: https://apps.who.int/iris/bitstream/handle/10665/127938/9789241507448_eng.pdf;jsessionid=0A6EE25AFDDAD5E5927FED95F58D7412?sequence=1.
25. De Bernis L, Kinney MV, Stones W, Ten Hoope-Bender P, Vivio D, Leisher SH, et al.; Lancet Ending Preventable Stillbirths Series study group; Lancet Ending Preventable Stillbirths Series Advisory Group. Stillbirths: ending preventable deaths by 2030. Lancet. 2016;387(10019):703-16.
26. McClure EM, Wright LL, Goldenberg RL, Goudar SS, Parida SN, Jehan I, et al.; NICHD First Breath Study Group. The global network: a prospective study of stillbirths in developing countries. Am J Obstet Gynecol. 2007;197(3):247.e1-5.
27. Lawn JE, Blencowe H, Pattinson R, Cousens S, Kumar R, Ibiebele I, et al.; Lancet's Stillbirths Series steering committee. Stillbirths: where? When? Why? How to make the data count? Lancet. 2011;377(9775):1448-63.

Ultrassonografia e perda gestacional – predição e diagnóstico **247**

28. Flenady V, Middleton P, Smith GC, Duke W, Erwich JJ, Khong TY, et al.; Lancet's Stillbirths Series steering committee. Stillbirths: the way forward in high-income countries. Lancet. 2011;377(9778):1703-17.
29. NHS England. Saving Babies' Lives. A care bundle for reducing stillbirth. Availablr from: https://www.england.nhs.uk/wp-content/uploads/2016/03/saving-babies-lives-car-bundl.pdf [Accessed on: 10 Mar. 2019].
30. Mothers anda Babies: Reducing Risk through Audits and Confidential Enquiries across the UK. MBRRACE-UK. Perinatal Mortality Surveillance Report. UK Perinatal Deaths for Births from January to December 2016. Junho/2018. Availablr from: https://www.npeu.ox.ac.uk/downloads/files/mbrrace-uk/reports/MBRRACE-UK%20Perinatal%20Surveil-lance%20Full%20Report%20for%202016%20-%20June%202018.pdf.
31. Carvalho TS, Pellanda LC, Doyle P. Stillbirth prevalence in Brazil: an exploration of regional differences. J Pediatr (Rio J). 2018;94(2):200-6.
32. Man J, Hutchinson JC, Ashworth M, Judge-Kronis L, Levine S, Sebire NJ. Stillbirth and intra-uterine fetal death: role of routine histological organ sampling to determine cause of death. Ultrasound Obstet Gynecol. 2016;48(5):596-601.
33. Armstrong-Buisseret L, Mitchell E, Hepburn T, Duley L, Thornton JG, Roberts TE, et al. Reduced fetal movement intervention Trial-2 (ReMIT-2): protocol for a pilot randomised controlled trial of standard care informed by the result of a placental growth factor (PlGF) blood test versus standard care alone in women presenting with reduced fetal movement at or after 36^{+0} weeks gestation. Trials. 2018;19(1):531.
34. Gardosi J, Giddings S, Buller S, Southam M, Williams M. Prevention stillbirths through improved antenatal recognition of pregnancies at risk due to fetal growth restriction. Public Health. 2014;128(8):698-702.
35. Froen JF, Friberg IK, Lawn JE, Bhutta ZA, Pattinson RC, Allanson ER, et al.; Lancet Ending Preventable Stillbirths Series study group. Stillbirths: progress and unfinished business. Lancet. 2016;387(10018):574-86.
36. Ciobanu A, Rouvali A, Syngelaki A, Akolekar R, Nicolaides KH. Prediction for small for gestational age neonates: screening by maternal factors, fetal biometry, and biomarkers at 35-37 weeks' gestation. American J of Obstet Gynecol. 2019;220(5):486.e1-486.e11.
37. Smith GCS. Screening and prevention of stillbirth. Best Pract Res Clin Obstet Gynaecol. 2017;38:71-82.
38. Wojcieszel AM, Shepherd E, Middleton P, Gardener G, Ellwood DA, McClure EM, et al. Interventions for investigating and identifying the causes of stillbirth. Cochrane Database Syst Rev. 2018 Apr 30;4:CD012504.
39. Been JV, Nurmatov UB, Cox B, Nawrot TS, van Schayck CP, Sheikh A. Effect of smoke-free legislation on perinatal and child health: a systematic review and meta-analysis. Lancet. 2014;383(9928):1549-60.
40. Norman JE, Heazell AEP, Rodriguez A, Weir CJ, Stock SJE, Calderwood CJ, et al.; AFFIRM investigators. Awareness of fetal movements and care package to reduce fetal mortality (AFFIRM): a stepped wedge, cluster-randomised trial. Lancet. 2018;392(10158):1629-38.

16 Óbito fetal

Marcelo Luís Nomura

DEFINIÇÃO E EPIDEMIOLOGIA

Óbito fetal (OF) ou morte fetal é a expulsão de feto sem sinais de vida que ocorre a partir de 22 semanas de gestação, quando o feto tiver 25 cm de comprimento ou mais de 500 g de peso, caso não se conheça a idade gestacional. Se qualquer uma dessas 3 condições estiver presente, considera-se morte fetal segundo o Ministério da Saúde.[1]

A incidência de OF é variável e influenciada por definições diferentes, médico-legais e clínicas, e de acordo com a população estudada. No Brasil, segundo dados do Sistema de Informação de Nascidos Vivos e Sistema de Informações de Mortalidade (SINASC/SIM), ocorreram 25.571 OF no ano de 2016, definidos como nascidos sem sinais de vida a partir de 22 semanas, com incidência estimada de 8,8 por mil nascimentos, e aparentemente há tendência à queda neste indicador, com taxas descritas de 10,7 por mil nascidos vivos em 2010.[2] A taxa de OF nos Estados Unidos, por exemplo, foi de 5,96 por mil nascimentos, considerados a partir de 20 semanas.[3] Globalmente, estima-se que em 2015 tenham ocorrido 2,6 milhões de OF ao redor do mundo.[4]

O OF pode ser subdividido em anteparto e intraparto, e de acordo com a idade gestacional. Ambas subclassificações têm importância clínica, pois as causas diferem significativamente, e a idade gestacional de ocorrência em particular direciona a investigação etiológica.

No Brasil, em 2016, os dados do SIM mostram que 74% dos OF ocorreram em idades gestacionais a partir de 28 semanas. Esse dado é um pouco diferente da literatura que mostra que, em geral, 50% dos OF ocorrem nesta faixa de idade gestacional. Não há estudos que analisem esse dado, mas algumas hipóteses podem ser postuladas, entre elas, o acesso ou a qualidade da assistência pré-natal, doenças maternas associadas e complicações durante o trabalho de parto.

Algumas dificuldades na análise da epidemiologia do OF merecem algumas considerações. Em uma parcela considerável dos casos, não é possível estimar com precisão a idade gestacional, o que faz com que fetos com restrição de crescimento, um dos mais importantes fatores associados, sejam erroneamente classificados como perdas antes de 22 semanas ou em idades gestacionais mais precoces. A diferenciação de óbitos ocorridos durante o trabalho de parto é imprecisa, em particular para fetos com prematuridade extrema. E ainda há dificuldades na classificação etiológica, uma vez que a maioria dos óbitos não é investigada e é atribuída a causas desconhecidas.

FATORES DE RISCO OU FATORES ASSOCIADOS

Alguns fatores e aspectos clínicos estão associados ao aumento do risco de ocorrência de OF. Fatores sociodemográficos, como baixo nível socioeconômico, idade materna ≥ 40 anos e estado marital solteira possuem modesta associação. Fatores obstétricos como hipertensão arterial crônica, pré-eclâmpsia, hemorragia anteparto e gemelaridade também aumentam o risco. A restrição de crescimento fetal (RCF) não diagnosticada durante o período pré-natal foi associada ao risco 5 vezes maior de OF anteparto em um grande estudo populacional, bem como o peso fetal ao nascimento abaixo do percentil 3.[5] O antecedente de OF, em particular associado à RCF, é outro importante fator de risco para gestações subsequentes. A obesidade é considerada um fator de risco independente para a ocorrência de OF, em particular o peso pré-gestacional que pode aumentar o risco em até 3 vezes para mulheres com índice de massa corporal maior que 30.[6] A associação de obesidade e diabete parece ter um efeito sinérgico e, portanto, essas mulheres devem ter uma conduta diferenciada em relação à vitalidade fetal.

ETIOLOGIA

Do ponto de vista clínico, toda gestante que perde o filho ainda não nascido deseja uma resposta óbvia: por que meu filho morreu? Isso pode acontecer de novo na próxima gestação? Dar tal resposta deve gerar uma busca incessante por parte da equipe que assiste essa gestante, dentro de um contexto específico e dos recursos disponíveis. Em cerca de 50% dos casos, essa resposta não é aparente ou não há nenhuma pista clínica, epidemiológica ou laboratorial para o motivo, ou seja, cerca de metade dos OF ocorre com mulheres de baixo risco para um evento tão catastrófico.

Há inúmeros sistemas de classificação etiológica de OF. De maneira geral, dentre esses muitos sistemas, algumas categorias são essencialmente comuns:

malformações congênitas e síndromes cromossômicas e gênicas, causas placentárias (insuficiência placentária, descolamento de placenta), causas maternas (infecções, como sífilis, HIV e malária, diabete e hipertensão arterial), anóxia e traumas de parto, doenças do cordão umbilical (prolapso, torção, constrições) e doenças uterinas e amnióticas.

Para que seja possível realizar uma investigação etiológica que permita chegar pelo menos a um diagnóstico sindrômico, alguns recursos são necessários, como um serviço de anatomopatológica para realização de necropsias e biópsias placentárias, laboratório de citogenética para análise de tecidos fetais e cariótipo, e laboratório clínico para realização de exames maternos (sorologias, bioquímica).

INVESTIGAÇÃO

Algumas causas de OF são mais evidentes durante o acompanhamento pré--natal, e estão presentes em pacientes sabidamente de risco, como a RCF grave com alteração de Dopplerfluxometria, diabete pré-gestacional descompensado, pré-eclâmpsia, malformações congênitas com ou sem alterações cromossômicas, hidropsia fetal e diagnóstico pré-natal de aneuploidia (independentemente do fenótipo fetal).

Fatores intraparto com descolamento prematuro de placenta, fortemente associado ao OF, prolapso de cordão umbilical, corioamnionite, distocias, alterações graves da frequência cardíaca fetal, gravidez prolongada também são causas mais evidentes. A gemelaridade, em particular monocoriônica, e as complicações específicas, que ocorrem em cerca de 10 a 20% dos casos, como a síndrome de transfusão feto-fetal aguda e crônica, restrição de crescimento fetal seletiva, sequência anemia-policitemia, malformações congênitas, são importantes fatores associados à maior ocorrência de OF. Infecções maternas, como HIV, sífilis, malária, toxoplasmose e citomegalovírus (CMV), quando diagnosticadas durante o pré-natal, também aumentam o risco.

A investigação do OF sem causa aparente é um grande desafio, e aqui residem as maiores angústias e o maior sofrimento familiar. Dentre as causas mais frequentes, estão as alterações cromossômicas e gênicas (2 vezes mais frequentes), as malformações congênitas não diagnosticadas e a hemorragia feto-materna (HFM). Uma abordagem dirigida por aspectos clínicos e ultrassonográficos permite o melhor uso de recursos, e a maior capacidade diagnóstica (Tabela 1). Para fetos com hidropsia ou suspeita de anemia, o painel sorológico materno associado à pesquisa de anticorpos irregulares (teste de Coombs indireto) e pesquisa de HFM em sangue periférico pelo teste de Kleihauer-Betke ou citometria de fluxo deve ser solicitado. É importante salientar que mesmo para mulheres

Óbito fetal **251**

com tipagem sanguínea Rh positivo é possível a ocorrência de aloimunização e o OF por anemia associada a anticorpos de outros grupos, como Kell. A pesquisa de cariótipo fetal deve ser realizada em tecidos fetais, sendo possível, em alguns casos, por meio do líquido amniótico, sangue de cordão umbilical ou em fragmentos de placenta. Deve ser realizado o cariótipo em bandas, e se normal, a hibridização genômica comparativa (CGH-*microarray*). Grandes séries de casos de OF, com e sem anomalias congênitas, mostraram que a CGH-*microarray* fornece resultados com maior frequência que o cariótipo convencional, com a diferença importante (29 *versus* 19%) nos fetos com anomalias estruturais.[7] Uma metanálise recente mostrou que a CGH-*microarray* encontra 6% a mais de resultados clinicamente significativos nos OF de fetos com anomalias estruturais e 3% em fetos normais.[8]

Tabela 1   Investigação sugerida de acordo com achados clínicos e ultrassonográficos

Achado clínico/ ultrassonográfico	Sugestão de exames para investigação
Anemia fetal, alteração do pico sistólico do Doppler da artéria cerebral média	Teste de Kleihauer-Betke ou citometria de fluxo Coombs indireto Sorologias (parvovírus)
Alteração estrutural fetal	Cariótipo, *array*-CGH Sorologias Necropsia e exame anatomopatológico da placenta
Hidropsia fetal	Cariótipo, *microarray*-CGH, sorologias, Coombs indireto e teste de Kleihauer-Betke
Restrição de crescimento fetal	Exame anatomopatológico da placenta Pesquisa de síndrome antifosfolípide Cariótipo e *microarray*-CGH (especialmente se associado a alterações estruturais fetais)

A HFM maciça pode ser responsável por até 15% dos OF sem causa aparente.[9] Pode ser aguda, e levar à anemia fetal grave e ao óbito, e crônica, podendo levar à hidropsia e ao óbito fetal. Por se tratar de um evento imprevisível, sem sintomas específicos e sem fatores de risco evidentes, o diagnóstico na maioria das vezes acontece após a ocorrência do OF. Até metade das pacientes relata diminuição da movimentação fetal, e em alguns casos, é possível detectar anemia fetal pela Dopplerfluxometria da artéria cerebral média. O diagnóstico é feito pela detecção e quantificação de hemácias fetais no sangue materno periférico, avaliado pelo teste de Kleihauer-Betke ou pela citometria de fluxo. A investigação de HFM, dadas às características e associação com OF, tem implicações clínicas e médico-legais, e deveria ser realizada nos casos sem causa aparente.

A necropsia fetal e o exame anatomopatológico da placenta permitem a detecção de alterações anatômicas fetais e placentárias, processos inflamatórios e infecciosos (vilosite, funisite), alterações de desenvolvimento vilositário associados à insuficiência placentária, e eventualmente detecção de agentes infecciosos por microscopia direta, como na sífilis, inclusão citomegálica na infeção por CMV, ou por cultura e reação em cadeia de polimerase.

As trombofilias hereditárias maternas foram inicialmente relacionadas à ocorrência de resultados perinatais adversos. Os estudos iniciais, na maioria retrospectivos, não controlados, mostravam razões de risco positivas, mas modestas para essa associação, porém com riscos absolutos ainda baixos. Estudos mais consistentes, caso-controle, prospectivos e de base populacional, não confirmaram esses achados.[10] Além disso, estudos randomizados utilizando heparina de baixo peso molecular para prevenção de recorrência de resultados perinatais adversos em portadoras de trombofilias hereditárias não conseguiram mostrar benefício claro. Portanto, dada à evidência negativa de associação com óbito fetal, e ausência de benefício significativo do uso de heparina, não se recomenda a pesquisa de trombofilias hereditárias em mulheres com OF.[11]

Por outro lado, a síndrome antifosfolípide, uma trombofilia adquirida, com critérios clínicos e laboratoriais estabelecidos em consenso, possui associação significativa com a ocorrência de OF. Em uma coorte de 582 pacientes que evoluíram com OF, a presença de anticorpos anticardiolipina e/ou antibeta2-glicoproteína 1, foi associada ao risco 3 a 5 vezes maior, e mesmo após exclusão dos casos associados a complicações obstétricas e anomalias fetais, essa associação se manteve.[12] No entanto, o mecanismo fisiopatológico e o significado da presença de anticorpos antifosfolípide nos casos de OF sem causa aparente permanece desconhecido. Para os casos em que há doença placentária associada, como pré-eclâmpsia, restrição de crescimento fetal com alterações de Dopplerfluxometria ou descolamento prematuro de placenta, a pesquisa de síndrome antifosfolípide está indicada, uma vez que há evidências de benefício com melhora do resultado perinatal em gestações subsequentes com uso de heparina e ácido acetilsalicílico.

Outra condição potencialmente associada ao OF é a colestase intra-hepática da gestação (CIHG). A CIHG deve ser suspeitada em toda gestante com quadro de prurido, classicamente se iniciando nas regiões palmares e plantares, com sinais laboratoriais de disfunção hepática (aumento de AST/ALT e bilirrubinas). Há aumento dos níveis de ácidos biliares no sangue materno (> 10 umol/L, o que confirma o diagnóstico), que possivelmente é o responsável pela toxicidade fetal e placentária, e pelo aumento do risco de OF. Níveis acima de 100 umol/L estão associados à taxa de 3,44% de OF.[13]

A hidropsia fetal é uma das síndromes fortemente associadas ao OF. A mortalidade em algumas séries de casos chega a 75,5% e depende fundamentalmente da causa, que é cromossômica ou sindrômica em quase metade dos casos.[14] Outras causas menos frequentes são infecções, cardiopatias e erros inatos do metabolismo. O diagnóstico pré-natal de OF associado à hidropsia demanda uma série de recursos para o diagnóstico etiológico, que tem importância para o aconselhamento de recorrência.

CONDUTA

Após o diagnóstico de OF, é extremamente importante a atenção ao estado psíquico materno. A conduta não é imediata, exceto nos casos em que há emergências obstétricas associadas, como DPP ou infecções maternas graves. É necessário discutir com a gestante como será feita a interrupção da gestação, abordando de maneira humana e sem exigir decisões em um momento inicial se as condições maternas assim permitirem.

Após a discussão e a tomada de decisão, a gestante deve ser internada e durante toda a internação deve ser oferecido suporte psicológico. A necropsia fetal, ainda carregada de conceitos errôneos, não deve ser abordada em um momento inicial na maioria das vezes, mas posteriormente, dada à importância para os casos de OF sem causa aparente, deve ser discutida e solicitada autorização expressa da paciente.

A via de parto deve ser preferencialmente vaginal por indução de trabalho de parto, exceto para as indicações absolutas de cesariana. O misoprostol pode ser utilizado nas doses recomendadas, descritas na Tabela 2, para pacientes sem cicatriz uterina. Para pacientes com cicatriz uterina, recomenda-se o preparo prévio de colo uterino para indução com ocitocina.

Há poucos estudos sobre via de parto nessa situação, mas taxas de cesárea de até 15% foram descritas recentemente, chegando a mais de 25% no 3º trimestre.[15] Vários fatores estão associados ao aumento da taxa de cesáreas, incluindo antecedente de cesariana e comorbidades maternas (obesidade, pré-eclâmpsia e diabete), no entanto, não se deve minimizar os aspectos físicos da indução de trabalho de parto (em particular duração e dor), e a associação com sofrimento e sequelas psíquicas maternas. A decisão sobre a via de parto deve sempre ser precedida de uma discussão empática, individualizada e baseada em evidências, levando em consideração a morbidade do parto cesariana, o futuro reprodutivo e a expectativa materna de finalização de um processo extremamente doloroso, físico e psíquico.

Tabela 2 Doses e indicações de misoprostol para indução de parto no OF de acordo com a idade gestacional

13-26 semanas	> 26 semanas
200 mcg via vaginal a cada 4-6 horas	27-28 semanas: 100 mcg via vaginal a cada 4 horas > 28 semanas: 25 mcg via vaginal, a cada 6 horas ou 25 mcg via oral a cada 2 horas

OF: óbito fetal.
Fonte: adaptada de FIGO.[16]

O OF é um evento devastador para a mãe e a família, com implicações sociais e psíquicas que podem interferir significativamente na saúde mental dos envolvidos, e está associada à maior ocorrência de depressão e distúrbio de estresse pós-traumático,[17] e nas gestações subsequentes o risco de depressão e ansiedade é substancialmente maior.[18] Todas as mulheres que passam pela experiência de um OF devem ter acompanhamento psicológico durante o puerpério.

CONSIDERAÇÕES FINAIS

A ocorrência de óbito fetal em uma gestação aparentemente normal traz importantes consequências em curto e longo prazos, e mesmo em gestações de alto risco o impacto não deve ser minimizado. Em ambas as situações, a busca por uma causa tem como objetivos responder aos anseios dos pais e fornecer informações para o aconselhamento em relação à recorrência e à prevenção do OF nas gestações subsequentes. Cada serviço hospitalar deve ter um registro da ocorrência dos OF e juntamente uma sistemática de investigação, ligada aos comitês de vigilância de mortalidade.

REFERÊNCIAS BIBLIOGRÁFICAS

1. Brasil. Ministério da Saúde. Manual de Vigilância do Óbito Infantil e Fetal e do Comitê de Prevenção do óbito Infantil e Fetal. 2ª ed. 2009. Disponível em: http://bvsms.saude.gov.br/bvs/publicacoes/manual_obito_infantil_fetal_2ed.pdf [acessado em: mar. 2019].
2. Barbeiro FMS, Fonseca SC, Tauffer MG, Ferreira MSS, Silva FP, Ventura PM, et al. Óbitos fetais no Brasil: revisão sistemática. Rev Saúde Pública. 2015;49:22.
3. MacDorman MF, Gregory ECW; Division of Vital Statistics. National Vital Statistics Reports. 2015;64(8). Available from: https://www.cdc.gov/nchs/data/nvsr/nvsr64/nvsr64_08.pdf.
4. de Bernis L, Kinney MV, Stones W, Ten Hoope-Bender P, Vivio D, Leisher SH, et al.; Lancet Ending Preventable Stillbirths Series study group; Lancet Ending Preventable Stillbirths Series Advisory Group. Stillbirths: ending preventable deaths by 2030. Lancet. 2016;387(10019):703-16.
5. Hirst JE, Villar J, Victora CG, Papageorghiou AT, Finkton D, Barros FC, et al.; International Fetal and Newborn Growth Consortium for the 21st Century (INTERGROWTH-21st). The

antepartum stillbirth syndrome: risk factors and pregnancy conditions identified from the IN-TERGROWTH-21st Project. BJOG. 2016;125(9):1145-53.

6. Woolner AMF, Bhattacharya S. Obesity and stillbirth. Best Pract Res Clin Obstet Gynaecol. 2015;29(3):415-26.

7. Reddy UM, Page GP, Saade GR, Silver RM, Thorsten VR, Parker CB, et al.; NICHD Stillbirth Collaborative Research Network. Karyotype versus microarray testing for genetic abnormalities after stillbirth. N Engl J Med. 2012;367(23):2185-93.

8. Martinez-Portilla RJ, Pauta M, Hawkins-Villarreal A, Rial-Crestelo M, Paz Y Miño F, Madrigal I, Figueras F, Borrell A. Added value of chromosomal microarray analysis over conventional karyotyping in stillbirth work-up: systematic review and meta-analysis. Ultrasound Obstet Gynecol. 2019;53(5):590-7.

9. Moise KJ, Lockwood CJ, Brass VA. Spontaneous massive fetomaternal hemorrhage. UpToDate. Available from: https://www.uptodate.com/contents/spontaneous-massive-fetomaternal-hemorrhage [acessed: may 2019].

10. Middeldorp S. Inherited thrombophilia: a double-edged sword. Hematology Am Soc Hematol Educ Program. 2016;2016(1):1-9.

11. ACOG Practice Bulletin No. 197: Inherited Thrombophilias in Pregnancy. Obstet Gynecol. 2018;132(1):e18-e34.

12. Silver RM, Parker CB, Reddy UM, Goldenberg R, Coustan D, Dudley DJ, et al. Antiphospholipid antibodies in stillbirth. Obstet Gynecol. 2013;122(3):641-57.

13. Ovadia C, Seed PT, Sklavounos A, Geenes V, Di Ilio C, Chambers J, et al. Association of adverse perinatal outcomes of intrahepatic cholestasis of pregnancy with biochemical markers: results of aggregate and individual patient data meta-analyses. Lancet. 2019;393(10174):899-909.

14. Moreno CA, Kanazawa T, Barini R, Nomura ML, Andrade KC, Gomes CP, et al. Non-immune hydrops fetalis: A prospective study of 53 cases. Am J Med Genet Part A. 2013;161ª912):3078-86.

15. Rossi RM, Hall ES, DeFranco EA. Mode of delivery in antepartum stillbirths. Am J Obstet Gynecol. 2019;1(2):156-64.e2.

16. International Federation of Gynecology and Obstetrics [FIGO]. Misoprostol sozinho. Regimes recomendados, 2017. Disponível em: https://www.figo.org/sites/default/files/uploads/project-publications/Miso/FIGO_Dosage_Chart_PT.pdf.

17. Gold KJ, Leon I, Boggs ME, Sen A. Depression and posttraumatic stress symptoms after perinatal loss in a population-based sample. J Womens Health (Larchmt). 2016;25(3):263–9.

18. Gravensteen IK, Jacobsen EM, Sandset PM, Helgadottir LB, Rådestad I, Sandvik L, Ekeberg Ø. Anxiety, depression and relationship satisfaction in the pregnancy following stillbirth and after the birth of a live-born baby: a prospective study. BMC Pregnancy Childbirth. 2018;18(1):41.

17 Aspectos psicológicos na perda gestacional

Vívian Volkmer Pontes

INTRODUÇÃO

A gravidez representa para muitas mulheres e parceiros a vivência de um período biologicamente determinado, pessoal e socialmente esperado e culturalmente orientado, cujo desfecho encontra-se na ordem previsível: o nascimento de uma nova vida e o vir a ser mãe e pai. No entanto, para algumas pessoas esse percurso de tempo relativamente predeterminado, que vai da concepção ao parto, sofre inesperada interrupção, com a perda do bebê antes do nascimento. No lugar da vida, a morte faz-se presente, trazendo consigo a experiência de inúmeras outras perdas significativas: não somente a do bebê, mas também a de certo ideal de família desejada, a possibilidade de exercer o papel social de mãe/pai, a experiência de controle sobre o próprio corpo (no caso das mulheres) e sobre a própria vida e a vida de outro, em gestação.

Nessa condição encontram-se muitos casais, usuários de serviços de saúde que nem sempre dispõem de profissionais habilitados e programas eficientes para acolhê-los e ajudá-los, intensificando a experiência de dor emocional e sofrimento que uma perda gestacional pode ocasionar. Apesar das tantas adversidades enfrentadas no curso da trajetória reprodutiva, muitos casais persistem na tentativa de tornarem-se mãe/pai, arriscando-se em uma nova gestação muitas vezes marcada pelo medo e níveis elevados de ansiedade suscitados pela perspectiva de uma possível nova perda.

Este capítulo pretende focalizar os principais aspectos psicológicos presentes na experiência de uma perda gestacional, que pode ser percebida pelos atores envolvidos como uma perda significativa, implicando sofrimento e pesar, e, com efeito, na emergência de um processo de luto. Entretanto, conforme indicam os estudos sobre o tema, o desenvolvimento saudável desse processo dinâmico e idiossincrático denominado luto se depara com importantes desafios no campo social, com destaque para o não reconhecimento social desse tipo de perda – especialmente quando a perda gestacional é precoce – bem como para as práticas inadequadas utilizadas por muitos profissionais de saúde na assistência a esses casos. Tais desafios, que serão mais bem descritos a seguir, minimizam o suporte social oferecido a esses casais e aumentam o trauma emocional e físico, colocando em risco a saúde.

ASPECTOS AFETIVO-COGNITIVOS E COMPORTAMENTAIS DA EXPERIÊNCIA DE PERDA GESTACIONAL

A maior parte dos estudos que investigam a experiência da perda gestacional focaliza os aspectos biomédicos associados, como fatores etiológicos. Entretanto, a complexidade da experiência humana torna imprescindível uma perspectiva holística para a sua compreensão, incluindo não somente aspectos de ordem da biologia do corpo, mas também aspectos psicológicos e sócio-histórico-culturais – concebidos como articulados e interdependentes entre si. Nesse sentido, a investigação acerca dos aspectos psicológicos da experiência de perda gestacional revela-se importante, cujos estudos têm aumentado nos últimos anos com o objetivo de analisar aspectos como as repercussões emocionais, cognitivas e sociais.[1]

Entre as características mais marcantes dos estudos psicológicos sobre o tema, destaca-se a ênfase atribuída à perspectiva feminina sobre a experiência de sofrer uma perda gestacional, em detrimento à percepção masculina. Essa questão de gênero dos estudos encontra-se relacionada à justificativa da vivência corporal feminina da gestação e da perda gestacional, da valorização cultural da maternidade e da orientação sociocultural de que gravidez e parto são assuntos femininos. Em face dessa lacuna na pesquisa acadêmica, torna-se importante ressaltar que a experiência de perda gestacional pode ser igualmente significativa para os homens, implicando em sofrimento e pesar, mesmo que, muitas vezes, a expressão da dor e do luto possa ocorrer de modo distinto ao que comumente verifica-se/espera-se das mulheres.

As repercussões psicológicas e emocionais de uma perda gestacional articulam-se ao desenvolvimento da gravidez que, por diferentes razões, súbita e inesperadamente, é interrompida. A experiência subjetiva da gravidez consiste em um acontecimento de natureza biopsicossocial, que leva à constante emergência de novidade dada às irrevogáveis mudanças subjetivas, corporais e intersubjetivas (da mulher com o parceiro e destes com a rede social próxima). Nesse sentido, o acontecimento dá origem a diversas transformações na dinâmica intrapsicológica e interpessoal, instaurando transformações na identidade social e responsabilidades femininas/masculinas. Entre essas transformações, destacam-se as mudanças de papel social a ser desempenhado por uma mulher e o parceiro, assim como de sentido de identidade, resultante das diferentes maneiras pelas quais estes passam a se perceber e serem percebidos pelos outros em decorrência do novo *status* assumido: o de vir a ser mãe/pai.[2,3]

A ocorrência de uma perda gestacional involuntária interrompe o processo de reconstrução identitária em curso e pode ser percebida e sentida por uma mulher e seu parceiro como um evento inesperado e abrupto, que desafia expectativas pessoais e socioculturais sobre o que estava na iminência de acontecer – o tornar-se mãe/pai e o nascimento de um bebê. Lacunas estabelecidas entre as expectativas imaginadas e a realidade percebida podem fazer emergir sentimentos de estranhamento, não sentido, tensão e inquietude.[2,3]

No Brasil, alguns estudos investigaram as repercussões psicológicas da interrupção involuntária de uma gravidez. De modo geral, constatou-se que após a ocorrência de tal perda, mulheres e parceiros tendem a sofrer muitas consequências psicológicas consideradas desfavoráveis ao bem-estar psicológico, como devastação emocional e níveis elevados de ansiedade. Em um estudo qualitativo sobre os significados de maternidade para mulheres com história de perdas gestacionais recorrentes, realizado na cidade do Salvador/BA, Pontes afirma que os sentimentos de culpa e vulnerabilidade foram muito comuns entre as participantes. O sentimento de culpa encontrou-se relacionado ao significado de causalidade atribuído às perdas, relacionado à percepção de terem empreendido alguma ação supostamente danosa no curso da gravidez (p. ex., subir muitas escadas) ou em razão da crença na existência de algum problema de ordem psíquica (p. ex., elevado nível de ansiedade) ou de deficiência do próprio corpo. Por sua vez, o sentimento de vulnerabilidade pessoal ao longo de cada nova tentativa de gravidez caracterizou o estado subjetivo de todas as participantes. Ou seja, a gravidez após história de perda gestacional era percebida como um evento estressante, potencialmente ameaçador – visto que poderia levá-las a vivenciar no futuro determinados eventos avaliados como negativos, como complicações gestacionais, uma nova perda, conflitos familiares, entre outros, e que suscitava emoções como o medo e a ansiedade. Apesar disso, o significado de maternidade apareceu fortemente idealizado e mobilizador de muitas expectativas, sendo o futuro condicionado ao nascimento de um filho.[1]

A emergência do sentimento de culpa também foi identificada no estudo realizado em São Paulo/SP por Benute et al. com a finalidade de caracterizar a população que sofreu abortamento e investigar a existência ou não de ansiedade e depressão pela aplicação de instrumento padronizado. Com relação às mulheres que sofreram abortamento espontâneo, o sentimento de culpa esteve relacionado à crença de que eram merecedoras de castigo. Além disso, foi encontrada uma provável presença do transtorno de ansiedade, mas ausência de depressão.[4]

Em um estudo descritivo qualitativo realizado por Lemos e Cunha com mulheres internadas no alojamento conjunto de uma maternidade pública do Rio de Janeiro/RJ também houve relatos que evidenciavam o sentimento de tristeza, surpresa e impotência diante da perda. No intuito de atribuir algum sentido ao ocorrido, houve a tentativa de explicações pautadas na espiritualidade (p. ex., "foi permissão de Deus"), fazendo-se presente ideias de fracasso, culpa e funcionamento incorreto do corpo. A notícia da perda gestacional foi caracterizada como paralisante, houve dificuldade para acreditar no que realmente estava acontecendo. Algumas mulheres demonstraram dificuldade para falar sobre a experiência o que, para as autoras, reflete a percepção de sentimentos diversos, ambíguos e conflituosos. Algumas mulheres conseguiram nomear o que sentiam diante da realidade da perda com a expressão de sentimentos de falta, vazio e/ou dor. Também houve relatos de aperto no peito (angústia), desmotivação, decepção, frustração e constrangimento. A perspectiva de futuro, caso engravidassem novamente, apareceu permeada por sentimentos de medo e insegurança.[5]

A fim de lidar com essas incertezas futuras, Pontes constatou que algumas mulheres tentaram se afastar da fonte de estresse, afirmando que não queriam mais engravidar. No entanto, entre as investigadas, essa decisão não se sustentou por muito tempo, visto que elas engravidaram novamente. Isso aconteceu por várias razões: pela redução do sofrimento relacionado à última perda com o passar do tempo, pelo uso inadequado de contraceptivos ou influenciadas pelo desejo do parceiro pela paternidade. Com a confirmação da gravidez, empreendiam outras estratégias de enfrentamento, como a tentativa de não se vincular afetivamente ao bebê em desenvolvimento – e assim, por exemplo, não comprar o enxoval, não dar um nome para o bebê e não compartilhar a notícia da gravidez com familiares e amigos. Outro recurso de enfrentamento utilizado consistiu no esforço em manejar a situação causadora de estresse, como buscar atendimento médico especializado e fazer uso de algumas tecnologias médicas, submetendo-se a procedimentos cirúrgicos como a cerclagem e fazendo uso de medicamentos para "segurar o bebê" – mesmo quando envolviam sacrifícios pessoais, sofrimento físico e emocional.[1]

Em um estudo descritivo exploratório com gestantes com história de aborto na gestação anterior em uma unidade ambulatorial de Recife/PE, Fernandes et al. concluíram que apesar de as gestantes sentirem felicidade pela gravidez, o medo de um novo aborto, atrelado a altos níveis de ansiedade, foi o sentimento mais marcante entre as mulheres. A realização de exames como a ultrassonografia ofereceu maior segurança emocional às gestantes, permitindo-lhes, em alguns momentos, amenizar a ansiedade.[6]

Na literatura internacional, a descrição da experiência de nova gravidez após perda gestacional foi realizada por Coté-Arsenault e Freije, por meio de um estudo fenomenológico nos Estados Unidos. As mulheres entrevistadas afirmaram que a gravidez seguida de perda implicou uma devastação emocional que podia continuar por um período extenso após a perda e ter um longo alcance na vida de uma mulher. Gestações mal-sucedidas podem ter um impacto negativo, fazendo-se presentes quadros de ansiedade e um sentimento aumentado de vulnerabilidade.[7] O mesmo é reafirmado por um estudo realizado por Bowles et al., nos Estados Unidos, o qual indica que muitas mulheres, após aborto espontâneo, podem apresentar desordem de estresse agudo, bem como estresse pós-traumático. Os autores afirmam ainda que as mulheres que desenvolveram desordem de estresse agudo eram significativamente mais propensas a apresentar desordem de estresse pós-traumático subsequente.[8]

Em estudo realizado no Japão, Nakano et al. chamam a atenção para a existência de alguns preditores psicossociais de êxito gestacional após vivência de aborto espontâneo. Por meio de um estudo prospectivo, baseado em duas ondas de entrevistas diretas e questionários autorrelatados com mulheres, eles conseguiram identificar alguns desses preditores. Assim, a satisfação com o apoio social percebido, a atribuição estável de causas ao aborto anterior e a ausência de alguns sintomas psicológicos (especialmente a depressão) determinaram o resultado da gestação futura. Destaca-se que o humor depressivo, embora não grave o suficiente para satisfazer o critério diagnóstico para depressão maior, aumenta significativamente a probabilidade do aborto se repetir em uma nova gravidez.[9] Já a importância da identificação das causas do aborto espontâneo também foi apontada por outras pesquisas, como a de Nikcevic et al., que consistiu em um estudo longitudinal prospectivo realizado na Inglaterra, com mulheres que realizaram uma ultrassonografia da 10ª a 14ª semana de gestação e receberam o diagnóstico médico de morte fetal ou gravidez anembrionária. Os pesquisadores, ao comparar as condições psicológicas das mulheres que tinham tido as causas dos diagnósticos identificadas e daquelas que não as tinham, atribuíram a essa identificação redução nos sentimentos de culpa e autorresponsabilização pelo ocorrido.[10]

A perda gestacional, assim, compreende um evento em geral não antecipado e físico-emocionalmente traumático, que pode representar para muitas mulheres e seus parceiros a ruptura abrupta dos planos reprodutivos. Ela pode despertar dúvidas sobre a competência reprodutiva, provocar perda na autoestima e desencadear sintomas psiquiátricos, como sintomas depressivos. Nesse sentido, Neugehauer et al. realizaram um estudo nos Estados Unidos a fim de testar se e sob que condições o aborto espontâneo aumenta os sintomas depressivos nas semanas iniciais após a perda. Os resultados evidenciaram que as mulheres sem filhos que sofriam aborto espontâneo mostraram-se especialmente vulneráveis para sintomas depressivos. Ao contrário, a presença de vários filhos configura-se

Aspectos psicológicos na perda gestacional **261**

como um elemento protetor. Filhos vivos, conforme afirmam os pesquisadores, podem funcionar como um suporte psicológico indireto, por representar a evidência de sucesso reprodutivo no passado. A perda de uma gravidez desejada também foi associada com a elevação dos níveis depressivos. Além disso, se a perda ocorreu após um tempo maior de gestação, as mulheres, aparentemente, experienciavam aumento nos sintomas depressivos quando comparadas com mulheres que abortaram no início da gestação. De acordo com os pesquisadores, este resultado apresenta consistência com a noção de apego (vínculo afetivo) materno para com a criança que ainda não nasceu, na medida em que as teorias do apego defendem a ideia de que esse vínculo progride à medida que a gravidez avança e que o impacto da perda corresponde à força desse vínculo.[11]

Contraditoriamente a esse resultado, Thomas em discussão acerca dos efeitos das perdas gestacionais involuntárias sobre as famílias na Inglaterra, afirma que a experiência emocional de uma mulher após uma perda gestacional não se encontra diretamente relacionada à experiência física, isto é, ao tempo de gestação. Para esse autor, um dos principais determinantes para a experiência emocional consiste no significado atribuído pela mulher à perda gestacional. E assim, se em estágios iniciais da gravidez a mulher considera o feto como o seu bebê, ela será emocionalmente afetada quando ocorrer o aborto espontâneo.[12]

Swanson traz uma contribuição interessante nesse sentido, a partir de um estudo realizado nos Estados Unidos. Os achados do estudo evidenciam que as mulheres com maior risco para sintomas depressivos mais intensos após aborto espontâneo são aquelas que atribuem elevada significação pessoal para a perda, não dispõem de suporte social, têm força emocional mais baixa (isto é, tem a percepção de possuir escassos recursos emocionais), usam estratégias de enfrentamento passivo para lidar com a dor emocional – tal como se manter sozinhas e culpar-se pelo ocorrido –, têm renda mais baixa e não engravidam ou dão à luz no período de um ano após a perda. Na direção oposta, quanto mais filhos as mulheres tinham, menor o significado pessoal atribuído. Vale ressaltar, entretanto, que nem sempre as mulheres conseguiam relacionar, em suas narrativas, os sintomas depressivos aos abortos espontâneos. Uma possível explicação para isto, conforme os autores, corresponde ao fato de que algumas mulheres não seriam conscientemente capazes de reconhecer para si mesmas que os abortos espontâneos tinham e seguiam tendo uma significação pessoal para elas. Isso possivelmente estaria relacionado a discursos socioculturais acerca das atitudes sociais aceitáveis que ignoram o aborto espontâneo ou a um conjunto de expectativas de que as mulheres deveriam superá-lo.[13]

Callister aponta a profunda influência da cultura sobre as respostas emocionais – especialmente das próprias mulheres – à perda gestacional. Conforme este autor, em culturas em que, por exemplo, é atribuída uma importância simbólica à concepção, à gravidez e à infância, sendo altamente valioso ter filhos, a perda gestacional pode se configurar como um evento muito significativo e doloroso para uma mulher e/ou um casal. Desse modo, as reações das mulheres à vivência da interrupção involuntária de uma gravidez não é nem puramente pessoal, nem universal. Os significados da perda gestacional, bem como os de maternidade, são cultural, social e historicamente produzidos. Esse autor enfatiza, assim, a importância do contexto para a determinação dos significados.[14]

Em síntese, formar e romper vínculos com o bebê em gestação e as subsequentes reações emocionais da mulher e seu parceiro interagem com os diferentes contextos socioculturais que permitem a sua expressão. No Brasil, a gravidez e a maternidade são eventos carregados de valor pessoal-cultural. Nesse sentido, a experiência de perda gestacional pode ser percebida e sentida por uma mulher e seu parceiro como uma perda significativa, implicando a emergência de um processo de luto.

A PERDA GESTACIONAL E O PROCESSO DE LUTO

O luto, de acordo com Parkes, compreende uma reação multifacetada à perda de uma pessoa significativa, ao rompimento de um vínculo, envolvendo aspectos físicos, afetivo-cognitivos, comportamentais e sociais. É um processo dinâmico que envolve uma sucessão de quadros clínicos que se mesclam e se substituem. Apesar das diferenças que possam haver de uma pessoa para outra, o luto apresenta um padrão comum, o que, conforme o autor, permite considerá-lo como um processo psicológico distinto.[15] E assim, a primeira fase do luto, o entorpecimento, dará lugar à saudade ou à procura pela pessoa perdida, que posteriormente será substituída pela fase de desorganização e desespero que, por fim, levará à fase de recuperação.[16]

Outros autores também descrevem esse padrão distinto do processo de luto. Para Worden, o processo de luto é composto por quatro tarefas básicas que devem ser realizadas para que seja restabelecido o equilíbrio e completado o processo de luto. Tarefas não concluídas, de acordo com esse autor, podem prejudicar o desenvolvimento futuro da pessoa enlutada. Dessa maneira, a primeira tarefa consiste em aceitar a realidade da perda, reconhecendo que ocorreu e que é definitiva; a segunda tarefa compreende o reconhecimento e a elaboração da dor da perda; a terceira tarefa, por sua vez, implica esforço do enlutado em se ajustar ao ambiente em que está faltando a pessoa que morreu; e, por fim, a quarta tarefa exige do enlutado reposicionar, no âmbito da sua estrutura psicológica, a pessoa que morreu e seguir em frente com a vida. O luto termina quando essas tarefas são completadas.[17]

Conceituações mais recentes sobre o luto consideram o processo como uma experiência de vida inevitável, muitas vezes imprevisível, complexa e que não pode ser reduzida a estágios ou fases do luto. Isso porque há um risco do enlutado ter sua condição avaliada de forma genérica, sem considerar as particularidades. Ademais, o luto não consiste em um processo possível de ser "superado", que finaliza com uma "resolução", no sentido do retorno à normalidade. O luto consiste em um processo normal e esperado de ressignificação e transformação da relação do enlutado com a pessoa que foi perdida, com a própria identidade e com a rede de relações sociais próxima, implicando incorporação da perda na vida do enlutado – tarefa que permite a elaboração e o prosseguir na vida. Desse modo, o enlutado precisa não lançar esforços somente no sentido de enfrentar a perda, mas também no sentido de restaurar/reparar a própria vida.[18]

Neste contexto, as perdas gestacionais, de acordo com Walsh e McGoldrick, podem se configurar como perdas ocultas, na medida em que são frequentemente desconhecidas das outras pessoas ou não reconhecidas, consideradas como não eventos. A preocupação inicial da rede social é com a saúde da mulher; somente aos poucos se começa a perceber, de modo mais amplo, o que foi perdido.[19] Além disso, conforme Worden, as mulheres parecem sentir mais profundamente a perda do que seus parceiros, vivenciando, ao mesmo tempo, uma série de preocupações. Uma das principais preocupações relaciona-se à própria capacidade de ter um filho em uma futura gravidez, podendo também se fazer presente o medo do impacto da perda sobre o relacionamento afetivo com o parceiro.[17] A culpa consiste em um sentimento muito comum, que pode levar à censura ou à autocensura, sendo a perda interpretada como resultado da deficiência do próprio corpo ou de ações danosas empreendidas.[19] Os parceiros também podem ser alvo de recriminações por parte da mulher, em razão da percepção de que eles não sentem o mesmo que elas.[17] Além do sentimento de culpa, a vergonha também pode se fazer presente, relacionada à incapacidade de dar à luz a um bebê sadio.[16]

A diferença na vivência do luto entre os gêneros é discutida por alguns pesquisadores. De acordo com a revisão de literatura realizada por Nazaré et al., os estudos indicam que as mulheres tendem a expressar mais a emoção e a viver um período de luto mais intenso, com maior número de manifestações, quando comparadas aos parceiros. A explicação consiste no fato de a mulher ter estado mais ligada ao bebê e pela sobrecarga de experienciar fisicamente a perda. O parceiro, por sua vez, tende a uma resposta de luto mais controlada e com menos sinais externos. Há aspectos culturais que atravessam esses comportamentos, na medida em que há certa expectativa social de que o parceiro "seja forte" e "ampare" a parceira. Assim, o homem tende a retomar mais rapidamente às rotinas diárias e aos compromissos profissionais. Entretanto, a percepção equivocada de que os homens têm apenas um papel de apoio às mulheres implica para eles um suporte disponível muito restrito. Ademais, essas disparidades na vivência do processo de luto entre os gêneros podem constituir uma pressão acrescida à relação conjugal.[14,20]

Sobre o luto decorrente de uma perda gestacional, Bowlby afirma que, apesar de o laço afetivo entre pais e filho ser ainda muito recente, os padrões gerais de reação à perda são muito semelhantes a outros tipos de perdas, como nos casos da morte de um cônjuge. Assim, pode-se fazer presente o torpor, seguido de aflição somática, anseio, raiva e subsequente irritabilidade e depressão. Outra reação à perda compreende a tentativa dos pais de substituir um filho perdido tendo outro. Conforme Bowlby, essa reação revela-se perigosa, pois pode comprometer o processo de luto em andamento, além de poder levar os pais a perceber o novo filho como o retorno daquele que morreu – resultando em uma relação distorcida e patológica entre pais e filho. O autor ainda recomenda que os pais esperem um ano ou mais antes de tentar uma nova gravidez. O objetivo desse período consiste em possibilitar a reorganização da imagem da criança perdida, conservando-a como uma lembrança viva, distinta de qualquer outro filho. Essa recomendação revela-se pertinente, na medida em que o processo psíquico de elaboração de uma perda exige tempo – ainda que não seja possível determinar quanto tempo seja necessário para a elaboração do luto.[16]

Para Worden, na medida em que perdas gestacionais envolvem a perda de uma pessoa significativa, é importante que os pais realizem o trabalho de luto. No entanto, um dos obstáculos comum ao início desse processo consiste na dificuldade de falar sobre a perda, visto que a rede social frequentemente desconhecia a gravidez ou demonstra desconforto sobre a experiência – o que inclui também os profissionais de saúde.[17] Com efeito, as mulheres nessas situações vivenciam um "luto não autorizado", na medida em que a perda experienciada não pode ser abertamente apresentada, socialmente validada ou publicamente lamentada. E na medida em que esses aspectos se fazem presentes, alguns problemas podem surgir na expressão do luto, como a intensificação em consequência do fato de ter sido ignorado ou reprimido.[15]

Alguns fatores podem influenciar a reação emocional em decorrência a uma perda gestacional. Rolin e Canavarro organizaram esses fatores a partir de 3 dimensões: (1) variáveis associadas aos pais – sendo, no nível individual, composta por indicadores como idade, características de personalidade, crenças religiosas, história de psicopatologia e história de aprendizagem, e, no nível relacional, inclui o relacionamento entre os parceiros e a ligação com o bebê [motivação e desejo de ter um filho, duração da gestação e a (in)existência de perdas anteriores]; (2) variáveis associadas ao bebê – engloba a natureza e a gravidade dos problemas médicos (se identificados), o tipo e a duração do tratamento, bem como o prognóstico (quando aplicável); e, por fim, (3) variáveis associados ao apoio familiar e social disponível – como o tipo de relacionamento com a família extensa e as atitudes dos profissionais de saúde.[20]

Ao analisar o processo de luto de mulheres com história de perdas gestacionais recorrentes, Pontes observou que o padrão de reação emocional mais comum após a vivência das perdas consistiu na intensificação do luto ao longo do tempo. Isso porque a vivência do luto ocorreu de modo parcial ou incompleto após a(s) primeira(s) perda(s) gestacional(ais). Alguns indícios foram encontrados nesse sentido: sentimentos de pesar e tristeza apenas em um momento imediato à perda, mas dissipados logo que retornavam às suas casas (após alta hospitalar); atitude de se desfazer precipitadamente e sem critérios dos pertences do bebê (evitar lembranças); não participação ou não realização em/de rituais fúnebres (evitar o reconhecimento da perda e, com efeito, o seu pesar); não querer falar sobre a perda nem sobre assuntos afins; e, em alguns casos, pela ocorrência de nova gravidez logo após a perda (substituição do bebê perdido). Essas condutas pareceram estar relacionadas à tentativa de suprimir o sofrimento emocional que a perda gestacional implicaria e de não querer assumir um luto socialmente não legitimado. No entanto, com a repetição das perdas (no caso de aborto de repetição), o luto antes não vivenciado parece emergir de modo mais intenso na vida dessas mulheres, a ponto de, em alguns casos, haver o desencadear de sintomas psiquiátricos, como depressão, transtornos de ansiedade e síndromes fóbicas.[1]

A pesquisadora ressalta, entretanto, que a intensificação das reações às perdas gestacionais também esteve associada à mudança no apoio oferecido pela rede social, em especial pelas famílias, ao longo da trajetória reprodutiva. Isso porque, para alguns membros da família extensa, a repetição das perdas e, com efeito, do sofrimento emocional, pareceu penetrar na esfera do insuportável, esboçando-se uma atitude de afastamento e isolamento em relação ao casal. Com efeito, a experiência emocional dessas mulheres mostrou-se, com o passar do tempo, cada vez mais marcada por culpa, medo e ansiedade. Os profissionais de saúde, por sua vez, também não se apresentaram como fontes de apoio emocional, e em algumas situações, foram, pelo contrário, responsáveis pela ampliação do sofrimento e do desamparo.[1]

A PRÁTICA DE CUIDADO DOS PROFISSIONAIS DE SAÚDE NOS CASOS DE PERDAS GESTACIONAIS

O comportamento dos profissionais de saúde diante da ocorrência de perda gestacional consiste em um aspecto importante ao potencial favorecimento do trabalho de luto dos pais, a partir da oferta de assistência adequada, humanizada e holística. Entretanto, de acordo com Estok e Lehman, a partir de um estudo qualitativo realizado nos Estados Unidos, após a morte de um feto ou de um bebê recém-nascido, alguns profissionais de saúde, como médicos e enfermeiros, comportam-se de modo inadequado, segundo a perspectiva dos pais enlutados. Essa conduta percebida como inadequada relaciona-se com a dificuldade desses profissionais de lidar com assuntos relativos à morte, em especial a morte perinatal. Assim, alguns profissionais evitam a morte ou simplesmente dizem que "essas coisas acontecem"; são hostis; fazem uso de pensamento mágico fazendo referência ao fato de que os pais poderão ter outros filhos, ou que têm sorte de já ter filhos – minimizando assim o evento da perda; ou ainda submetem a mulher à sedação, isolando-a do contato com outras pessoas sob a alegação de protegê-la.[21]

Outro estudo qualitativo, com enfoque fenomenológico, realizado na Espanha por Montero et al., também investigou a experiência de profissionais de saúde (enfermeiros, parteiras, auxiliares de enfermagem e obstetras) nas situações de morte e luto perinatal. Os resultados do estudo revelam que a assistência prestada enfatizou os cuidados físicos, mas negligenciou os aspectos emocionais dos casais que experienciaram a perda gestacional. Desse modo, em muitas ocasiões a atuação foi caracterizada como distante, havendo a negação da gravidade da perda, principalmente em gestações precoces. De modo geral, evidenciou-se a falta de estratégias, destrezas e recursos dos profissionais para enfrentar essas situações e dar respostas adequadas às demandas dos casais. O momento de comunicar a notícia da perda consistiu em um evento crítico para os médicos, gerando ansiedade. Assim, o evento de perda perinatal despertou nos profissionais de saúde sentimentos como pena, ansiedade, insegurança, culpa, frustração, raiva, sensação de fracasso e impotência – pois não sabiam como enfrentar e manejar essas situações.[22]

Esses mesmos pesquisadores alertam para a necessidade de uma formação específica dos profissionais de saúde sobre o pesar perinatal, habilidades de comunicação e técnicas de relacionamento de ajuda. Para eles, torna-se fundamental promover programas de treinamento voltado para esses profissionais, para que eles possam adquirir conhecimentos, aptidões e habilidades em pesar perinatal e desenvolver uma diretriz de prática clínica para o cuidado da perda gestacional.

No Brasil, alguns estudos descrevem a atuação inadequada dos profissionais de saúde nas situações de perda gestacional. Bertolani e Oliveira, a partir de estudo qualitativo com mulheres em situação de abortamento internadas em uma enfermaria de um hospital universitário da cidade de Vitória/ES, constataram que a assistência não contempla as necessidades de saúde dessas mulheres, nem respeita seus direitos reprodutivos, podendo ser considerada como violenta e discriminatória. O atendimento recebido foi caracterizado pelas mulheres como ruim, ineficiente, preconceituoso e não resolutivo. Outro obstáculo à assistência adequada relacionou-se à estrutura do serviço de atendimento, como leitos que não permitem conforto, nem privacidade, e o alojamento das mulheres que acabaram de sofrer um abortamento junto com as puérperas.[23]

Em um estudo qualitativo etnográfico, realizado em dois serviços de assistência à saúde da mulher/casal com diagnóstico de aborto de repetição na cidade de Salvador/BA – sendo um vinculado à rede pública e o outro à rede privada de saúde –, Pontes descreve a relação estabelecida entre mulheres, na situação de aborto espontâneo, e profissionais de saúde. No contexto de assistência pública à saúde, o atendimento prestado às mulheres com história de perdas gestacionais foi marcado pela ambivalência entre o apoio instrumental e emocional disponibilizado por alguns profissionais e o atendimento mecânico, despersonalizado, com atitudes de pouco interesse por suas histórias reprodutivas, sentimentos, percepções e significados, além da expressão de muitos preconceitos. Muito comum foi a experiência de intensa dor física na ocasião do aborto como uma forma de punição imposta pelos profissionais à mulher, em razão de uma suposta prática de aborto induzido, implicando um agravamento das marcas do sofrimento e do desamparo por elas vivenciados. Com relação a esse aspecto em particular, é preciso considerar a questão da raça e classe social, pois muitas vezes estereótipos levam os profissionais a pressupor ter ocorrido um aborto provocado.[2,3] De qualquer modo, essa conduta contradiz a Norma Técnica de Atenção Humanizada ao Abortamento, elaborada pelo Ministério da Saúde, que recomenda analgesia para evitar ou minimizar a dor, associada ao apoio verbal.[24]

Ademais, a inabilidade dos profissionais na comunicação do diagnóstico de perda gestacional também foi apontada pelas usuárias dos dois contextos de saúde, na medida em que os profissionais faziam uso de termos incertos, como "gestação incompatível" ou "gravidez que não vai mais para a frente". Essa forma imprecisa de comunicar o diagnóstico de óbito fetal foi descrita por muitas mulheres como uma fonte de angústia e ansiedade. Nos dois contextos de saúde – tanto público, quanto privado –, constatou-se grande dificuldade dos profissionais para lidar com questões relacionadas à morte e ao morrer. Em muitas situações, fez-se presente a banalização do término precoce da gestação, que adquiriu nuances de "seletividade da natureza", sendo "melhor" ter ocorrido em razão do risco de malformação fetal. A expressão comum na tentativa de amenizar a dor dos casais consistiu em "logo terão outro filho". Vale ressaltar, contudo, que esta expressão minimiza a experiência da perda e do pesar daquela gestação em particular, daquele filho em potencial, do vir a ser mãe/pai naquele momento da trajetória de vida; subestima o impacto psicológico e se configura como um importante obstáculo a um saudável processo de luto. Evidencia-se, assim, um descompasso de expectativas entre pais e profissionais, na medida em que muitos profissionais não reconhecem o evento como da ordem de uma possível tragédia pessoal.[2,3]

A ausência de uma conduta apropriada para a facilitação do processo de luto do casal caracterizou-se, ainda, por outros comportamentos dos profissionais, como: frieza em transmitir a notícia da perda, recusa em lhes mostrar o bebê natimorto, recusa em transmitir informações sobre o ocorrido, incompreensão sobre a importância dos rituais fúnebres e sobre o tempo do luto. Os profissionais de saúde deram ênfase às estatísticas e à probabilidade de ter uma gravidez exitosa, no futuro. Conforme apontado anteriormente, embora essa informação possa ajudar a família, faz-se importante que esses profissionais reconheçam que houve uma perda e não tentem minimizá-la abordando a possibilidade de gravidez futura.[2,3]

Diante de tantos relatos que apontam a conduta inapropriada dos profissionais de saúde para a facilitação do processo de luto de pais que perderam um bebê, algumas recomendações são tecidas na literatura por especialistas. Entre elas, podem-se destacar a necessidade dos profissionais de informar aos pais imediatamente sobre a condição do bebê e fornecer informações sobre o ocorrido baseadas em fatos, quando disponíveis; expressar sentimentos sobre a perda parental com palavras que possam consolar os pais, assim como tocá-los afetuosa e apropriadamente, na medida em que as palavras nem sempre são necessárias ou oportunas; encorajar os pais a chorar a perda abertamente; encorajar os pais para que vejam e segurem o bebê (após a descrição da sua aparência); e, por fim, reconhecer que tiveram uma perda real, uma morte, evitando agir como se não tivesse ocorrido.[17,21]

Parkes orienta que os profissionais de saúde reconheçam o luto como um processo doloroso pelo qual a família precisa passar, cientes de que os sintomas precisam ser vistos em contexto. Além disso, ao mostrar interesse em aceitar as necessidades dos enlutados, podem ajudá-los de modo muito mais efetivo do que, por exemplo, limitar-se a prescrever medicamentos com o objetivo de aliviar o estresse do luto.[15]

Ajudar as famílias a tornar real a perda implica estimulá-las a compartilhar decisões sobre a disposição do corpo (quando for o caso), sobre a escolha do nome do bebê e a realizar e participar de rituais, como funeral. Objetos como fotografias do bebê, certidão de nascimento, impressões do pé, mecha de cabelo, entre outros, podem também ajudar a tornar a perda real.[17] *"Sem isso, os pais enfrentam um não acontecimento, e não têm a quem chorar"*.[16]

CONSIDERAÇÕES FINAIS

A perda gestacional pode ser experienciada por uma mulher e seu parceiro como uma perda significativa e suscitar reações emocionais caracterizadas pelo sofrimento, tristeza, sentimento de culpa, medo, ansiedade, estresse e depressão. Conforme estudos sobre o tema, os principais marcadores dessa experiência emocional consistem no significado pessoal atribuído à perda gestacional, na existência e na qualidade da rede de apoio social (formal e informal), na existência de filhos, na atribuição estável de causa à perda gestacional, nos recursos emocionais da mulher e/ou do casal, no reconhecimento social do aborto como uma perda, além da influência de aspectos sócio-histórico-culturais.

De modo geral, perdas gestacionais são consideradas perdas ocultas, desconhecidas ou não reconhecidas – especialmente quando o aborto ocorre nas primeiras semanas de gestação – implicando um luto não autorizado, socialmente não validado. A perda gestacional precoce muitas vezes não é socialmente reconhecida como significativa, sendo considerada menos importante do que outras formas de perdas associadas à gravidez, como a perda a termo ou a morte neonatal. Entretanto, a literatura especializada sobre o processo de luto argumenta que apesar de o laço afetivo entre pais e filho ser recente, os padrões de reação à perda são semelhantes a outros tipos. Mais importante do que o tempo de gestação para compreender a reação emocional de uma mulher e seu parceiro à interrupção involuntária de uma gravidez, são os significados atribuídos ao bebê em desenvolvimento. Desse modo, a dificuldade de mulheres e homens de falar sobre a perda gestacional com sua rede de apoio formal e informal consiste em um importante obstáculo ao luto. Com efeito, há o risco de luto intensificado pelo fato de ter sido ignorado ou reprimido.

Os profissionais de saúde são identificados na literatura como potenciais facilitadores do trabalho de luto de mulheres/casais que sofreram perdas gestacionais. Entretanto, na prática, o que os pesquisadores têm observado consiste na conduta muitas vezes inadequada por parte desses profissionais no atendimento a esses casos, caracterizada pela hostilidade, distanciamento, negligência dos aspectos emocionais e ênfase nos aspectos físicos – resultando na inadvertência ao cuidado à mulher e seu parceiro na integralidade. Muitos profissionais revelam inabilidade pessoal e profissional para enfrentar e manejar essas situações, fazendo-se presentes sentimentos de ansiedade, insegurança, frustração, entre outros, revelando a necessidade de programas de treinamento específico sobre o pesar perinatal, habilidades de comunicação e relacionamento de ajuda.

REFERÊNCIAS BIBLIOGRÁFICAS

1. Pontes VV. Significados de maternidade para mulheres com trajetória reprodutiva marcada por perdas gestacionais recorrentes [Dissertação]. Salvador: Universidade Federal da Bahia, Salvador; 2013.
2. Pontes VV. Construindo continuidade frente a sucessivas rupturas: estratégias semióticas de reparação dinâmica do self. [Tese]. Salvador: Universidade Federal da Bahia, Salvador; 2013.
3. Pontes VV. Trajetórias interrompidas: perdas gestacionais, luto e reparação. Salvador: EDUFBA; 2016.
4. Benute GRG, Nomura RMY, Pereira PP, Lucia MCS, Zugaib M. Abortamento espontâneo e provocado: ansiedade, depressão e culpa. Rev Assoc Méd Bras. 2009;55(3):322-7.
5. Lemos LFS, Cunha ACB. Concepções sobre morte e luto: experiência feminina sobre a perda gestacional. Psicologia: Ciência e Profissão. 2015;35(4):1120-38.
6. Fernandes DL, Albuquerque NLA, Melo EA, Silva RB, Vasconcelos EMR, Leite HPO. Percepção de um grupo de gestantes detentoras de história de aborto em gestação anterior. Rev Bras Ciênc Saúde. 2012;10 (32).
7. Coté-Arsenault D, Freije MM. Support groups helping women trough pregnancies after loss. Western J Nurs Res. 2004;26(6):650-70.
8. Bowles S, Bernard, RS, Epperly T, Woodward S, Ginzburg K, Folen R, et al. Traumatic stress disorders following first-trimester spontaneous abortion. J Family. 2006;55(11);969-73.
9. Nakano Y, Oshima M, Sugiura-Ogasawara M, Aoki K, Kitamura T, Furukawa TA. Psychosocial predictores of successful delivery after unexplained recurrent spontaneous abortions: a cohort study. Acta Psych Scand. 2004;109(6);440-6.
10. Nikcevic AV, Tunkel SA, Kuczmierczyk AR, Nicolaides KH. Investigation of the cause of miscarriage and its influence on women's psychological distress. Br J Obstet Gynecol. 1999;106(8):808-13.
11. Neugehauer R, Kline J, O'Connor P, Shrout P, Johnson J, Skodol A, et al. Determinants of depressive symptoms in the early after miscarriage. Am J Public Health. 1992;82(10):1332-9.
12. Thomas J. The effects on the family of miscarriage, termination for abnormality, stillbirth and neonatal death. Child. 1995;21(6):413-24.
13. Swanson KM. Predicting depressive symptoms after miscarriage: a path analysis based on the Lazarus paradigm. J Women's Health Gender-Based Med. 2000;9(2):191-206.
14. Callister LC. Perinatal loss: a family perspective. J Perinat Neonat. 2006;20(3):227-34.
15. Parkes CM. Luto: Estudos sobre a perda na vida adulta. São Paulo: Summus; 1998.
16. Bowlby J. Apego e perda: Perda: tristeza e depressão. 3ª ed. São Paulo: Martins Fontes, 2004.
17. Worden JW. Terapia do luto: um manual para o profissional de saúde mental. 2nd ed. Porto Alegre: Artes Médicas; 1998.
18. Bousso RS. A complexidade e a simplicidade da experiência do luto. Acta Paul Enfermagem. 2011;24(3):vii-viii.
19. Wash F, McGoldrick M. Morte na família: Sobrevivendo às perdas. Porto Alegre: Artmed; 1998.
20. Nazaré B, Fonseca A, Pedrosa AA, Canavarro MC. Avaliação e intervenção psicológica na perda gestacional. Perita. 2010;(3):37-46.
21. Estok P, Lehman A. Perinatal death: grief support for families. Birth. 1983;10(1):17-25.
22. Montero SMP, Sánchez JMR, Montoro CH, Crespo ML, Jaén AGV, Tirado MBR. A experiência da perda perinatal a partir da perspectiva dos profissionais de saúde. Rev Lat-Am Enfermagem. 2011;19(6):1-8.

23. Bertolani GBM, Oliveira EM. Mulheres em situação de abortamento: estudo de caso. Saude Soc. 2010;19(2):286-301.

24. Brasil. Ministério da Saúde. Secretaria de Atenção à Saúde. Departamento de Ações Programáticas Estratégicas. Atenção Humanizada ao Abortamento: norma técnica. Brasília, DF: MS; 2005.

Índice remissivo

A

abortamento
 espontâneo recorrente 191
 incompleto 233
 inevitável 5
 precoce 232
 retido 232
aborto 1, 160
 completo 5
 espontâneo 4, 12, 28, 112
  recorrente 98
 incompleto 5
 recorrente 6, 28, 70, 110
 retido 5
abuso de substâncias psicoativas 205
ácido
 acetilsalicílico 87, 192, 212, 241
 fólico 211
aconselhamento 208
adenomiose 166
aderências intrauterinas 37
 pós-traumáticas 165
álcool 205
alterações
 anatômicas uterinas 138
 cromossômicas 250
 hormonais 28
 no crescimento fetal 124
ameaça de abortamento 4
análise seminal 111

anemia 239
 fetal 61
aneuploidia 14, 162, 250
 espermática 163
anomalias
 congênitas 129
 uterinas congênitas 164
anormalidades
 cromossômica 12
  embrionárias/fetais 13
 morfológicas 21
anovulação crônica 152
anóxia 250
ansiedade 204, 256
antecedente familiar 8
anti-beta-2-glicoproteína 1 69
anticardiolipina 69
anticoagulante lúpico 69
anticorpos antifosfolípides 70, 236
assistência pré-natal 248
atendimento pré-natal 239
ausência de embrião 232
avaliação pré-concepcional 207
azoospermia 117

B

baixa reserva ovariana 34, 150
baixo peso ao nascer 32, 129, 206

batimentos
 cardioembrionários 232
bem-estar fetal 212

C

café 128
cafeína 128, 152
capacidade reprodutiva da mulher 28
cardiotocografia fetal 213
cariótipo com bandeamento G 22
casais inférteis 149
causas genéticas 22
cerclagem uterina 55
ciclo menstrual regular 28
citomegalovírus 60, 236
citrato de clomifeno 152
coito programado 152
comprimento cabeça-nádegas 231
concepção espontânea 160
consumo materno de álcool 128
cordocentese 63
cromossomopatias 16, 138, 236
cuidado pré-natal 210

D

deficiência de progesterona 140

déficit do desenvolvimento neurocognitivo 32
deleções 163
depressão 207
descolamento
  de placenta 99, 250
  prematuro de placenta 32, 206, 238
desconforto respiratório 206
devastação emocional 260
diabete 205
  gestacional 124, 149
  melito 28, 140
  pré-gestacional 250
diagnóstico genético pré-implantacional 172
disfunção de tireoide 205
distúrbios
  da prolactina 29
  da tireoide 143
  do sono 217
  imunológicos 141, 161
DNA
  embrionário 24
  espermático 163
doença(s)
  do cordão umbilical 250
  isquêmica placentária 206
  renal 205
  uterinas 250
  vascular materna 31
dor
  emocional 256
  pélvica 53

E

eclâmpsia 206
elaboração do luto 264
emulsões lipídicas 197
encefalopatia hipóxico-isquêmica 206
endocrinopatias 29
  maternas 28
endometriose 161
envelhecimento 119
equilíbrio hormonal 28
erros cromossômicos 20

espermatogênese 119
espermatozoide 112
espermograma 110
espessura endometrial 150
espiritualidade 259
estilo de vida 152, 161, 171
estresse 29, 127, 152
  pós-traumático 260
etilismo 152, 161
  crônico 128
eventos tromboembólicos 141
exposição a agentes ambientais 211

F

falha
  de implantação 192
  repetida de implantação embrionária 159
fator(es)
  ambientais 171
  de crescimento endotelial 149
  de necrose tumoral alfa 198
  de risco modificáveis 123
  ocupacional 7
  paternos 21
fertilização 98
  in vitro 24, 99, 148, 159, 191, 231
  oocitária 1
fragmentação de DNA 163
  do espermatozoide 142
  espermático 110, 150

G

gemelaridade 249
gestação
  anembrionada 233
  ectópica 1, 233
gestantes de alto risco 192
gravidez
  bioquímica 160
  clínica 1
  ectópica 129

H

hábitos alimentares 3
hemorragia
  fetal 238
  intracraniana 206
heparina 192
hepatite B 67
herpes
  neonatal 64
  simples vírus 63
  zóster 65
hidropsia fetal 61, 250, 252
hidrossalpinge 161, 167
hiperprolactinemia 28, 140
hipertensão 205
  na gravidez 148
hipogonadismo
  hipogonadotrófico 29
hipotireoidismo 143
histeroscopia 51
HIV 60
humor depressivo 260

I

idade
  avançada 205
  gestacional 231
  materna 20, 151, 162
  paterna 22
    elevada 110
implantação 98
  embrionária 197
imunidade materna 60
imunoglobulina humana endovenosa 196
imunologia da reprodução 191
imunoterapia 192, 193
  com linfócitos 194
incompetência istmo-cervical 139
indução
  de ovulação 152
  de trabalho de parto 253
infecção(ões)
  congênita 59, 236
  do trato genital 163
  fetal intraútero 59
  neonatal 59

Índice remissivo

na gestação 59
infertilidade 32, 149
  feminina 28
  masculina 110
injeção intracitoplasmática
  de espermatozoide 148
inseminação artificial 152
insuficiência
  cervical 37, 236
  da fase lútea 29
  placentária 211, 250
  precoce 236
  uteroplacentária 31
intervalo entre as gestações
  5
inversões 163
investigação
  da perda fetal 207
  genética 12
isoimunização Rh 191

L

laparoscopia 53
leiomiomas 37
lesão(ões)
  de válvulas cardíacas 69
  endometrial 179
  placentárias 69
letrozol 152
líquido amniótico 211
lúpus 205, 236
luto 256

M

malformações
  congênitas 31, 250
  fetais 5, 67, 236
  müllerianas 37, 139
  uterinas 37
    congênitas 138
medicina reprodutiva 148,
  191
microdeleções do
  cromossomo Y 110
minilaparotomia 53
miocardite viral fetal 61
miomas uterinos 161
misoprostol 253
monitoração fetal 241

morbimortalidade fetal 59
morfologia espermática 21,
  163
morte
  fetal 248
  intrauterina 98
  intrauterina 204
  perinatal 206
mosaicismo 163
  placentário 16
movimentos fetais 212, 242

N

nascido vivo 160
natimortalidade 37
natimorto 129, 205
necropsia fetal 252
neoplasia trofoblástica
  gestacional 234
normozoospermia 117

O

obesidade 3, 124, 152, 161,
  249
  materna 205
óbito
  embrionário 233
  fetal 1, 28, 60, 69, 160,
    191, 204, 238, 248
  intrauterino 37
  pós-natal 65
ocitocina 253
oligoastenoteratozoosper-
  mia 111
ovulação 98
óvulos fertilizados 1

P

padrão alimentar 3
parâmetros do sêmen 112
partograma 241
parto prematuro 241
parvovírus 60, 236
pequenos para a idade
  gestacional 206
perda
  de peso excessiva 29
  gestacional 1
    clínica 160

pré-clínica 160
  precoce de gravidez 98
perfil dos parceiros 3
pessoa enlutada 262
placenta prévia 129
polimorfismos genéticos
  150
poliploidias 13, 16
pólipos endometriais 37,
  161
poluição
  ambiental 130
  atmosférica 130
potencial reprodutivo do
  homem 111
pré-eclâmpsia 32, 98, 124,
  191, 206, 238, 250
prematuridade 32, 129, 148,
  237
  extrema 205, 249
pré-natal 248
prevenção do óbito fetal
  239
processo gestacional 1
protocolos de indução de
  ovulação 152

Q

quadros infecciosos 139
qualidade
  embrionária 162
  espermática 150, 163

R

reconstrução identitária 258
repercussões psicológicas
  257
reprodução assistida 148
restrição de crescimento
  fetal 33, 206
  intrauterino 98, 191, 241
risco
  de aborto 162
  de óbito fetal 238
rubéola 60, 211

S

saco gestacional 231
sentimento de culpa 258

sífilis 236
síndrome
   antifosfolípide 69, 141, 191, 205, 252
   de Asherman 165
   de hiperestímulo ovariano 154
   de ovário policístico 152
   dos ovários micropolicísticos 28, 140
   fetal alcoólica 128
   Hellp 206
sintomas depressivos 260
sobrepeso 124
sofrimento familiar 250
subfertilidade 150
suporte social 261

T

tabagismo 9, 129, 152, 161, 205, 239
testagem genética pré-implantacional 24

tireoideopatias 140
tireoidite de Hashimoto 32
tireoidopatias 28
toxoplasmose 211, 236
trabalho de parto 204
   prematuro 98
transferência de embriões vitrificados 99
transfusão intrauterina 63
translocações 163
transmissão transplacentária 60
traumas de parto 250
trissomias 13
trombocitopenia 69
tromboembolismo venoso 81
trombofilia(s) 169, 205
   adquirida 252
   genéticas 192
   hereditária 19, 81, 141, 252
trombose 69

U

ultrassonografia
   escrotal 116
   transvaginal 51
uso de drogas 161

V

vaginose bacteriana 140
valorização cultural da maternidade 257
varicela-zóster 60, 65
varicocele 110
varicocelectomia 116
viabilidade fetal 2
vigilância fetal 212
vitalidade fetal 249

Z

Zika vírus 67

Caderno colorido

Capítulo 2 – Causas genéticas na perda gestacional

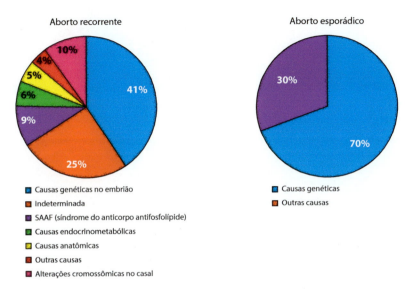

Figura 1 Causas de abortos espontâneos *versus* abortos de repetição.
Fonte: adaptada de Blue et al.,[6] e Sugiura-Ogasawara et al.[12]

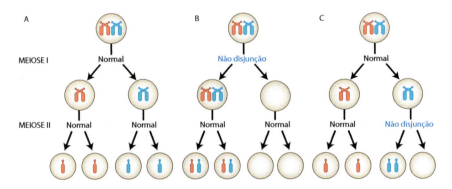

Figura 2 Mecanismos de não disjunção: as diferentes consequências da não disjunção na meiose I (B) e na meiose II (C), comparadas à disjunção normal (A). Se o erro ocorre em meiose I, os gametas contêm um representante de ambos os membros do par cromossômico ou carecem de ambos os cromossomos. Se a não disjunção ocorre na meiose II, os gametas anormais contêm duas cópias de um cromossomo parental (e nenhuma cópia do outro) ou carecem do cromossomo (Nussbaum et al.[15]).

Capítulo 4 – Alterações anatômicas e perda gestacional

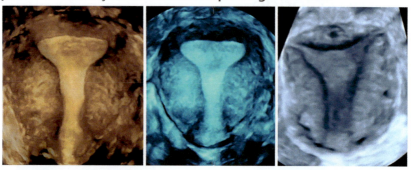

Figura 1 Útero normal. Exemplos de imagens de exame ultrassonográfico em 3 dimensões para obtenção do plano coronal.

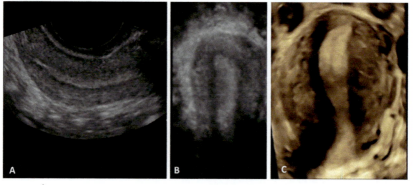

Figura 2 Útero unicorno sem corno rudimentar. (A) imagem ultrassonográfica em duas dimensões de corte sagital uterino; (B e C) reconstrução ultrassonográfica em 3 dimensões do plano coronal demonstrando cavidade uterina única e ausência de corno rudimentar.

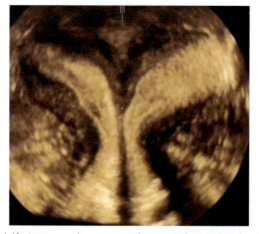

Figura 3 Útero didelfo. Imagem ultrassonográfica em 3 dimensões do plano coronal de um útero didelfo mostrando dois cornos uterinos com cavidades não comunicantes e contorno externo fúndico com separação em formato de V.

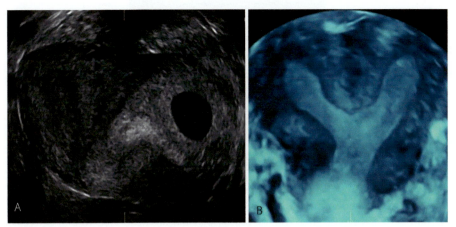

Figura 4 Útero bicorno. (A) imagem ultrassonográfica em duas dimensões de plano transversal de útero bicorno com saco gestacional no corno esquerdo; (B) plano coronal de útero bicorno obtido por ultrassonografia em 3 dimensões. Observar a presença de identação fúndica e comunicação entre as cavidades na porção mais caudal.

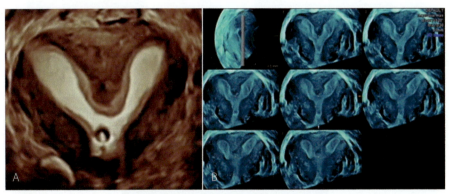

Figura 5 Útero septado. Imagens ultrassonográficas em 3 dimensões dos planos coronais de úteros septados. Observar a regularidade do contorno fúndico e a presença de septo com profundidade ≥ 1 cm. (A) histerossonografia; (B) *tomographic ultrasound imaging*.

4 Perda gestacional

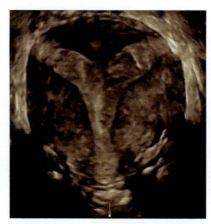

Figura 6 Útero arqueado. Ultrassonografia em 3 dimensões do plano coronal de útero arqueado, com contorno uterino externo regular e identação menor que 10 mm de tecido miometrial para a cavidade uterina.

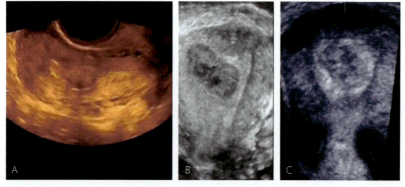

Figura 7 Leiomioma submucoso. (A) imagem ultrassonográfica em 2 dimensões do plano sagital de útero contendo leiomioma submucoso, interferindo com a regularidade da linha endometrial; (B e C) imagens ecográficas em 3 dimensões do plano coronal de úteros contendo leiomiomas submucosos, distorcendo ou ocupando a cavidade endometrial.

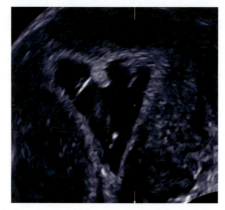

Figura 8 Sinéquias uterinas. Imagem histerossonográfica em 3 dimensões do plano coronal de útero septado com presença de aderências na cavidade endometrial.

Caderno colorido **5**

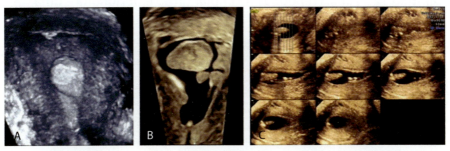

Figura 9 Pólipo uterino. Imagens ultrassonográficas em 3 dimensões de pólipos endometriais. (A) plano coronal mostrando pólipo ocupando a porção superior da cavidade endometrial; (B) plano coronal obtido à histerossonografia demonstrando múltiplos pólipos; (C) *tomographic ultrasound imaging*.

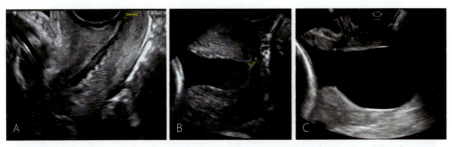

Figura 10 Ultrassonografia transvaginal em 2 dimensões do colo uterino. (A) colo uterino com comprimento de 38 mm; (B) colo uterino com comprimento de 22 mm e presença de *sludge*; (C) colo uterino dilatado, com exposição das membranas amnióticas.

Capítulo 5 – Fatores infecciosos na perda gestacional

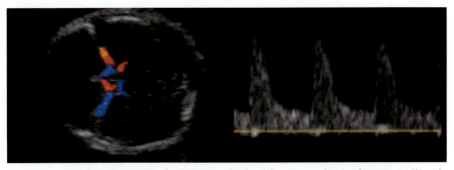

Figura 2 Dopplervelocimetria da artéria cerebral média para avaliação do pico sistólico de velocidade e predição de anemia fetal.

Capítulo 12 – Falhas repetidas de implantação embrionária – uma visão geral

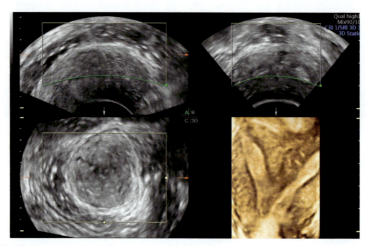

Figura 2   Septo uterino em ultrassonografia 3D.

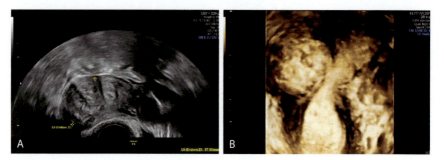

Figura 3   Mioma intramural afetando cavidade uterina, com ultrassonografia vaginal 2D (A) e com ultrassonografia vaginal 3D (B).

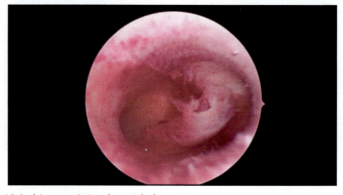

Figura 4   Visão histeroscópica da cavidade uterina.

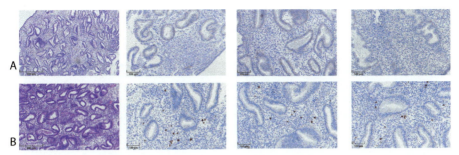

Figura 6 Identificação de plasmócitos endometriais (coloração marrom) por imuno-histoquímica para syndecan-1 (CD-138) no estroma endometrial. O diagnóstico de endometrite crônica foi considerado positivo se cinco ou mais plasmócitos forem observados em 10 campos de grande aumento não sobrepostos nas amostras de tecido endometrial. A linha superior (A) mostra uma concentração normal de plasmócitos, enquanto a linha inferior (B) mostra uma concentração elevada, típica para endometrite crônica. As imagens foram gentilmente disponibilizadas por REPROgnostics® GbR, Mannheim, Alemanha.

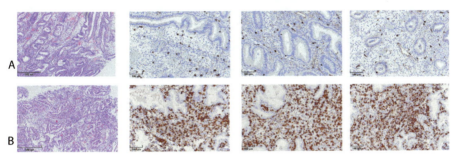

Figura 7 Visualização de células *natural killer* uterina (NKu) (coloração marrom) por imuno-histoquímica no estroma endometrial. Concentração maior que 250 células CD56 por campo (400X) foram encontrados em 53% dos pacientes com falha repetida de implantação idiopática e somente em 5% dos controles. A linha superior (A) mostra uma concentração normal de células NKu, enquanto a linha inferior (B) mostra uma concentração elevada. As imagens foram gentilmente disponibilizadas por REPROgnostics® GbR, Mannheim, Alemanha.

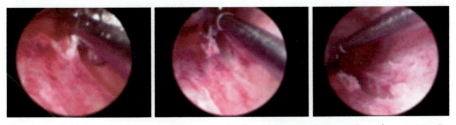

Figura 8 Injúria endometrial por histeroscopia diagnóstica. Após inspeção e documentação fotográfica, quando o instrumento é retirado, uma lesão na mucosa é criada geralmente na parede posterior para aumentar a receptividade endometrial no ciclo seguinte.

Capítulo 15 – Ultrassonografia e perda gestacional – predição e diagnóstico

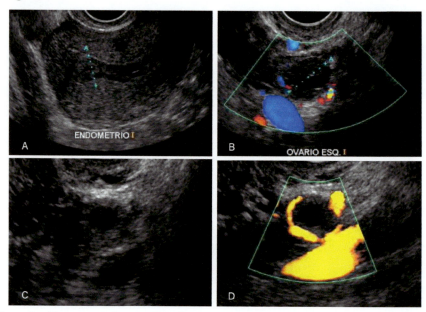

Figura 2 Ultrassonografia transvaginal em gestante com quadro clínico clássico de gestação ectópica. Amenorreia de 6 semanas e dosagem do beta-hCG de 1.500 mUI/mL. (A) cavidade uterina heterogênea, sem saco gestacional e medindo 14 mm; (B) ovário esquerdo apresentando corpo lúteo com discreto fluxo ao Doppler, medindo 18 mm; (C) imagem anexial, adjacente ao ovário esquerdo, com halo ecogênico e centro anecoico, medindo 15 × 13 mm, típica de gestação ectópica; e (D) mesma imagem anterior com fluxo periférico ao Power Doppler.

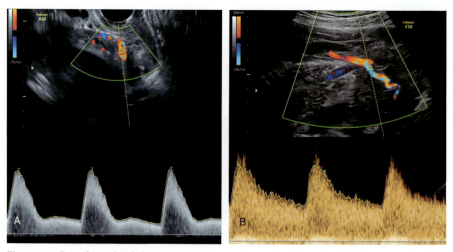

Figura 5 Doppler pulsátil da artéria uterina por duas vias diferentes. (A) via transvaginal; (B) via abdominal.